面部年轻化微创手术与治疗
Complications in Minimally Invasive Facial Rejuvenation
并发症预防与管理
Prevention and Management

主编　（美）保罗·J. 卡尔尼奥　　　**Paul J. Carniol, MD, FACS**
Clinical Professor
Department of Otolaryngology
Rutgers New Jersey Medical School;
Plastic Surgeon
Carniol Plastic Surgery
Summit, New Jersey, USA

（美）马修·M. 阿夫拉姆　　　**Mathew M. Avram, MD, JD**
Associate Professor
Department of Dermatology
Massachusetts General Hospital/Harvard
Medical School
Wellman Center for Photomedicine
Boston, Massachusetts, USA

（美）杰里米·A. 布劳尔　　　**Jeremy A. Brauer, MD**
Clinical Associate Professor
Ronald O. Perelman Department of
Dermatology
New York University
New York, New York, USA

主译　陶斯静　柳　盈

北方联合出版传媒（集团）股份有限公司
辽宁科学技术出版社
沈阳

©2023 辽宁科学技术出版社
著作权合同登记号：第 06-2021-167 号。

图书在版编目（CIP）数据

面部年轻化微创手术与治疗并发症预防与管理 /（美）保罗·J. 卡尔尼奥（Paul J. Carniol），（美）马修·M. 阿夫拉姆（Mathew M. Avram），（美）杰里米·A. 布劳尔（Jeremy A. Brauer）主编；陶斯静，柳盈主译 . — 沈阳 : 辽宁科学技术出版社，2023.10
ISBN 978-7-5591-2992-5

Ⅰ . ①面… Ⅱ . ①保… ②马… ③杰… ④陶… ⑤柳… Ⅲ . ①面—显微外科手术 Ⅳ . ① R625.1

中国国家版本馆 CIP 数据核字（2023）第 075837 号

出版发行：辽宁科学技术出版社
（地址：沈阳市和平区十一纬路 25 号　邮编：110003）
印刷者：辽宁新华印务有限公司
经销者：各地新华书店
幅面尺寸：210mm × 285mm
印　　张：16
插　　页：4
字　　数：400 千字
出版时间：2023 年 10 月第 1 版
印刷时间：2023 年 10 月第 1 次印刷
责任编辑：凌　敏
封面设计：刘　彬
版式设计：袁　舒
责任校对：闻　洋

书　　号：ISBN 978-7-5591-2992-5
定　　价：198.00 元

联系电话：024-23284363
邮购热线：024-23284502
E-mail:lingmin19@163.com
http://www.lnkj.com.cn

如果没有我们全家人的鼓励和支持，这本书是不可能完成的。

非常感谢我的妻子Renie和我的孩子们：Michael、Stephanie、Maddie、Alan、Andrea、Lucelia、Eric、Aliza和David。

感谢共同主编本书的Mathew M. Avram博士和Jeremy A. Brauer博士的贡献。

最后，感谢Thieme出版社和出版社优秀的工作人员，特别是Stephan Konnry和Madhumita Dey，他们提供了出色的编辑技能，并为这本书的制作奉献了大量的心血。

——Paul J. Carniol

感谢我了不起的父母Morrell和Maria Avram,，是他们给了我一生的爱、鼓励和支持。你们是我最好的榜样。

我的妻子Alison，我的孩子Rachel、Alexander和Noah，感谢你们每天给我的爱、欢乐和幸福。

最后，我要感谢本书的共同主编杰出的不知疲倦的Paul J. Carniol博士和Jeremy A. Brauer博士，以及Thieme团队的编辑Stephan Konnry先生和Madhumita Dey先生。

——Mathew M. Avram

献给我的妻子Anate，我一生的挚爱，没有你，在这世上我将寸步难行。言语无法表达我对你的感激之情，感谢你在我追求个人成就和职业梦想的路上，对我的支持和为我们的家庭付出的一切。

致我的女儿Maddie、Noa和Sophie，你们是我生命中的光芒，虽然每天应对你们使我"疲惫不堪"，但我仍然感谢你们为我带来的欢乐与活力。我的母亲Bobbi，是你无条件的爱、指引和坚定的支持造就了今天的我。最后，我要感谢Carniol和Avram，和你们一起工作使我快乐，也是我的荣幸。

——Jeremy A. Brauer

目录

第一部分　并发症预防要点

1　常规路径：咨询与患者评估 003

Eric T. Carniol

2　微创面部美容手术的麻醉方式 008

Seden Akdagli, Dennis P. Dimaculangan, George Ferzli, and Sydney C. Butts

第二部分　注射材料：并发症的预防与处理

视频观看方法

安卓系统：进入手机浏览器后，打开扫一扫，扫描二维码即可观看。
苹果系统：下拉屏幕进入"控制中心"界面，用扫一扫功能扫描二维码，即可观看视频。
由于本书视频挂在外方出版社官网，目前不支持微信扫码，给您带来的不便望请谅解！

 视频9.1： 注意在求美者的右侧额部，使用脉冲式外科扫描仪的羽毛触摸模式

 视频10.1： 在口周区域应用酚类深度剥脱，达到3级霜白反应

 视频11.1： 强风冷系统下，长脉冲1064nm激光治疗小腿静脉曲张，显示出即刻血管收缩和消失的反应

 视频11.2： 制冷冷却的595nm脉冲染料激光治疗，立即出现的组织反应

 视频11.3： 制冷冷却的595nm脉冲染料激光器的脉冲叠加技术在鼻腔内毛细血管扩张的治疗

 视频11.4： Q开关532nm激光治疗色素，显示目标即刻轻度霜白，并发出轻微的爆破声响

 视频11.5： 低能量Q开关1064nm激光技术治疗黄褐斑

 视频11.6： 长脉冲翠绿宝石激光器被用于治疗日光性皮炎，无须冷却

 视频13.1： 射频微针疗法

 视频16.1： 线性埋植生物刺激治疗1

 视频16.2： 线性埋植生物刺激治疗2

 视频16.3： 线性提升布线技术1

 视频16.4： 线性提升布线技术2

 录像16.5： 线性提升后组织褶皱的修复（线的折叠悬挂）

 视频16.6： 线的修剪技巧1

 视频16.7： 线的修剪技巧2

 视频16.8： PDO线的取出

 视频18.1： 如何逐步进行安全的植发手术

 视频13.1： 射频微针疗法

 视频19.1： Dr. Fedok 演示上睑成形术

序

　　作为从事面部整形手术和美容医学的专业人士，我们不断面临挑战，以保持我们处于临床专业知识的前沿。每一种新的技术、药物或设备的上市都被寄予厚望：能解决那些特殊的求美者和患者需求的理想境界已经来临。

　　但同时，无处不在的所谓"新"进展往往也在压制我们医师选择的能力：选择什么疗程和临床实践是真正对求美者与患者最好、最合适的方案的能力。此外，不言自明的是，每一种已确立的治疗方法都不仅具有提高患者预后的潜力，往往也伴随着发生并发症的风险——更遑论那些不断革新的新技术。

　　那么，我们每位医者如何才能获得完整的知识和所需的专业技能，从而使我们能够有效、安全地成为最好的医师呢？

　　Avram博士、Brauer博士和Carniol博士聚集了一批在我们这个领域广受好评的临床医师与学者，创作了《面部年轻化微创手术与治疗并发症预防与管理》来帮助我们解决这个问题。优秀的面部整形外科医师、皮肤科医师和眼整形外科医师汇聚在一起，在如何保障医疗安全这个严格苛刻、同时也令人鼓舞兴奋的领域，既深入又全面地做出了令人敬佩的贡献。

　　最令人瞩目的是，这本书兼具医学的整体性与专业学科的特异性，年轻的从业者可以通过逐章阅读来吸纳知识，并在此过程中建立坚实的理论基础，从而在无创面部美容领域获得成功。有经验的从业者也可以将专业领域相关章节中讲述的具体细节和细微之处的经验智慧与自己的临床工作相互验证。所有读者都能从这本书中找到令人心悦的知识明珠，以帮助他们提高专业技能与治疗效果。

　　认识到并发症的管理重在避免和预防，这是本书的开端，也是本书最恰如其分的立场。毕竟，做好一台手术固然重要，更重要的是，不要做坏一台手术。关于如何明智地选择患者及求美者、麻醉、解剖以及激光与焕肤术的意义等章节阐述了关于避免并发症发生的基础，并强调了安全实践的重要性。它们是实用的，并为所有从业人员提供应该拥有的必要信息。注射剂，包括填充剂、肉毒毒素、自体脂肪和脱氧胆酸等，每一种都有相应章节涵盖并详述其最广泛和最有效的方法。

　　还有以激光和化学剥脱的形式进行皮肤年轻化以及血管和色素激光的章节，射频和微针等章节，都是有关微创课题的详细概述。此外，还包括非常重要的外科手术，如吸脂、冷冻溶脂、线性提升、面部提升、眼睑成形术和毛发移植术。这些内容丰富而翔实地在这本书中一一为大家呈现。

　　真正令人印象深刻的是这些章节中的内容。作者组织基本信息，说明具体原则，强调规范流程，并阐明如何在技术上实现最大效果的同时尽量减少潜在并发症的发生。思路清晰、简洁、干脆。这本书罗列了许多质量极高、极具说服力的案例并配上插图，以提高读者对主题的理解。同时包含大量的表格、图形和算法，以合并和总结文本，使得大家更容易理解。每一张图表都力求清晰丰富、令人瞩目。每一章都为诸多临床医师与学者在自己相关领域取得更深刻的理解提供了非常有价值的参考。

　　阅读这本书的另一个乐趣是各个章节的干净整齐的行文结构：以摘要和关键词开始，然后是顺次编号的主题内容，最后统一以结论结束。排版与文字也简洁、现代、赏心悦目。

每一位致力于微创面部年轻化的科学和艺术的实践者都会想拥有这本杰出和美妙的作品。这本集合了外科、皮肤科、微整形科多位受人尊敬的医师经验的作品，是一部有着坚实基础知识和丰富临床智慧的宝贵资源。难能可贵的是，他们见微知著，不仅仅着眼于大处，更加强调在一些简单细节但绝不琐碎的细微之处帮助减少风险。

《面部年轻化微创手术与治疗并发症预防与管理》对我们专业来说是非常宝贵的补充。无论是对年轻的从业者而言还是对经验丰富的从业者而言，它都是能够随时查阅的实用信息资源宝藏。

Peter A. Adamson，安大略省，医学博士
加拿大皇家外科医学院院士，美国外科医师学会会员
多伦多大学耳鼻咽喉头颈外科及颜面整形外科教授
美国面部整形和重建外科学会主席
"Face the Future"基金会总裁和创始人

前言

读到这篇前言，你可能会思考："我为什么要读这本书？"而回答这个问题最好的方式是反问本书所有的创作者与编辑们："你们为什么要创作这本书？"

一言以蔽之，这本书的创作是一种必然：既为了我们的患者与求美者，也为了为他们提供治疗的医师们。美国面部整形和重建外科学会在2019年进行的调查显示，2019年度，学会外科医师进行的面部美容手术中，有80%是微创手术。虽然我们没有美国皮肤病学会或美国整形外科学会的相关调查结果，但我们可以猜测，这些学会成员医师可能会报告相似的统计数据。考虑到这一点，对我们的患者和他们的医师而言，微创手术相关并发症的规避、预防和治疗问题，就变得尤为重要。

因此，编者们共同创作了这本书。如果读者能仔细阅读，它将帮助你最大限度地减少风险，降低并发症的发生率；如果发生并发症，也能为你提供一些关于如何处理并发症的最佳信息。

本书不应该被视为一本"照本宣科"的"食谱"，无脑照做就好。它应该是一本真正有帮助、有价值的参考书。每一位临床医师决定为患者或求美者使用哪种技术、手术、产品或方法，一旦并发症确实发生了，应该由每一位临床医师自己来决定，对于自己的患者或求美者，本书探讨的处理方法是否适用。我乐观地坚信，我们每一位临床医师与每一位患者和求美者，都会从本书中受益。

本书采用了易于理解的方式，因此每位医师都可以很方便地找到自己执业范围内的内容并加以参考。大多数章节内都附有视频，这非常具有价值，大量的视频对于说明和强调各章中的许多细节与要点都非常有意义。

我们已经尽了一切努力来创作一部易于参考的综合论著，其中包括目前正在进行的每一种微创手术。本书以最大限度减少并发症发生的第一个关键因素开篇：即患者的选择。

本书从患者面诊与咨询开始。面诊与咨询的重要性怎么强调都不为过。这是你评估患者在心理上和医学上是否适合做手术的重要机会。它还让你有机会认识潜在的患者，评估他们的诉求或问题，并决定最佳的治疗方法。在这个初步访问中，重要的是要倾听患者或求美者的想法与所关注的事项。除了评估他们关注的诉求外，这也是确定他们的目标和期望是否与现实结果一致的重要机会。

在你与你的患者或求美者面谈，并评估了手术方式，以及相关的可变结果、风险、替代方案和并发症之后，如果需要的话，对于许多手术和治疗来说，是时候考虑麻醉了。这使我们很自然地在第二章中讨论这个话题。第二章是关于这些手术与治疗的麻醉。这是并发症管理中一个非常重要的考量，毕竟已经有很多关于包括局部麻醉在内的麻醉的重大全身性不良反应（包括毒性反应）发生的报道。

第三章是对相关解剖学知识的重要回顾，其中包含了大量的插图，提供了精彩的可视化细节。对于许多手术，除了设定现实的期望值和选择适当的求美者以外，对相关解剖学知识的熟练掌握将有助于优化结果和减少并发症的发生。

本书的其余部分专门讨论各类微创手术及治疗。首先讨论的是注射填充剂。连同较少使用的自体脂肪在内，填充剂经常被来自不同医学专科的医师用于面部美学调整。严重的并发症虽并不常见，但一旦发生往往造成非常严重的后果。这些严重事件包括但不限于：脑血管意外、视力下降、皮肤坏死和感染等血管栓塞相关问题。这类损害往往严重且不可挽回，知道如何避免和处理它们是非常重要的。

接下来的章节是关于脂肪移植的。比起填充剂，它们的使用并不普遍，但它们也有很多相关不良反应，在相关章节我们会详细讨论。

肉毒毒素可能是最常用的注射剂，幸运的是，肉毒毒素的严重并发症很少。然而，尽管通常不会危及生命或造成不可逆的损伤，但复视、眼睑下垂、畸形和不对称等问题会因不恰当的治疗而产生。因此，了解如何尽量减少这些问题的发生也很重要。

考虑到烧伤、瘢痕、畸形和色素性疾病的发生风险，了解如何避免、减少、治疗与激光、脉冲光和其他高能设备有关的并发症是很重要的。在这些章节里，作者们讨论了为了解决特定问题，如何去选择更好的、更适宜的技术与治疗方式。

为了避免或尽量减少化学焕肤的并发症的发生，同样的风险和并发症问题也很重要，必须充分了解化学剥脱剂的各种成分和最佳技术。这一点将在化学焕肤的章节中讨论。

有多种激光器可用于治疗血管或色素性病变。了解这些设备在治疗这些病变方面的作用原理是很重要的。最近，人们对射频技术也产生了很大的兴趣，因而作者们也详细讨论了如何避免和处理这些治疗相关的并发症。

其他面部微创手术包括通过注射注射剂减少多余的脂肪。还有一些章节专门介绍了脱氧胆酸、激光和能量的加热以及冷冻溶脂等治疗多余脂肪的方法。

线性提升手术，也就是我们提到的"线雕"，虽然最初是在多年前推出的，但随着更好的材料和技术的出现，近些年也已经强势回归。考虑到这种手术方式在临床上使用频率的增加，有一个章节专门讨论线性提升，内容包括最大限度减少这类手术并发症发生的细节与技术。

除了注射剂和设备，接下来的3章讨论了如何避免和处理更多微创外科手术中报道的并发症，如筋膜提升手术、毛发移植和眼睑整形。

在使用烧灼术、某些射频和激光时可能会产生羽流。因为它们可能有相关的风险，我们也专门讨论了这些羽流，并讨论如何将这些风险降到最低。本书还附有多个视频，以说明和强调各章中的许多要点和细节。总之，这本书为进行这些手术的医疗服务提供者提供了宝贵和必要的参考。非常欢迎大家阅读，也欢迎读者对可能存在的不足之处进行斧正。

Paul J. Carniol，医学博士，美国外科医师学会会员

Mathew M. Avram，医学博士，法学博士

Jeremy A. Brauer，医学博士

编者名单

Seden Akdagli, MD
Resident
Department of Anesthesiology
State University of New York-Downstate
    Health Sciences University
Brooklyn, New York, USA

Murad Alam, MD, MSCl, MBA
Professor and Vice-Chair
Department of Dermatology;
Professor
Department of Otolaryngology-Head
    and Neck Surgery;
Professor
Department of Surgery;
Feinberg School of Medicine
Northwestern University
Chicago, Illinois, USA

Kaete A. Archer, MD
Assistant Clinical Professor
Department of Surgery
Columbia University
New York, New York, USA

Christian Arroyo, MD
Plastic Surgeon
West Houston Plastic Surgery
Houston, Texas, USA

Amit Arunkumar, MD
Resident
Department of Otolaryngology—Head and
    Neck Surgery
Weill Cornell and Columbia University
New York, New York, USA

Mathew M. Avram, MD, JD
Associate Professor
Department of Dermatology
Massachusetts General Hospital/Harvard
    Medical School
Wellman Center for Photomedicine
Boston, Massachusetts, USA

Alfonso Barrera, MD, FACS
Clinical Assistant Professor
Department of Plastic Surgery
Baylor College of Medicine
Houston, Texas, USA

Sydney C. Butts, MD, FACS
Associate Professor and Chief-Facial Plastic and
    Reconstructive Surgery
Department of Otolaryngology
State University of New York-Downstate Health
    Sciences University
Brooklyn, New York, USA

Eric T. Carniol, MD, MBA
Facial Plastic Surgeon and Hair Restoration Surgeon
Department of Facial Plastic Surgery and
    Otolaryngology Head and Neck Surgery
Carniol Plastic Surgery
Summit, New Jersey, USA

Paul J. Carniol, MD, FACS
Clinical Professor
Department of Otolaryngology
Rutgers New Jersey Medical School;
Plastic Surgeon
Carniol Plastic Surgery
Summit, New Jersey, USA

Jason E. Cohn, DO
Fellow and Instructor
Department of Otolaryngology-Head and
    Neck Surgery
Division of Facial Plastic Reconstructive Surgery
Louisiana State University Health
Shreveport, Louisiana, USA

Lisa Coppa-Breslauer, MD
Associate Attending-Dermatology
Department of Internal Medicine
Morristown Memorial Medical Center
Morristown, New Jersey, USA

Louis M. DeJoseph, MD
Adjunct Assistant Professor of Otolaryngology
Department of Otolaryngology and Head and
　Neck Surgery
Emory University School of Medicine
Atlanta, Georgia, USA

Dennis P. Dimaculangan, MD
Clinical Associate Professor
Department of Anesthesiology
State University of New York-Downstate
　Health Sciences University
Brooklyn, New York, USA

Fred G. Fedok, MD, FACS
Adjunct Professor
Department of Surgery
University of South Alabama
Mobile, Alabama;
Plastic Surgeon
Fedok Plastic Surgery
Foley, Alabama, USA

George Ferzli, MD
Attending
Department of Otolaryngology
Lenox Hill Hospital
New York, New York, USA

Timothy M. Greco, MD, FACS
Director
Department of Facial Plastic and
　Reconstructive Surgery
Center of Excellence in Facial Cosmetic Surgery
Bala Cynwyd, Pennsylvania;
Adjunct Assistant Professor
Department of Otorhinolaryngology and
　Head and Neck Surgery
Division of Facial Plastic Surgery
Perelman School of Medicine at the University
　of Pennsylvania
Philadelphia, Pennsylvania, USA

Kian Karimi, MD, FACS
Double-Board Certified Facial Plastic Surgeon
Head and Neck Surgeon
Medical Director and Founder
Rejuva Medical Aesthetics
Los Angeles, California, USA

Rachel L. Kyllo, MD
Dermatologist
Meramec Dermatology, LLC
Arnold, Missouri, USA

Phillip R. Langsdon, MD
Professor and Chief of Facial Plastic Surgery
Department of Otolaryngology—Head and
　Neck Surgery
University of Tennessee Health Science Center
Memphis, Tennessee, USA

Devinder S. Mangat, MD, FACS
Clinical Professor
Department of Orolaryngology and Head and
　Neck Surgery
University of Cincinnati
Cincinnati, Ohio, USA;
Facial Plastic Surgeon
Mangat Plastic Surgery
Vail, Colarado, USA

Aubriana M. McEvoy, MD, MS
Resident
Department of Dermatology
Washington University
St. Louis, Missouri, USA

Rebecca C. Metzinger, MD
Associate Professor
Department of Ophthalmology
Tulane University School of Medicine;
Chief
Section of Ophthalmology
Department of Surgery
Section of Ophthalmology
Southeast Louisiana Veterans Health Care Center
New Orleans, Louisiana, USA

Stephen E. Metzinger, MD, MSPH, FACS
Aesthetic Surgical Associates;
Clinical Associate Professor
Department of Surgery
Division of Plastic and Reconstructive Surgery
Tulane University School of Medicine
New Orleans, Louisiana, USA

Basia Michalski, MD
Resident Physician
Department of Medicine
Division of Dermatology
Washington University
Saint Louis, Missouri, USA

Helen M. Moses, MD, ABFPRS
Graduate Fellow
Facial Plastic and Reconstructive Surgery;
Private Practice
Palmetto Facial Plastics
Columbia, South Carolina, USA

Sunny S. Park, MD, MPH
Plastic Surgeon
Sunny Park Facial Plastic Surgery
Newport Beach, California, USA

Nikunj Rana, MD
Fellow
Department of Facial Plastic Surgery
Premier Image Cosmetic and Laser Surgery
Atlanta, Georgia, USA

E. Victor Ross, MD
Director of Laser and Cosmetic Dermatology
Division of Dermatology
Scripps Clinic
San Diego, California, USA

Elizabeth F. Rostan, MD
Charlotte Skin and Laser
Charlotte, North Carolina, USA

Ronald J. Schroeder II, MD
Fellow
Department of Otolaryngology—Head and
  Neck Surgery
University of Tennessee Health Science Center
Memphis, Tennessee, USA

Anthony P. Sclafani, MD, MBA
Professor
Department of Otolaryngology
Weill Cornell Medical College
New York, New York, USA

Sidney J. Starkman, MD
Facial Plastic Surgeon
Private Practice
Starkman Facial Plastic Surgery
Scottsdale, Arizona, USA

Aria Vazirnia, MD, MAS
Laser and Cosmetic Dermatology Fellow
Department of Dermatology
Massachusetts General Hospital/Harvard
  Medical School
Wellman Center for Photomedicine
Boston, Massachusetts, USA

Steven F. Weiner, MD
Facial Plastic Surgeon
The Aesthetic Clinique
Santa Rosa Beach, Florida, USA

Brandon Worley, MD, MSc, FRCPC, DABD
Fellow
Mohs Micrographic Surgery and Dermatologic
  Oncology;
Fellow
Cosmetic Dermatologic Surgery
Northwestern University
Chicago, Illinois, USA

Daniel A. Yanes, MD
PGY-3, Dermatology
Department of Dermatology
Massachusetts General Hospital
Boston, Massachusetts, USA

推荐序

1984年我大学毕业，正式成为一名整形科医生。

那一年，这本书的主译之一柳盈医师才刚刚出生。

那个时候，刚刚踏入整形科门槛的我，万万预料不到，整形科以及医疗美容行业能在我国发展成如今这个规模。

根据2022年中国医美行业白皮书的统计，近10年，医疗美容的市场认可度逐年提高，求美者数量每年都以指数级上升。随着消费者抗衰需求的日益增长，非手术类医美项目具有风险较小、恢复期较短、效果自然等特点，非手术类医疗美容市场始终保持高速扩张态势，逐渐成为医美主力市场。

当然，相应的，医美从业人员，尤其是医务工作者的数量，也在这几年迅速地增长。作为大连医科大学医疗美容相关专业的学科带头人，数十年来，我们每年都在为这个发展迅速的领域输送专业人才，但我们都知道，仅凭我们一己之力，很难应对快速扩大的医美市场对优秀人才的渴求。

所以大家能看到的是，医美行业一边在国家监管中逐渐正规化、专业化，但同时，多年积久弊生、积重难返，行业内滥竽充数者、沽名钓誉者、学艺不精者、浅薄卖弄者仍众，导致诸多年轻的医美医师纵有苦心学习、提升技艺之心，但医师教育众说纷纭、良莠不齐。更有一些医师被医美市场的烈火烹油、花团锦簇蒙蔽，关心业绩与效益多过关心医疗行为本身。

这是不对的。

但令我欣慰的是，勤奋好学、踏实为医的人，还是占了绝大多数。就是因为这样，医美行业的整体专业技术水平，才能在这短短的时间里快速发展起来，在国际上也逐渐有了更大的市场份额与学术声望。

在此我推荐这本《面部年轻化微创手术与治疗并发症预防与管理》，本书由Paul J. Carniol、Mathew M. Avram、Jeremy A. Brauer 3位医学博士编写，由我的学生、毕业于大连医科大学的柳盈医师和毕业于武汉大学临床医学专业的陶斯静医师主译。

推荐这本书，有两个用意。

首先，从这本书的内容上讲。前面说到，医疗美容行业的微创手术与治疗在未来的几年都将会是行业热点，那么在行业市场与技术欣欣向荣发展的时候，用足够充分的知识来武装自己，在临床工作中尽量避免与减少不良反应，将是非常有必要的。

其次，我个人也非常欣赏与鼓励年轻一辈有将国外的经验积极翻译并引进中国的想法和作为。于小处说，这对他们提升自己的医学技能有非常大的帮助；往大了说，他们为翻译这部著作所做出的所有努力，都在致力于中国医疗美容行业往更加专业化、正规化、国际化的方向发展。

我也希望以后能够有越来越多的年轻医生，在努力提高自己专业能力的基础上，能够分一些精力兼济天下。

尽微薄之力于行业发展，海清河晏，与君共勉。

秦宏智

译者序

监管趋严、消费升级、颜值经济、技术进步共同推动医疗美容行业的发展。以面部年轻化为目的的非手术及微创医美项目凭风险低、创伤小、恢复期短成为当下的行业焦点。

但市场越火热，我们作为被裹挟在行业快速发展浪潮中的一朵细浪，越是需要谨慎与反思。

医学本就是一门专业壁垒极高的学科，而医美，顾名思义，以医疗技术为核心，以美学改善为目的，其专业性、特殊性不言自明。而作为掌握着专业知识与技能的少数人，医疗美容行业内的每一位医务人员，都肩负着每一位求美者健康与美的嘱托。

在医学美容，尤其是非手术与微创医学美容治疗手段大受瞩目与认可的当下，居安思危、未雨绸缪，在行业向上发展的大趋势内，稍微停下片刻，思考我们为求美者提出的每一项建议、帮他们做的每一个决策、为他们提供的每一项治疗，是否为了优化其最终成效、降低其风险，做出了一切努力，是我辈每日都应该进行的功课。

我们何其有幸在这个时候遇到了Paul J. Carniol、Mathew M. Avram、Jeremy A. Brauer 3位医学博士所编写的这本《面部年轻化微创手术与治疗并发症预防与管理》。3位博士与数十位医学博士和专家一起，将面部年轻化微创手术与治疗相关的所有医疗行为可能引发的不良反应做了非常庞大与详尽的总结，从刷酸、IPL强脉冲光、激光、射频紧肤，到肉毒毒素注射、填充剂、线性提升；从皮肤浅层的年轻化改善，到脂肪塑形、门诊外科手术；从面部抗衰到植发和形体雕塑，这本书将年轻化微创治疗涉及的所有内容分条缕析地织成一张大网，从风险的来源、规避、处理等符合临床思维逻辑的方向为我们一一详述，为我们规避风险提供了非常详尽的指导。

历经近1年的时间，我们终于完成了这部作品的翻译工作，在这个过程中，有快乐也有苦恼。

快乐的是，通过翻译这样一本著作，可使自己从中不断地学习与内省，帮助自己成为更好的医师；更加欣慰的是，这样一本详尽的作品经由我们的工作，最终能够到达每一位医美从业者的手中，为无数医美的临床医师与求美者带来切实的好处。

痛苦的是，我们都知道，不同国家、不同人种、不同文化、不同潮流的影响下，著作中很多信息我们无法完全拿来主义，在忠实原文与生怕误人子弟的纠结情绪里不断摇摆。最终，一是为了忠实原作者，二是我们现在还没有这样的能力，可以将中西差异的部分全盘注释清楚，故大家在阅读本书时，还是会看到许多与我们日常工作并不一致的细节，恳请所有的读者朋友阅读时牢记国别与人种差异，切忌照本宣科。

但不可否认，哪怕有少许细节我们无法直接挪用，但这本书中所有为了降低不良反应而做出的一切临床决策和方案，都为我们日常工作提供了非常重要的指导与参考。

由于工作繁忙，所有的翻译工作都是译者团队夙兴夜寐完成的，难免存在一些缺点和疏漏，望广大同仁予以批评指正。最后感谢秦教授拨冗为本书做最后的专业审查，感谢所有译者付出的时间与努力，感谢辽宁科学技术出版社的凌敏老师在翻译工作中给予的无私帮助与指导。

陶斯静　柳盈

主审简介

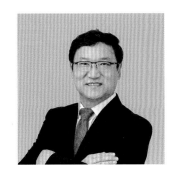

秦宏智，男，1984年8月本科毕业于大连医科大学，整形学科带头人，教授，主任医师，硕士研究生导师，大连医科大学附属第一医院整形美容科主任。从1986年至今，一直从事整形美容专业医疗、教学和科研工作，2001年8月晋升为整形美容专业主任医师，2003年担任硕士研究生导师。

工作简历：

1984.8—1992.5　　大连医科大学附属第二医院整形外科

1992.5—2004.2　　大连医科大学附属第三医院整形外科

2004.2—至今　　大连医科大学附属第一医院整形美容外科

国内外学术任职：中国整形美容协会微创与皮肤整形美容分会常委；中国整形美容协会鼻整形分会委员；中国整形美容协会眼整形分会常委；中国医师协会美容与整形医师分会委员；中华医学会医学美学与美容学分会美容技术学组副主任委员；中国整形美容协会乳房整形分会委员；《中国美容整形外科杂志》常务编委；大连整形与美容分会前任主任委员；中国医师协会美容与整形分会瘢痕亚专业学组常委；中国医师协会美容与整形分会微创与激光专业学组常委；中国医师协会美容与整形分会新技术学组副组长；中华医学会整形外科分会乳房专业学组委员；中国中西医结合学会医学美容专业委员会美容解剖分会副主任委员；中国整形美容协会医美线技术分会常务理事。

主要学术成就：秦宏智教授大学毕业后留校一直从事整形美容外科医疗、教学、科研工作，30多年来，在整形外科、美容外科以及激光美容的临床教学和科研方面完成了大量的工作，积累了丰富的经验，尤其在注射微创、面部美容手术和乳房整形美容手术方面具有自己独特的专业技巧，手术效果受到患者及求美者、受术者的肯定。同时，对审美及审美心理也有深入研究，是大连医科大学美容医学专业的创建人之一，并创建大连医科大学附属第一医院整形美容中心，承担临床外科学、整形美容外科学教学和临床带教工作，培养各层次的美容医学人才千余名，已毕业工作的学生遍布全国各地，培养硕士研究生40余名。

联系方式：电话13009439175；邮箱1169122681@qq.com。

主译简介

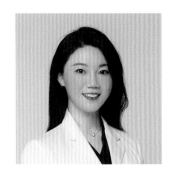

陶斯静，武汉大学临床医学（七年制中法联培）硕士，皮肤科主治医师，皮肤美容主诊医师，现就职于杭州智美颜和医疗美容门诊部，从事医疗美容工作9年，《热玛吉抗衰操作指南》主编，发表国家核心期刊文章数篇。

现任中国整形美容协会抗衰老专业委员会理事，中国整形美容协会皮肤管理专业委员会委员，中国整形美容协会微针专业委员会委员，中国整形美容协会微创与皮肤美容专业委员会委员，MEC院长俱乐部成员，CIAM中国整合医学美容学会（中国香港）眶周整合年轻化专业委员会委员，湖南省医疗整形美容学会脂肪分会专业委员，湖南省中西医结合学会皮肤美容分会委员。高德美、艾尔建、艾维岚、伊妍仕认证注射医师，热玛吉认证操作医师，科医人、赛诺龙、赛诺秀、飞顿、FOTONA等激光设备认证操作医师及临床培训导师，Endymed中国区顾问医师。

从业10年来致力于研究皮肤健康与皮肤美学的关系，致力于皮肤抗衰及美容专业知识的分享与科普，擅长综合光、声、电、美塑疗法、注射填充等，基于皮肤生理结构与老化改变，为求美者提供全层次、全肤质、全进程的整合年轻化解决方案。

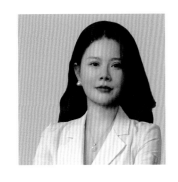

柳盈，毕业于大连医科大学，皮肤美容主治医师，皮肤美容主诊医师。从事本专业近 20 年，《热玛吉抗衰操作指南》第一主编，辽宁科学技术出版社签约译者，曾参与《微整形注射并发症》《现代皮肤病与性病学》《肉毒毒素注射与临床美学实践》《微整形注射指导手册》等图书的编写及翻译工作。作为中国整形美容协会医美线技术分会理事，中国解剖学会美容解剖分会委员，多年来一直致力于推动医疗美容技术的发展和推广。在临床实践中获得了很多的认可和口碑，连任新氧绿宝石榜单上榜专家，MEC院长俱乐部成员，艾尔建乔雅登全系列注射导师，艾尔建区域医生讲者，艾维岚临床注射导师、"百瓶大师"俱乐部成员，伊妍仕"超级专家"团成员、临床注射导师，强生鱼骨线"力量大使"大赛评委等。在多年临床工作中结合国内外先进临床研究和自身技术经验，专注面部结构美学和无创注射技术、线雕技术相结合创建面部结构性抗衰鸡尾酒疗法，实现面部结构性、立体性，多层次、多平面全层美学抗衰。

副主译简介 （排名不分先后）

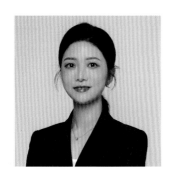

李斌斌，皮肤美容主治医师，皮肤美容主诊医师，杭州艺星医疗美容医院城东分院院长，师从中国医学美学与美容医学整体学科主要创始人彭庆星教授。从事本专业12年来一直在临床一线致力于皮肤美容和微整形项目的推广与应用，作为中国非公立医疗机构协会会员、中国整形美容协会医美与艺术分会线雕专业委员会委员，曾多次受邀参加全国皮肤科年会、抗衰老及年轻化大会、瘢痕修复研讨会等。你的美丽，我的事业。擅长痤疮治疗、敏感肌修复、全方位抗衰提升、注射塑形、除皱等。

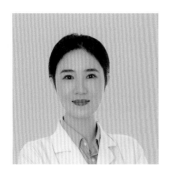

李金铭，皮肤美容主治医师，皮肤美容主诊医师，上海铂生医疗美容诊所院长。从事本专业6年来一直在临床一线致力于皮肤美容、私密部、微整形的治疗。担任中国整形美容协会医学美容设计与咨询分会皮肤管理专业委员会委员，中国整形美容协会微创与皮肤整形美容分会微针专业委员会委员。擅长私密部治疗、皮肤年轻化、敏感肌修复、肉毒毒素注射等。

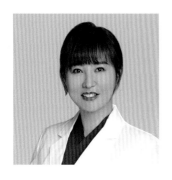

王春娟，毕业于宜春医学院，主修临床医学，辅修医疗美容。皮肤病与性病专业主治医师，皮肤美容主诊医师。从事医疗美容行业10余年，曾参与《微创眼周年轻化》图书翻译等工作。任中国整形美容协会医美与艺术分会注射美容与微整形医师专委会委员、中国整形美容协会美容医学教育与管理分会第二届理事、非公协会整形与美容专业委员会青年委员、中国非公立医疗机构协会会员等。热玛吉认证医师及培训导师，艾尔建指导注射医师及培训讲师，新氧绿宝石榜单上榜专家，爱贝芙、伊妍仕、艾维岚、超皮秒等认证医师。在多年临床工作中，结合国内外临床研究及自身临床经验，打破传统美学设计单一的局限，提出建立面部抗衰体系，从整体衰老评估、专业治疗、全面部提升三位一体综合抗衰，实现骨骼、肌肉、脂肪容量、皮肤综合抗衰。

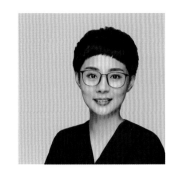

徐晓云，毕业于大连医科大学临床医学/医学美容专业，从事医疗美容临床工作17年，现任杭州智美颜和医疗美容门诊部技术院长。

Thermage热玛吉规范化操作培训导师，Juvederm乔雅登系列玻尿酸注射培训导师，Botox保妥适肉毒毒素注射培训导师，艾尔建中国2018年度最佳讲师，艾维岚临床注射培训导师，JEISYS 医疗集团特聘激光操作培训师，唯提玻尿酸临床培训导师，薇旖美胶原蛋白领航导师，双美胶原蛋白认证注射医师，曾赴韩国各大整形医院做访问学者。

擅长玻尿酸、肉毒毒素注射，中胚层疗法、光电音波等抗衰老治疗，色素性、敏感性皮肤疾病的诊断与治疗。

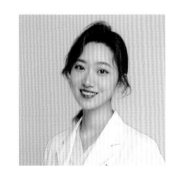

朱梦茹，医学博士，大连医科大学附属第一医院整形美容外科医师。毕业于中国医科大学（七年制）并获得辽宁省优秀毕业生荣誉称号。发表SCI文章6篇，中文核心期刊文章8篇，参与发明专利1项。参与编译《麦卡锡整形外科学：乳房卷（第4版）》。曾于英国卡迪夫大学访问学习。目前担任中国中西医结合医学会医学美容专业委员会新技术新材料专家委员会委员，中国康复医学会修复重建外科专业委员会美容外科组委员，中国整形美容协会SMAS除皱委员会委员，辽宁省整形美容协会委员。结合科研及临床致力于应用干细胞治疗皮肤损伤及干细胞抗衰，擅长体表肿物诊断及治疗、瘢痕预防及治疗、个性化面部年轻化联合治疗。

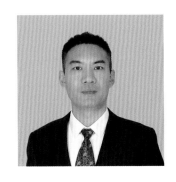

赵晓晖，1999年毕业于天津医科大学临床医学系，硕士研究生，整形美容外科副主任医师，共主编及参编医学专著7部，参译及编译著作6部，发表SCI及国家级文章18篇，翻译专业文献26篇。任中国非公立医疗机构协会整形美容专业委员会厦门分会委员，福建省康复医学会整形与美容专业委员会抗衰老专业学组委员。

乔雅登唇部注射V笑大师、艾尔建公司讲师、美国强生鱼骨线操作导师、薇旖美眼周多层抗衰胶原注射导师、快翎学院美国快翎线操作导师、韩国大熊制药亚太医美学院临床注射导师、馨妍七点V形提拉临床注射导师、2021年度快翎之王线技术大赛扬帆奖获得者、2022年度强生X-Power操作医师、圣博玛再生学苑艾维岚认证注射医生、濡白天使官方授权注射医师。

技术全面，擅长个性化定制顾客抗衰方案、微整形注射及线雕，对各种注射产品均有丰富经验。

第一部分　并发症预防要点

1 常规路径：咨询与患者评估

Eric T. Carniol

摘要

医师在术前面诊阶段进行评估，考量患者/求美者身体和心理上是否适合做手术，帮助患者/求美者建立合理的期望值是非常重要的。医师必须做好拒绝为不适合的患者进行治疗的准备，也要做好与适宜的、有继续治疗意愿的患者建立互相信任关系的准备。医师与患者的关系是持续性的，双方都必须互相理解并愿意进入这种关系。

关键词：咨询；术前计划；术前评估；心理评估

1.1 引言

面部年轻化/美化微创治疗的目标，是通过改善患者主观感受到的功能或外观上的缺陷，来丰富患者的生活。初次咨询对于减少和避免手术并发症的发生非常重要。医师和新患者/求美者之间的第一次会面是建立牢固持久关系的重要机会。对于医师来说，必须确定患者的目标和预期，并确定适当的手术方式和长期治疗计划。对于患者来说，必须要向医师表述这些目标并建立合理的期望。选择合适的求美者是最重要的，而如何做这些选择其实相当具有挑战性。这个问题有4个主要思考维度。第一部分是确定将要进行的手术有多大可能能够带给患者所寻求的变化。这个问题的答案和其他相关问题将在本章节的后续内容中进行讨论。第二部分是患者的选择。第三部分是治疗的执行。最后一部分是治疗后必须进行的护理。

如今的患者/求美者往往对自己所需进行的手术甚至对自己即将面对的医师都知之甚深，因为有很多渠道帮助他们获取这些信息。很多时候，这为我们医师的工作带来了额外的挑战，因为他们获取的一些信息可能并不准确，或者并不适用于他本人的具体情况或诉求。医师应该准备好与求美者讨论手术和治疗的风险、优势和替代方案，此外还要重视求美者所获取的信息中可能存在的谬误与偏颇。在处理任何错误信息的过程中，适时传递和展示我们在自己专业领域的权威性非常重要。

许多求美者在决定选择医师和手术之前会寻求多种意见和咨询，因此，在这段时间里，医师应尽可能抓紧时间努力确保与患者快速建立起医患互相信任的关系。正如一句谚语所说："术前的时间是有限的，术后的时间是无限的。"

一旦与求美者就目标和期待问题经过讨论与确定达成一致，医师就应该开始根据自己的治疗经验主导一系列结构性的谈话。这其中，改编自"策略教练"创始人丹尼尔·沙利文的一个R-DOS谈话模型，会很好地帮助我们在这个过程中调整和主导谈话。

在这个模型中，医师需要问求美者的第一个问题（也就是R-DOS中的R）是，"如果我们一年后在这里见面，回顾这一年，在个人和职业方面发生了什么，你会对你的生活进展感到满意吗？"虽然这个问题的答案通常与求美者所要求的手术或不满意的身体特征没有直接关联，但这个问题与答案可在一定程度上预知，医师和患者是否会有一个至少持续一年的稳定关系。与所有其他问题的答案一样，医师应尽可能准确地记下这个答案，也可以使用求美者自己的措辞来与求美者进行沟通反馈。这个过程被称为印证式倾听，也叫反思性倾听。反思性倾听是一种沟通策略，包括两个关键步骤：寻求理解说话者的想法，然后将想法反馈给说话者，以确认其想法被正确理解。它试图"重建客户的想法和感觉，并将这种理解反馈给客户"。如果我们的求美者在咨询时表示很难回答这样的问题，那么询问他们是否对正在讨论的手术有可能对他们的外观和生活促成改变有所期待，就变得非常有价值。对于有重大的、显著的缺陷或者问题的患者/求美者来说，这个问题的答案是肯定的。然而对于大部分普通人的治疗或者手术来说，这些治疗、操作与手术本就不太可能改变他们的未来。那些预期通过一个相对较小的美容手术就会改变他们生活的患者和求美者，对手术的期望值往往高出手术客观上能带来的改变，当他们的生活不能随着治疗与手术发生改变时，可能会对结果有不客观的评判与失望。因此，我们应当识别并尽可能避免草率地为这类患者/求美者进行手术。

D-Discussion：讨论。第二个问题涉及患者/求美者对手术风险的认知。"当考虑到'手术或想要改善的部位'时，你有什么具体问题或担忧？"提出这个问题也向患者传递了你在倾听、你在关注他们的问题和顾虑。这些问题也让医师对患者/求美者想要进行的手术或想要改善的部位从感性层面有一个更深刻的觉察。这种担忧和顾虑是整个沟通交流中唯一的负面部分。医师应该和患者/求美者一起完整地讨论每一个问题。一旦这些顾虑和问题得到解决，讨论就可以（永久性地）转向其他积极方面。

O-Opportunities：机会。一旦我们关注的问题和顾虑得到了解决，我们谈话的注意力就可以转移到未来，来探讨我们的治疗将会给求美者带来什么样的积极改变。我们可以问我们的患者/求美者："假设你现在已经成功地完成了手术，未来的一年里，你觉得对你会有什么好处？"这个问题虽然看似与之前提到的R因素相似，但它却将患者与求美者的注意力转移到手术结束和恢复后的未来，让患者/求美者对手术和治疗有一个更为积极的态度。

S-Strengths：优势。很多时候，患者已经在咨询中谈及他们的优势和他们比较满意的部分。但现在是我们安排专门的时间着重讨论患者/求美者的优势，并讨论如何继续保持或进一步使优势更加显著的时候了。所以我们可以和患者/求美者一起讨论："你的优势是什么，我们将要进行的手术/治疗将如何发挥这些优势？"

R-DOS结构性谈话模型可以帮助医师深度觉察自己的患者/求美者的关键信息。通过这些问题，医师可以更加深入地评估和判断患者/求美者是否适合进行手术。对于一些无法对这些问题做出高质量、有逻辑回答的患者，或者在讨论过程中表现得过于焦虑和担心的患者，有些医师甚至会拒绝为他们进行手术。

如果患者/求美者很难想象和描述他们的未来，他们可能也无法想象他们术后整体恢复和变化的状况，这会增加他们适应手术结果的难度。相反，一些患者/求美者也会与医师描述和憧憬想要通过手术带来的一些其他收获和预期，比如社会地位的改变，重新获得重要的人的爱或者关注，维持或实现好的事业发展等。这些交流有助于医师识别一些可能存在抑郁情绪的患者/求美者，也能帮助医师识别那些不愿与他们建立相对持久的医患合作关系的患者/求美者。

这种对话模式可以帮助患者/求美者改变对手术、治疗和操作的认知，帮助他们不是将手术作为一个对某种狭隘结果的追求或当成一件购买的商品，而是一种帮助他们改善生活状态、成为更好的自己的经历和体验。通过R-DOS结构性谈话模型，患者/求美者的参与度提高了，他们对治疗的可接受程度与满意度也会相应地有所提高。

1.2 评估期望值

期望值的管理对提高患者/求美者的满意度和幸福感来说也非常重要。如果他的期望值超过了某项手术通常可以达到的水平，甚至超过了某项手术可以达到的最高水平，那么无论手术完成得有多么成功，我们都没有办法让他满意。

例如，一位50多岁的求美者要求进行面部年轻化，并向你展示了一张20多岁的明星的照片并期待自己能发生这样的改变，那么很明显，无论通过什么样的治疗方法与手术，都没有办法让他看上去成为这位明星的样子。同样，一个鼻子突出、皮肤厚实的患者也不应该期望在隆鼻手术后能有一个娇小、轮廓分明的鼻子，因为他的软组织包膜在手术后可能不会很好地收缩下来。

1.3 体象障碍评估

体象障碍，在教科书中被命名为躯体变形障碍，也称为丑人综合征。从疾病特征来看，应该属于疑病症的范围。躯体变形障碍的概念是：外貌正常者想象自己的外貌有缺陷，或对轻微的躯体毛病过度担心，这种观念引起个人明显痛苦或影响个人的社会职业功能，是不能为另一种精神障碍所解释的心理疾病。

对于有体象障碍的患者/求美者，我们必须谨慎对待。早期有一些研究显示，体象障碍在男性中的发病率可能更高，但近期更多的研究表明，性别可能并不增加其患病风险。在一项研究中显示，超过75%的体象障碍者都有严重的、长期的抑郁症病史，30%有强迫思维或强迫行为，25%~30%存在药物滥用，7%~14%有饮食失调史。这些患者中有一半以上符合至少一种人格障碍的诊断标准。

对于有体象障碍的患者来说，重要的是，要认识到美容整形手术与治疗通常并不会改善其因为体象障碍引起的各种负面影响，而且往往会加重这些症状。对于我们怀疑可能存在一些相关心理障碍的患者，提问一些关于身体形象与对自己外观的感知，或对医师的评估是否感到满意等开放式的问题，往往可以通过他的回答帮助我们更好地分辨这类患者。另外，如本章节前面讨论的那样，评估患者/求美者动机的恰当性也很重要。

1.4 准确的病史采集

以不同的方式询问患者/求美者的病史是非常重要的，因为他们对自己的既往医疗信息会有意识或者无意识地"遗忘"。从针对特定器官或系统的问题开始，对于获得准确的病史更为有效。同样，询问正在服用的处方药和非处方药、维生素与其他补充剂也可以帮助我们为评估对方是否正处于其他病程提供非常有价值的信息。术中或者术前才发现患者/求美者存在未告知或未检出的其他疾病往往十分令人懊恼或沮丧，特别是传染性疾病的病史，比如艾滋病或丙型肝炎。在美国的一些州，患者/求美者被要求在接受治疗前必须主动向医师告知他们是否存在病毒感染的情况，但这种规定并不能完全避免上述情况的发生，因为很多患者/求美者对自己存在病毒感染的事实并不知情。

如今，随着关于大麻及其相关产品的文化和政治格局的转变，除了酒精和其他成瘾性药物的使用外，对患者进行这方面的询问也很重要。最近的研究表明，某些与大麻有关的产品可以改变患者的疼痛耐受性，这类患者在手术中可能需要增加麻醉剂剂量，同时增加的可能还有对术后镇痛的需求。

译者按：在我国，大麻与其他成瘾性精麻药品与毒品一样被列入管制清单，大麻使用的情况比欧美国家规范，但这并不意味着医师在评估患者/求美者是否滥用药物方面可以掉以轻心。对于可能有毒品吸食风险的患者/求美者，一定要提高警惕，并尽可能避免为他们进行以美容为目的的微创治疗或手术。

围绕患者/求美者开展的系统性支持、鼓励与帮助，在术前、术中和术后的长期阶段都非常重要。在接受手术前，有非常好的情感支持可以在很大程度上减轻术前压力，使他们能够更加专注地听取术后注意事项，例如，如何缓解恢复期不适等要点与细节。同时，在手术或治疗后，得到较少关注与支持的患者/求美者可能面临更多恢复期的问题，他们的依从性往往更差，因此可能更容易出现术后不适、愈合延迟、满意度下降等结果。总而言之，鼓励和安慰患者/求美者可以帮他们更好地过渡到焕然一新、更加年轻的形象与状态。

1.5 术前谈话

手术或治疗前，其实是与患者/求美者就术后问题进行磋商与讨论的重要时机。在术前，医师与患者/求美者提及术后可能会发生的潜在并发症，是建议与商讨；而在术后，医师与患者/求美者再提起已经出现的并发症，对于患者/求美者来说，就更像是狡辩了。

对于一些比较重大的手术或治疗，在面诊咨询之后、实施手术之前，再安排一次术前会面用以确认治疗计划、管理患者预期、讨论术后恢复期相关问题，可能会带来更多的好处。两次就诊之间的间隔对于医师与患者/求美者决定是否进行手术非常重要。在这个间隔期内，医师也可以从工作人员那里获得关于他们与患者/求美者之间互动的反馈，因为有些时候，患者/求美者可能会在医师面前"作秀"，比如表现得更加理智、依从性更高、更通情达理，但对其他工作人员表现出的样子可能完全不同，这种差异也会帮助医师发现潜在的人格或其他精神障碍的线索。

在此次术前会面中，我们会回顾手术/治疗的适应证、禁忌证，确认治疗或手术本身的流程、相关风险与术后恢复期等相关议题。在这个过程中，需要医师关注的一个关键风险领域就是"手术翻修"的概率。这种固有的手术风险可能是一个非常难以启齿去与患者/求美者讨论的问题，因为许多医师会认为讨论手术的翻修率会刺破医师自信的面纱，打破自己在求美者心目中完美的权威形象。然而，通过与患者/求美者讨论这个问题并妥善记录关于这个问题的讨论内容，医师可以更加有效地管理患者/求美者的期望值。即使一项手术仅存在5%的翻修率，但对于属于这个子集的5%的患者/求美者而言，一旦发生，就是100%要面对手术需要翻修的事实。同时，另外95%的患者/求美者中，也一定会有一些人对手术结果并不完全满意，但也没有不满意到需要进行翻修的程度。因此，医师必须能够预见到这种情况，那就是任何一位患者/求美者都可能属于不满意/需修复的子集，如果他确实遇到了此类问题，那么对该患者/求美者的随访频率将要比对那些满意或相对满意的患者/求美者的随访频率高很多。因此，医师必须做好术后可能需要花费大量时间与患者/求美者就上述问题进行反复沟通的准备。

对于一些在心理上还没有准备好接受手术的患者/求美者来说，精神科医师、心理科医师或心理咨询师可能会带给他们更大帮助。在接受一个阶段的精神科医师或者心理咨询师的治疗与咨询帮助之后，他们可能会做好接受手术的准备，或者承认他们仍然没有准备好。这时，整形美容医师与他们的心理健康医师团队的合作是很重要的。所有进行心理咨询后返回手术咨询流程的患者/求美者都应该允许医师与精神科医师/心理咨询师直接讨论他的情况。

1.6　总结

术前评估（面诊咨询和术前谈话）是医师为手术仔细选择患者的一个非常重要的环节。总的来说，大多数患者会在这个环节中配合医师的咨询与沟通，并最终对手术/治疗效果感到满意。然而，医师有责任尽其所能，将那些明显更有可能出现不良后果的患者剔除。医师与患者/求美者的关系是持续、长久的，双方之间可能面临的问题也是持续不断发生的，所以医师不应该害怕对患者说"不"。

参考文献

[1]　Constantinides M. The rhinoplasty consultation and the business of rhinoplasty. Facial Plast Surg Clin North Am. 2009; 17 (1):1–5, v.
[2]　Sykes J, Javidnia H. A contemporary review of the management of the difficult patient. JAMA Facial Plast Surg. 2013; 15 (2):81–84.
[3]　Daines SM, Mobley SR. Considerations in male aging face consultation: psychologic aspects. Facial Plast Surg Clin North Am. 2008; 16(3):281–287, v.
[4]　Phillips KA, McElroy SL. Personality disorders and traits in patients with body dysmorphic disorder. Compr Psychiatry. 2000; 41(4):229–236.
[5]　Crerand CE, Phillips KA, Menard W, Fay C. Nonpsychiatric medical treatment of body dysmorphic disorder. Psychosomatics. 2005; 46(6):549–555.
[6]　Huson HB, Granados TM, Rasko Y. Surgical considerations of marijuana use in elective procedures. Heliyon. 2018; 4(9): e00779.

2 微创面部美容手术的麻醉方式

Seden Akdagli, Dennis P. Dimaculangan, George Ferzli, and Sydney C. Butts

摘要

各种麻醉技术都被用于面部整形手术及治疗。面部病变的激光治疗是这些手术与治疗的一个重要板块，需要进行独特的考量与设计。手术的程序性麻醉和激光治疗可能由同一个医师进行；待治疗区域的麻醉可能在很短的时间内完成，也可能需要很长的时间，以至于需要进行专门的术前准备；需要深度镇静的手术有赖于专业的麻醉医师和护理人员；最后，激光治疗有许多特异性的安全考虑，可能决定了需要提供的麻醉类型。需要考虑的患者因素包括要治疗的病变类型和程度、患者的整体健康状况，以及以前接受激光治疗或其他需要麻醉的手术及治疗的经历。所需的麻醉方法从使用外用药的非侵入性方法到需要浸润麻醉的侵入性技术，是否需要镇静剂［麻醉监护（MAC）］，甚至在某些情况下使用全身麻醉，都有可能。在本章中，我们还将讨论激光焕肤治疗时常用的麻醉方法，并回顾与这些麻醉技术相关的潜在并发症。

关键词：局部麻醉；神经阻滞；冷却麻醉；麻醉监护（MAC）；局部麻醉剂的全身毒性反应（LAST）

2.1 门诊手术的背景

在过去的30年里，美国在医院以外进行的择期外科手术的数量迅速增加，复杂性也在提高。这种增加的部分原因是较新的手术和麻醉技术的发展，使更多的侵入性和复杂的手术可以在非住院手术中心和外科医师的诊室中安全进行。紧跟这一趋势，面部美容整形手术也开始在医师的门诊里进行。2017年，美国进行了1750万例美容手术，其中，1570万例，也就是70%的微创手术是在门诊完成的。

门诊手术（Office-Based Surgery, OBS）和麻醉为患者/求美者和他们的医务人员提供了许多便利。与医院相比，在门诊诊室里做手术更方便、更经济。患者可以得到更多的个人关注和隐私保护，而外科医师则可以享受更灵活的时间安排和更高的工作效率。

与医院外科手术中心的设施要求相比，基于门诊与诊室的外科手术对设施的规定有很多不同。具体细节依各州和地方政府要求的不同而不同。2003年，美国外科医师学会（ACS）与美国医学会（AMA）在一份联合共识声明中发布了指南，列出了门诊手术患者的10项安全核心原则。其中一项原则要求OBS设施必须由众多公认的监管机构之一认证。美国面部整形和重建外科学会、美国整形外科学会（ASPS）和美国美容整形外科学会规定，其成员只能在经过认证的机构中进行需要静脉和/或全身麻醉的门诊手术。需要局部麻醉和可能需要一些口服镇静的手术病例除外。

2.2 术前准备

在医师诊室或门诊手术中心进行手术的理想患者/求美者应该有很少或没有并发基础疾病，以避免麻醉并发症。美国麻醉医师协会（ASA）有一套严格的身体状态评估方式，按这种评估方式，身体状态分级为Ⅰ级或Ⅱ级，与这些患者术后30天内严重并发症的发病率和死亡率呈相关关系。涉及严重系统性疾病、身体状况评分较高的患者被认为不适合进行深度镇静和全身麻醉，包括病态肥胖、阻塞性睡眠呼吸暂停、充血性心力衰竭、近期发生过心肌梗死（6个月内）的患者，以及患有严重慢性阻塞性肺病（COPD）、癫痫或3个月内发生过脑卒中的患者。

接受面部手术的患者可能比一般患者更焦虑和担心。讨论疼痛管理、疼痛程度的预期，以及患者此前接受过的手术疼痛经历对患者整体满意度的提高越来越重要。最近的一些研究表明，有关术后镇痛的沟通与交流和术后阿片类药物消耗量的减少有一定的相关性。接受术前教育（包括关于疼痛控制和阿片类药物的信息）的患者术后精麻药品的处方率更低，使用非麻醉镇痛的概率高于未接受术前疼痛咨询的对照组。与对照组相比，咨询组术后疼痛评分更低。

2.3 局部麻醉

面部皮肤的激光治疗可以使用局部麻醉，可以由外科医师提供口服镇静剂，也可以不使用口服镇静剂。由麻醉医师实施中度到深度的静脉注射或全身麻醉的麻醉监护（MAC）用于创伤程度更重的手术或治疗。

局部麻醉剂（Local Anesthetics, LAs）用于阻断神经冲动的传递，从而减轻或消除疼痛感觉。局部麻醉剂可以局部应用、皮下组织浸润注射、通过特定位置的注射进行周围神经阻滞，也可用于待治疗部位的肿胀麻醉。

根据其化学结构，LAs被分为酯类和酰胺类。目前使用的大多数LAs属于酰胺类（如利多卡因、丁哌卡因、罗哌卡因、左旋丁哌卡因、普利卡因），而可卡因和丁卡因则属于酯类。酯类与酰胺类的局麻药品的代谢是不同的。最常用的局部麻醉剂是利多卡因与丁哌卡因（▶表2.1）。利多卡因的作用时间为

表2.1 局部麻醉剂的剂量与作用时间

麻醉剂种类	最大剂量（mg/kg）	起效速度	作用时间（h）
利多卡因 1%（10mg/mL）	5	快速	1.5~2
利多卡因 1%+ 肾上腺素	7	快速	2~3
丁哌卡因 0.25%（2.5mg/mL）	2	慢速	3~6
丁哌卡因 0.25%+epinephrine	3	慢速	6~8
丁哌卡因 0.5%（5mg/mL）	2	慢速	3~6
罗哌卡因 0.5%（5mg/mL）	3	中速	3~8
左旋丁哌卡因 0.5%（5mg/mL）	3	中速	3~8

资料来源已授权

2~3h，而丁哌卡因的作用时间更长，可以维持3~8h，加入肾上腺素后作用时间可以延至更长。在20世纪90年代，又有两种长效酰胺类局麻药被引入：左旋丁哌卡因和罗哌卡因，它们是丁哌卡因的S异构体，是S和R异构体的外消旋混合物。这些新药在效力、起效速度和作用时间方面与丁哌卡因相似，却降低了中枢神经系统和心脏毒性。丁哌卡因的心脏毒性与血药浓度相关，毒性剂量的血药浓度可能引发严重并发症，甚至有死亡案例的报道。

酯类被血浆胆碱酯酶水解，而酰胺类则经肝脏中的细胞色素P450途径代谢。任何降低肝脏酶功能或肝脏血流量的情况都会延迟酰胺类局麻药物的代谢并延长其作用时间。在为存在这些情况的患者实施局部麻醉的时候必须减少酰胺类局部麻醉剂的剂量，以确保安全。局部麻醉剂在其效力、起效速度和作用时间以及潜在的毒性方面各有不同。一些注射剂与肾上腺素结合，可增加其安全给药的剂量（▶表2.1）。

对局部麻醉剂发生过敏反应是非常罕见的，许多被患者描述为过敏反应的情况很可能是特异性的非过敏反应，如血管迷走神经反应和焦虑相关反应。对一些复配的药物成分如肾上腺素的正常药物反应（如脸红、心悸等）也常常被误认为或被误解为过敏反应。真正的局部麻醉剂的过敏反应往往是Ⅰ型与Ⅳ型超敏反应。Ⅰ型超敏反应常见即时过敏性反应及过敏性休克，常在用药后1h内发生，但非常罕见。而接触性皮炎和延迟发生的局部肿胀是Ⅳ型迟发性超敏反应的常见症状。用药后1~3天出现的过敏反应，可通过斑贴试验进行评估。酰胺类药物的过敏反应极为罕见，酯类局麻药物的过敏相对更为常见一些。对防晒霜和其他化妆品过敏的患者会遇到一种特殊情况。这些产品含有对羟基苯甲酸甲酯，这是一种同样可能用于一些酰胺类局麻药品中的防腐剂，并会被代谢成对氨基苯甲酸（PABA）。PABA可与抗原组织蛋白结合，引起过敏性皮炎。PABA也是一些酯类局麻药品的代谢产物。由于这种共同的代谢途径，有一些案例被误认为是酯类局部麻醉剂和酰胺类局部麻醉剂的交叉致敏的案例而被错误地报道。如果患者对酯类局麻药物过敏，应给予其不含防腐剂的酰胺类局麻药物，以降低过敏反应发生的风险。对酯类防腐剂或酰胺类防腐剂进行适当的筛选和试验，对于阐明患者对LAs过敏反应的基础是很重要的。

2.3.1 外用局部麻醉

EMLA（Eutectic Mixture of Local Anesthetics）是一种乳膏型的表面麻醉剂，是两种酰胺类局部麻醉剂的共晶混合体，常用的为复方利多卡因乳膏，其中包含2.5%利多卡因和2.5%丙胺卡因，用于为完整的正常皮肤提供麻醉。它的渗透深度在用药60min时最深可达3mm，在1.5~2h时达到5mm。建议每10cm^{2}的皮肤涂抹2g EMLA并用敷料封包覆盖60min，以达到手术部位皮肤的充分麻醉。

已知的对利多卡因、丙胺卡因或其他酰胺类局麻药物的药物过敏，以及任何高铁血红蛋白易感，如葡萄糖-6-磷酸脱氢酶缺乏症是使用EMLA的禁忌证。与EMLA有关的大多数不良反应是轻度的、短暂的皮肤刺激。然而，如果将EMLA大面积涂抹并长时间停留，可能会出现包括高铁血红蛋白病在内的严重不良反应。

脂质体利多卡因

脂质体利多卡因（Liposomal lidocaine, LMX）是一种外用药膏制剂，具有药物吸收时间延长、代谢延迟等特点。LMX有两种剂型：4%利多卡因（LMX 4）或5%利多卡因（LMX 5），其作用机制和有效性与EMLA相似，但其镇痛起效比EMLA更快，且使用时不需要封闭敷料。使用后30min内即可达到充分麻醉。LMX的禁忌证包括利多卡因过敏或对任何酰胺类局麻药品过敏。

2.3.2 皮下或组织浸润

利多卡因是局部浸润最常用的麻醉剂。通常为1%的溶液（10mg/mL）。如果需要更大的容积或更小的剂量，临床医师可使用0.5%的溶液。较大剂量的组织浸润应以一种不改变组织解剖形态或模糊治疗标志的方式执行。针距和注射技术是影响局麻注射疼痛感的重要因素。缓慢的推注速度可以减少麻醉浸润时的疼痛。适当地分散患者/求美者的注意力已被证明可以减少其在注射局部麻醉剂时的焦虑和不适。对注射部位的触觉刺激有助于分散患者的注意力，并减少中枢神经系统感知到的刺激。通过交谈分散其注意力或者利用一些呼吸方法也可以用来辅助缓解注射麻醉剂时的疼痛和焦虑。

添加碳酸氢钠缓冲剂后，可减轻利多卡因的注射疼痛，并缩短麻醉时间，主要是由于碳酸氢钠提高了利多卡因溶液的pH。建议9mL 1%的利多卡因溶液（含或不含肾上腺素）可添加1mL 8.4%碳酸氢钠溶液。一项随机试验比较了接受普通利多卡因和添加碳酸氢钠后的利多卡因进行麻醉剂的患者的疼痛水平，显示在利多卡因中添加碳酸氢钠可以明显减轻不适。但需要注意的是，向丁哌卡因中加入碳酸氢钠可能导致药物沉淀。

使用大剂量的局麻药物可能引起局部麻醉剂的全身毒性反应（Local anesthetic systemic toxicity, LAST）。大剂量局部浸润或因疏忽直接将药物注射在血管内使得血药浓度增加，可能导致相关不良反应。毒性反应的早期症状可能包括口周麻木、耳鸣、烦躁不安等涉及中枢神经系统（CNS）的症状，可能进一步发展为癫痫发作和中枢神经系统抑制，并伴有呼吸抑制。心脏毒性最初表现为心动过速和血压升高，逐渐发展到心律失常和心肺衰竭。全身系统性的毒性反应的治疗应该从保障气道通畅与维持血压开始，这可能需要启动高级心血管生命支持（Advanced Cardiac Life Support, ACLS）方案。苯二氮䓬类药物是治疗癫痫发作的一线用药选择。继发于LAST的心律失常中，丁哌卡因导致的心脏毒性症状最难治疗，可以用脂质挽救疗法进行治疗。脂质乳化（静脉注射）的作用是螯合血液内的麻醉剂，此治疗方法应该在LAST的早期症状中执行，以减少严重不良反应的发生率。

2.3.3 区域神经阻滞麻醉

局部麻醉剂可以用于面部三叉神经分支的区域神经阻滞，即：眶上神经、滑车上神经（V1）、眶下神经（V2）、颏神经（V3）（▶图2.1）。每处神经的标志点处可注射1~3mL 1%或2%利多卡因与1∶10万肾上腺素浓度的局部麻醉剂。对三叉神经相应区域进行阻滞时，临床医师应当将针尖对准相应神经从骨面穿出的基底位置，这个位置能够提供最有效的阻滞，并且不会影响拟手术/治疗区域的外观。滑车上神经和眶上神经自眶上孔穿出，我们可以通过在这个位置进行局部麻醉剂的注射来阻滞部分前额和头皮的痛觉（▶图2.2）。眶下神经（V2）阻滞可麻醉内侧脸颊、鼻侧壁、鼻翼和上唇（▶图2.1）。可经皮由眶下缘内侧缘（或眶下缘中内1/3交界处）垂直向下、距眶下缘下方10mm处进针，达到此区域阻滞麻醉效果。也可以从口腔内途径进针，进针点为上颌第一前磨牙水平的龈颊沟黏膜（▶图2.3）。颏和下唇的麻醉可以通过颏神经（V3）的阻滞来完成，经口腔，在下颌第一和第二前磨牙

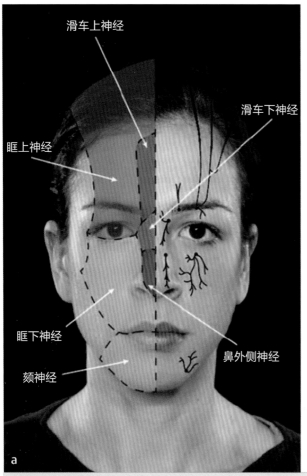

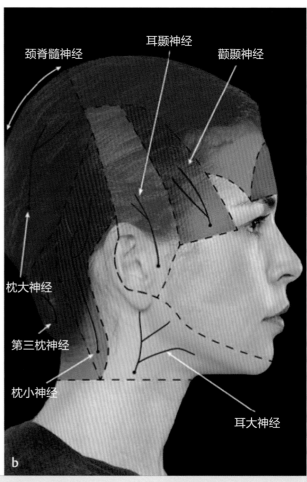

图2.1 头面部皮肤的感觉神经支配，图示支配面部（a）以及支配侧脸颊和头皮（b）的三叉神经分支（Source: Used with permission from Davies et al.）

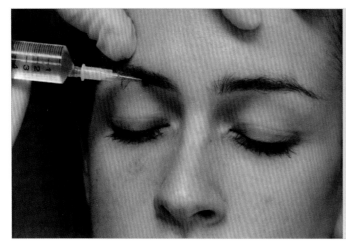

图2.2 眶上神经和滑车上神经阻滞。眶上神经阻滞点在眶上缘、距中线距离约2.5cm处，滑车上神经阻滞点在眶上缘、距中线距离约1.5cm处（Source: Used with permis-sion from Davies et al.）

之间的黏膜注射是最容易掌握的方法。如图2.1所示，面部及额头的侧面，及鼻背部分区域，也可以通过相应区域感觉神经的标志点进行阻滞。局部区域阻滞麻醉的优点是，在不需要大量使用麻醉剂的前提下尽可能实现大面积的麻醉，从而避免了大剂量局麻药品注射导致的组织水肿变形与高剂量导致的局麻药品毒性反应。但在阻滞麻醉不能覆盖整个治疗区域的情况下，通常也需要在一些未覆盖到的治疗区域进行适当的浸润麻醉，以便充分麻醉术区。

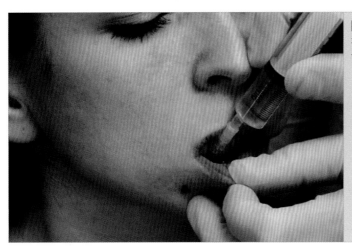

图2.3 颏神经（V3）阻滞麻醉，可阻滞唇与下颌。在邻近下颌第二前磨牙的龈沟黏膜进行注射（Source: Used with permission from Davies et al.）

2.3.4　肿胀麻醉

肿胀麻醉是一种常用于吸脂手术的麻醉技术。它利用了局部注射麻醉剂在脂肪组织中吸收更缓慢的特性，将大量含有低浓度利多卡因（0.05%～0.2%）和肾上腺素（1∶10000）的注射液注射到目标组织中，使组织呈现出独特的肿胀且僵硬的外观。在一些激光焕肤手术中，已经有报道将肿胀麻醉技术与区域神经阻滞相结合，以达到显著的麻醉效果。

2.3.5　冷却麻醉

皮肤冷却是激光治疗中减轻疼痛的有效方法。直接降温，或者使用冷却剂带来的感觉上的干扰是冷却可以缓解疼痛最直观的原因。冷却剂也可以用于减轻注射局部麻醉剂引起的疼痛。冷却麻醉技术大致分为接触式冷却和非接触式冷却。接触冷却包括冰袋、冷凝胶或激光冷却尖端的应用，比如长脉冲激光器常用的蓝宝石尖端，红宝石激光器常用的金属降温手具和半导体激光器常用的蓝宝石晶体透镜。非接触式冷却通常用强冷风麻醉装置（Forced Cold Air Anesthesia, FCAA）来完成。冷却装置将冷空气分散到皮肤表面，通过将冷风出口不断移动，可以迅速冷却较大面积区域。FCAA的一个优点是能够在激光治疗前预处理皮肤，并在激光治疗期间持续镇痛，并在术后持续冷却皮肤。冷却的额外好处是对周围皮肤提供保护作用，可以减轻术后疼痛、红斑和瘢痕。皮肤冷却的禁忌证是对冷敏感的患者（如冷球蛋白血症等）、感觉或循环受损的区域，或有开放性的创面。

2.3.6　口服镇静

口服镇静对患者/求美者来说更加方便和易于使用。在面部美容手术与治疗中，它已被证明能提供有效的镇静。地西泮是一种长效苯二氮䓬类药物，具有抗焦虑和顺性遗忘的特性，其口服的生物利用率为100%，起效时间一般为20～40min。地西泮意外过量的情况下，可使用氟马西尼，一种竞争性的苯二氮䓬受体拮抗剂，来拮抗地西泮的相关不良反应。

2.3.7　麻醉监护

激光剥脱治疗和可能伴有中度至重度疼痛的非剥脱治疗，如需口服或静脉注射药物镇静，应在麻醉医师在场进行麻醉监护的情况下才能实施。

静脉注射镇静剂

多种静脉镇静药物可用于麻醉监护（MAC）期间或用于诱导全身麻醉。苯二氮䓬类药物、阿片类药物、丙泊酚、右美托咪定和/或氯胺酮可单独使用或与其他药物联合使用。

苯二氮䓬类药物

咪达唑仑是门诊手术常用的苯二氮䓬类药物。它是一种具有抗焦虑及顺性遗忘作用的药物，并可以在麻醉监护过程中持续静滴。它是一种中效镇静剂，起效时间5~10min，半衰期为1.5~2h，作用时间可持续16h。在老年人中使用咪达唑仑时应谨慎，因为苯二氮䓬类药物在该类患者人群中，可能与术后认知功能障碍的发生有相关性。

阿片类药物

注射用芬太尼和吗啡是常用的阿片类镇痛药物。芬太尼的镇痛效率是吗啡的10倍。它是中效镇静镇痛药物，半衰期为2~4h，作用时间可持续11~22h。这两种药物在过量的情况下都可以用纳洛酮进行拮抗。阿片类药物的副作用包括术后恶心呕吐（Postoperative Nausea and Vomiting, PONV）、瘙痒、便秘和呼吸抑制等。PONV是最常见的导致恢复延迟和延长患者/求美者离院时间的不良反应。

丙泊酚

丙泊酚为脂溶性、烷基酸类的短效静脉麻醉药。静脉注射后迅速分布于全身，40s内可使患者进入睡眠状态，迅速、平稳进入麻醉。它被用作全身麻醉时的诱导剂和麻醉监护中的镇静催眠剂。由于作用时间短，它可以使患者快速苏醒，因此是在门诊环境中作为镇静剂使用的理想选择。可滴注剂量为25~150μg/（kg·min）。丙泊酚的缺点包括注射疼痛、低血压和呼吸抑制。在面部或头颈部手术中，这可能会带来很大的困扰，因为面部或头颈部手术中，为了充分暴露术野、确保术区无菌，通常患者/求美者并不使用面罩给氧，在突然发生呼吸抑制时，导气管往往无法快速到位。所以在门诊环境中使用丙泊酚，最常见的并发症就是麻醉监护下的呼吸抑制。

2.4　麻醉在激光治疗中可能产生的额外风险

起火的风险。因为存在呼吸给氧，以及洞巾、酒精等易燃材料，在需要激光剥脱或烧灼的面部治疗中，火灾和面部烧伤是一类非常特殊的风险。当激光或烧灼术被用于外科手术时，氧气是通过洞巾下的鼻导管吸入的，这就构成了发生火灾的主要条件。预防措施包括在此类手术中避免使用N_2O（笑气）麻醉或避免氧气支持。如果可能，允许有足够的时间让酒精制剂干燥，或使用非酒精制剂，并有适当的查对验证流程，用以评估和防控可能出现的火灾隐患。

2.5　麻醉复苏与离院

在门诊环境下的麻醉目标包括使用快速起效和可以被快速清除的镇静药，并最大限度减少麻醉不良反应，如术后恶心呕吐（PONV），以帮助患者/求美者在门诊更快地苏醒、恢复和离院。

建议尽量减少使用全身麻醉（GA），以降低暴露于N₂O和其他已知易导致PONV药物的风险。使用阿片类药物控制疼痛也会增加PONV的风险，但可以通过使用其他药物如非甾体类抗炎药（NSAIDs）对乙酰氨基酚和长效局部麻醉剂来进行神经阻滞或局部浸润的多模式联合方法来减轻术后疼痛。

在尽量少使用甚至不使用阿片类药物的基础上，联合使用口服镇静剂、局部浸润或阻滞麻醉等多种镇痛麻醉手段，来提供充分的镇痛，可帮助患者/求美者迅速恢复和出院。

2.6 总结

在激光治疗过程中提供充分的麻醉，首先要在手术前熟悉患者的手术史、麻醉史，并对手术后的镇痛方案进行沟通。激光治疗的程度（是局部的重点病变还是全面部的激光焕肤）将决定所需的麻醉程度。外用麻醉方案包括外用EMLA、LMX和皮肤冷却。使用局部麻醉剂进行局部浸润或区域神经阻滞麻醉，可提供大面积的麻醉，并可在手术后持续数小时，有助于术后即刻镇痛。以上几种方法可以联合使用，以增强患者的舒适度，并实现足够的疼痛控制，从而不需要额外的镇静。激光外科医师必须能够识别局部麻醉剂的并发症，尤其是过敏反应、全身毒性反应和它们的治疗要点。

对于一些治疗范围更广的手术来说，增加镇静药物的使用、麻醉监护或全身麻醉可能是更好的选择。但这需要考量更多的因素，包括专业的麻醉监护团队、患者/求美者的基础疾病，以及精麻药品可能产生的不良反应，这些都需要在术前与患者/求美者进行详细沟通与告知。

参考文献

[1] Gaitan S, Markus R. Anesthesia methods in laser resurfacing. Semin Plast Surg. 2012; 26(3):117–124.
[2] Shapiro FE, Punwani N, Rosenberg NM, Valedon A, Twersky R,Urman RD. Office-based anesthesia: safety and outcomes. Anesth Analg. 2014; 119(2):276–285.
[3] Chuang J, Barnes C, Wong BJF. Overview of facial plastic surgery and current developments. Surg J (N Y). 2016; 2(1):e17–e28.
[4] Shapiro FE, Osman BM. Office based anesthesia. www.uptodate.com. Accessed February, 2018.
[5] Lapetina EM. The migration of care to non-hospital settings: have regulatory structures kept pace with changes in care delivery?American Hospital Association; July 2006. http://www.aha.org/research/reports/tw/twjuly2006migration.pdf.
[6] Lapetina EM, Armstrong EM. Preventing errors in the out patientsetting: a tale of three states. Health Aff (Millwood).2002; 21(4):26–39.
[7] Vila H, Jr, Soto R, Cantor AB, Mackey D. Comparative outcomes analysis of procedures performed in physician offices and ambulatory surgery centers. Arch Surg. 2003; 138(9):991–995.
[8] Eichorn JH, Goulson DT. Anesthesia complications in facial plastic surgery. In: Capone RB, Sykes JM, eds. Complications in Facial Plastic Surgery. 1st ed. New York: Thieme; 2012:17–38.
[9] Sugai DY, Deptula PL, Parsa AA, Don Parsa F. The importance of communication in the management of postoperative pain. Hawaii J Med Public Health. 2013; 72(6):180–184.
[10] Kouba DJ, LoPiccolo MC, Alam M, et al. Guidelines for the use of local anesthesia in office-based dermatologic surgery. J Am Acad Dermatol. 2016; 74(6):1201–1219.
[11] Raulin C, Grema H. Single pass CO₂ laser skin resurfacing combined with cold air cooling. Arch Dermatol. 2004; 140: 1333–1336.
[12] Armstrong K. A primer on local anesthetics for plastic surgery. Clin Plast Surg. 2013; 40(4):515–528.
[13] Davies T, Karanovic S, Shergill B. Essential regional nerve blocks for the dermatologist: part 1. Clin Exp Dermatol. 2014; 39(7): 777–784.
[14] Hanke CW. The tumescent facial block: tumescent local anesthesia and nerve block anesthesia for full-face laser resurfacing. Dermatol Surg. 2001; 27(12):1003–1005.
[15] Pabby N, Pabby A, Goldman M. Anesthesia for cutaneous laser surgery. In: Goldman M, ed. Cutaneous and Cosmetic Laser Surgery. 1st ed. Philadelphia: Elsevier;2006:311–324.
[16] Casati A, Putzu M. Bupivacaine, levobupivacaine and ropivacaine: are they clinically different? Best Pract Res Clin Anaesthesiol.2005; 19(2):247–268.
[17] Sari E, Bakar B. Which is more effective for pain relief during fractionated carbon dioxide laser treatment: EMLA cream or forced cold air anesthesia? J Cosmet Laser Ther. 2018; 20(1): 34–40.
[18] Strazar AR, Leynes PG, Lalonde DH. Minimizing the pain of local anesthesia injection. Plast Reconstr Surg. 2013;132(3):675–684.
[19] Guo J, Yin K, Roges R, Enciso R. Efficacy of sodium bicarbonate buffered versus non-buffered lidocaine with epinephrine in inferior alveolar nerve block: a meta-analysis. J Dent Anesth Pain Med. 2018; 18(3):129–142.
[20] Lönnqvist PA. Toxicity of local anesthetic drugs: a pediatric perspective. Paediatr Anaesth. 2012; 22(1):39–43.
[21] Sekimoto K, Tobe M, Saito S. Local anesthetic toxicity: acute and chronic management. Acute Med Surg. 2017; 4(2):152–160.
[22] Suresh S, Voronov P. Head and neck blocks in infants, children, and adolescents. Paediatr Anaesth. 2012; 22(1): 81–87.

[23] Zide BM, Swift R. How to block and tackle the face. Plast Reconstr Surg. 1998; 101(3):840–851.

[24] Tierney EP, Hanke CW. The effect of cold-air anesthesia during fractionated carbon-dioxide laser treatment: prospective study and review of the literature. J Am Acad Dermatol. 2012; 67(3):436–445.

[25] Das A, Sarda A, De A. Cooling devices in laser therapy. J Cutan Aesthet Surg. 2016; 9(4):215–219.

[26] Kelly KM, Nelson JS, Lask GP, Geronemus RG, Bernstein LJ. Cryogen spray cooling in combination with nonablative laser treatment of facial rhytides. Arch Dermatol. 1999; 135(6):691–694.

[27] Butz DR, Gill KK, Randle J, Kampf N, Few JW. Facial aesthetic surgery: the safe use of oral sedation in an office-based facility. Aesthet Surg J. 2016; 36(2):127–131.

[28] Haith LR Jr, Santavasi W, Shapiro TK, et al. Burn center management of operating room fire injuries. J Burn Care Res. 2012; 33(5):649–653.

[29] Phillips BT, Wang ED, Rodman AJ, et al. Anesthesia duration as a marker for surgical complications in office-based plastic surgery. Ann Plast Surg. 2012; 69(4):408–411.

[30] Rosero EB, Joshi GP. Preemptive, preventive, multimodal analgesia: what do they really mean? Plast Reconstr Surg. 2014; 134(4) Suppl 2:85S–93S.

3 解剖基础

Kaete A. Archer

摘要

　　面部解剖是非常复杂的。扎实地掌握面部解剖学知识是进行面部整形手术的基础。这种对面部解剖学知识的深入理解对于安全进行面部整形和重建手术是非常必要的。因此，本章对面部解剖学进行了全面的回顾。

　　关键词： 表皮；额肌；面神经；上睑提肌筋膜；眼轮匝肌下脂肪垫（SOOF）；颧韧带；上侧鼻软骨；鼻翼软骨；鼻外侧动脉；表浅肌肉腱膜系统（SMAS）

3.1 引言

　　作为面部整形与重建外科医师，我们的目标是为我们的患者/求美者提供最高水平的医疗操作和技术服务。在进行一切面部整形美容手术与治疗时，深入理解面部解剖对于预防和避免并发症的发生是非常必要的。本章的目的是分区域详细探讨和回顾与安全进行面部整形美容手术与治疗相关的解剖学知识。

3.2 皮肤的解剖

3.2.1 表皮

表皮的层次

　　表皮分为5层。由浅到深，最外层是角质层，角质形成细胞最终分化为无核、扁平的角化细胞。透明层是指肢端皮肤角质层下的嗜酸性脱细胞层（手掌和脚掌）。颗粒层含有对角质层角化很重要的嗜碱性透明角蛋白颗粒。棘层是含有丰富的嗜酸性细胞质的多边形细胞，在显微镜下可以看到细胞间小的棘状桥粒附着。最深的一层是基底层，由单层的、有丝分裂活跃的、立方体至柱状体的嗜碱性角质形成细胞组成，这些角质形成细胞通过半桥粒附着在基底膜上，逐渐向上分化形成其他更浅层次。

表皮的构成

　　表皮层主要由角质形成细胞、黑素细胞、朗格汉斯细胞和默克尔细胞构成。角质形成细胞占表皮细胞的80%，起源于基底层。黑素细胞位于基底层，是源于神经嵴、产生黑色素的树突状细胞。它们产生黑色素，以保护基底层有丝分裂活跃的角质形成细胞免受紫外线辐射。朗格汉斯细胞是骨髓来源的抗原处理和抗原呈递细胞，主要分布于棘层。朗格汉斯细胞内有特征性的网球拍状结构，即伯贝克颗粒。默克尔细胞是神经嵴起源的机械感受器，与触觉有关，在掌跖、口腔及生殖器黏膜、甲床和毛囊漏斗部中均有发现。

3.2.2 真皮

真皮的层次

真皮由两层组成：乳头状真皮（浅层）和网状真皮（深层）。真皮乳头层比网状层要薄，真皮通过向上突起的真皮乳头与表皮层向下伸出的表皮网状脊相互交错吻合。

真皮的构成

胶原蛋白是真皮层最主要的结构性成分，它由真皮层的成纤维细胞合成，具有抗拉强度和弹性，其中最主要的组分是 Ⅰ 型胶原，占80%~90%。真皮的弹性结缔组织由多种物质组成，包括弹性蛋白、含有纤维蛋白的微丝基质和糖蛋白。真皮的细胞基质物质包括蛋白多糖、黏多糖和丝状糖蛋白。真皮的细胞成分包括成纤维细胞、吞噬细胞（单核细胞、巨噬细胞和树突状细胞）和肥大细胞。

真皮的血管

皮肤有两个血管丛，由相互连通的血管连接。浅血管丛位于浅部的网状真皮内，并在真皮乳头层形成毛细血管袢系统。毛细血管袢紧靠表皮，为表皮提供营养。深血管丛位于真皮与皮下脂肪的交界处，由在皮下脂肪穿行的肌皮动脉供血。深血管丛通过大量的交通支与浅血管丛互相交通，并为其供血，同时通过小动脉为皮肤附属器提供营养。

3.3 额部的解剖

3.3.1 额中部及眉间区

局部解剖

由于额肌的收缩和前额皮肤的反复折叠，最早在20多岁，前额中央就会出现横向的动态皱纹（►图3.1）。同样，眉间区域也会逐渐形成动态皱纹，纵向的纹路由皱眉肌反复收缩形成，而水平方向的纹路由降眉间肌反复收缩形成（►图3.2）。滑车上动脉滋养着前额中央的软组织，纵向的眉间纹往往是滑车上动脉垂直向上走行的体表标记（►图3.3）。

额部的软组织

头皮由5层软组织组成：皮肤、皮下组织、帽状腱膜、疏松结缔组织和骨膜。额部的皮肤是全面部最厚的。帽状腱膜分为浅层与深层，包住额肌。其深层附着于眶上缘，与骨膜之间由疏松结缔组织相隔，并在距眶上缘约1cm处与骨膜相连。

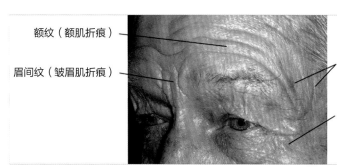

额纹（额肌折痕）
眉间纹（皱眉肌折痕）
额颞线外侧皱纹
鱼尾纹（眼轮匝肌折痕）

图3.1 额部动态横纹（Source: Chapter 6 The Temporal Fossa. In: Pessa J, Rohrich R, ed. Facial Topography: Clini-cal Anatomy of the Face. 1st Edition. Thieme; 2012.）

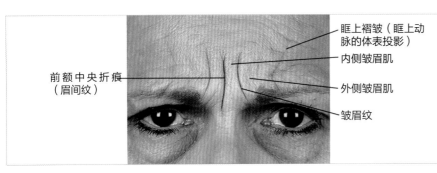

前额中央折痕（眉间纹）

眶上褶皱（眶上动脉的体表投影）
内侧皱眉肌
外侧皱眉肌
皱眉纹

图3.2 眉间动态皱纹（Source: Chapter 2 The Central Forehead. In: Pessa J, Rohrich R, ed. Facial Topography: Clinical Anatomy of the Face. 1st Edition. Thieme; 2012.）

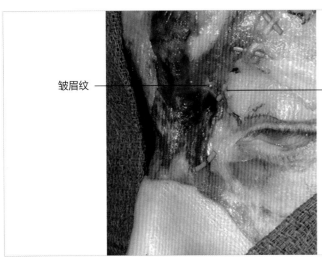

皱眉纹

滑车上动脉

图3.3 眉间纹可作为滑车上动脉垂直向上走行的体表标记（Source: Chapter 2 The Central Forehead. In: Pessa J, Rohrich R, ed. Facial Topography: Clinical Anatomy of the Face. 1st Edition. Thieme; 2012.）

额部的肌肉

额肌

额肌是完成提眉动作最主要的肌肉，其中央区域力量稍弱。额肌起源于头皮的帽状腱膜，穿透一部分重叠的眼轮匝肌，插入眉毛深层的皮下组织。在前额中央及眉间位置，它与垂直走向的降眉间肌相融合。额肌外侧缘终止于颞线。额肌被横向走行的纤维隔膜牢牢地固定在真皮层，从而在额肌收缩的时候引起前额水平走行的动态皱纹。

皱眉肌

在内眦区域，粗大的皱眉肌纤维位于额肌的深处。它起源于额骨的鼻突，斜着延伸到眶上缘，在那里与额肌和眼轮匝肌的纤维交会，并在眉毛中内1/3的上方插入额部皮肤并固定在真皮上。皱眉肌内侧与降眉间肌一起，将眉头向内、向下牵拉。

在佩萨的尸体解剖结果中，我们可以看到，皱眉肌有两个肌腹，一个是横向的，一个是斜向的（▶图3.4），肌纤维最为有力、厚实的部分位于内眦区域，瞳孔中线位置仍有大量肌纤维走行，但外眦区域没有看到明显的皱眉肌纤维。

降眉肌

纤细的、垂直方向的降眉肌起源于泪囊附近的眶骨内侧缘，在皱眉肌的下方插入眶上缘的内侧（▶图3.5），辅助内侧眉毛的下降动作。值得注意的是，并不是所有的解剖结果都发现了这块肌肉。

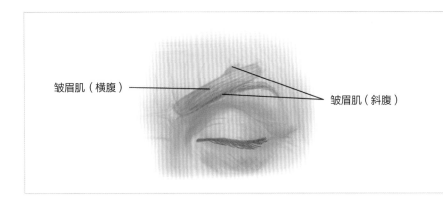

图3.4 皱眉肌的横腹和斜腹（Source: Chapter 2 The Central Forehead. In: Pessa J,Rohrich R, ed. Facial Topography: Clinical Anatomy of the Face. 1st Edition. Thieme; 2012.）

皱眉肌（横腹）　　皱眉肌（斜腹）

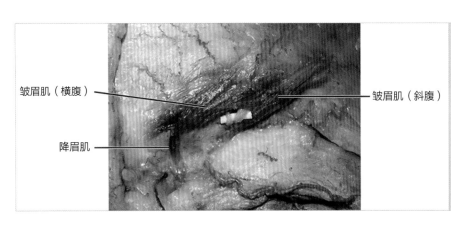

图3.5 垂直方向的降眉肌（Source: Chapter 2 The Central Forehead. In: Pessa J, Rohrich R, ed. Facial Topography: Clinical Anatomy of the Face. 1st Edition. Thieme; 2012.）

皱眉肌（横腹）　　皱眉肌（斜腹）

降眉肌

降眉间肌

降眉间肌是小而薄的锥形肌肉，起源于鼻骨下部的筋膜和侧鼻软骨上部。插入额肌两侧肌腹之间的额部皮肤。降眉间肌在皱眉肌下走行，收缩时将内侧眉毛向下牵拉。

额部的神经分布

三叉神经的眼支（V1）发出滑车上神经和眶上神经，为额头和头皮提供感觉。眶上神经为上睑和前额两侧皮肤提供感觉，但中线的垂直带由滑车上神经支配。眶上神经有两个分支。①浅层（内侧）分支，在额肌的内部和上方通过，为前额皮肤和头皮的前缘提供感觉。②深层（外侧）分支，在颞上线内侧0.5~1.5cm处穿至帽状腱膜与骨膜之间，为额顶头皮提供感觉。大约2/3的患者，眶上神经通过眶上切迹离开眼眶，其余1/3的患者眶上神经通过眶上孔离开眼眶（►图3.6）。滑车上神经则穿过皱眉肌离开眼眶。

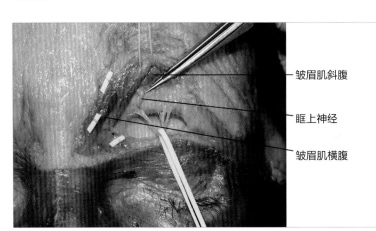

图3.6 眶上神经离开眼眶（Source: Chapter 2 The Central Forehead. In: Pessa J, Rohrich R, ed. Facial Topography: Clinical Anatomy of the Face. 1st Edition. Thieme; 2012.）

皱眉肌斜腹

眶上神经

皱眉肌横腹

额部的血管

眼动脉由颈内动脉发出，继而发出分支为眶上动脉和滑车上动脉。眶上动脉和滑车上动脉与同名的神经各自组成神经血管束，自皱眉肌和额肌深层走行，直到眶上缘上方约1cm处穿出额肌，来到皮下浅层，为额部中央区域的皮肤软组织供血（▶图3.7）。前额中央动脉位于眉间区域的浅表位置，是该区域进行浅表填充时发生血管相关风险最可能的部位（▶图3.8）。

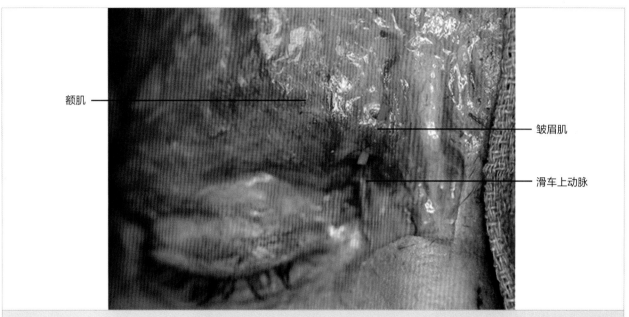

图3.7 滑车上动脉在皱眉肌及额肌深层走行（Source: Chapter 2 The Central Forehead. In: Pessa J, Rohrich R, ed. Facial Topography: Clinical Anatomy of the Face. 1st Edition. Thieme; 2012.）

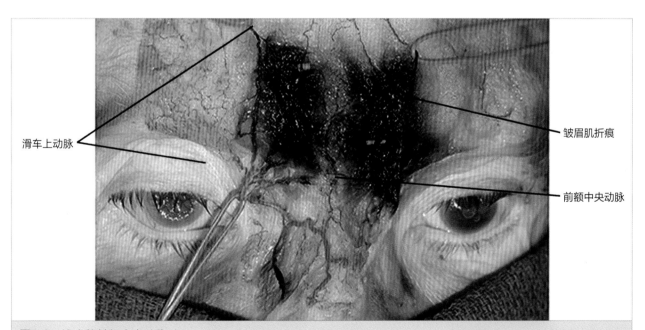

图3.8 浅表的前额中央动脉（Source: Chapter 2 The Central Forehead. In: Pessa J, Rohrich R, ed. Facial Topog-raphy: Clinical Anatomy of the Face. 1st Edition. Thieme; 2012.）

3.3.2 颞部

颞部的软组织

颞部有着非常复杂的软组织层次。从浅到深，最外层是皮肤和皮下组织，接下来是颞顶筋膜（颞浅筋膜），该筋膜由3个不同的层次组成。颞浅筋膜在中面部与表浅肌肉腱膜系统（SMAS）相连，并在前额与帽状腱膜相连。面神经的额支位于颞浅筋膜的深层（▶图3.9）。颞肌筋膜是一层致密的、有光泽的白色筋膜，被颞肌裂为两层，为浅层和深层。颞线是颞肌筋膜深层和浅层与额部骨膜的汇合处。颞线与帽状腱膜的外侧缘相交，形成联合肌腱。

颞部的肌肉

颞肌位于颞窝内。它起源于颞窝，在颧弓的内侧插入下颌骨的冠状突。颞肌与咀嚼动作相关。

颞部的脂肪垫

颞部脂肪垫分为浅层脂肪垫和深层脂肪垫。浅层脂肪垫紧靠颧弓上方，位于颞肌筋膜的浅层和深层之间（▶图3.10）。深层脂肪垫位于颞肌筋膜深层的深处，颞肌的浅层。深层脂肪垫在颧弓的后侧与颊部的脂肪垫相连。

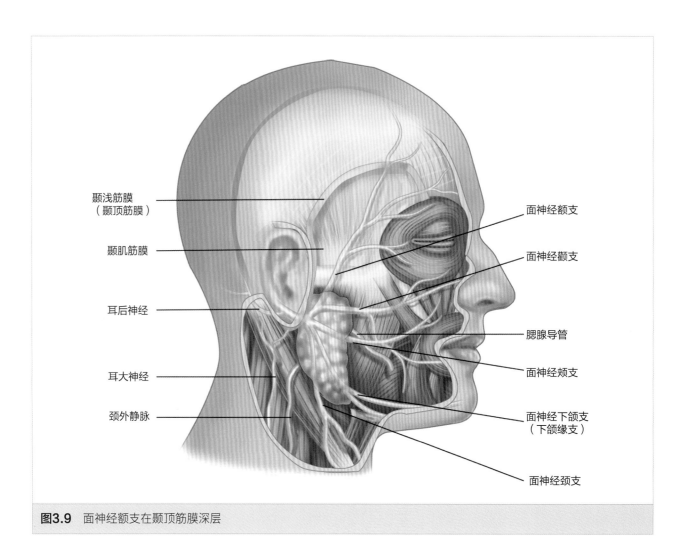

颞浅筋膜（颞顶筋膜）
颞肌筋膜
耳后神经
耳大神经
颈外静脉

面神经额支
面神经颧支
腮腺导管
面神经颊支
面神经下颌支（下颌缘支）
面神经颈支

图3.9 面神经额支在颞顶筋膜深层

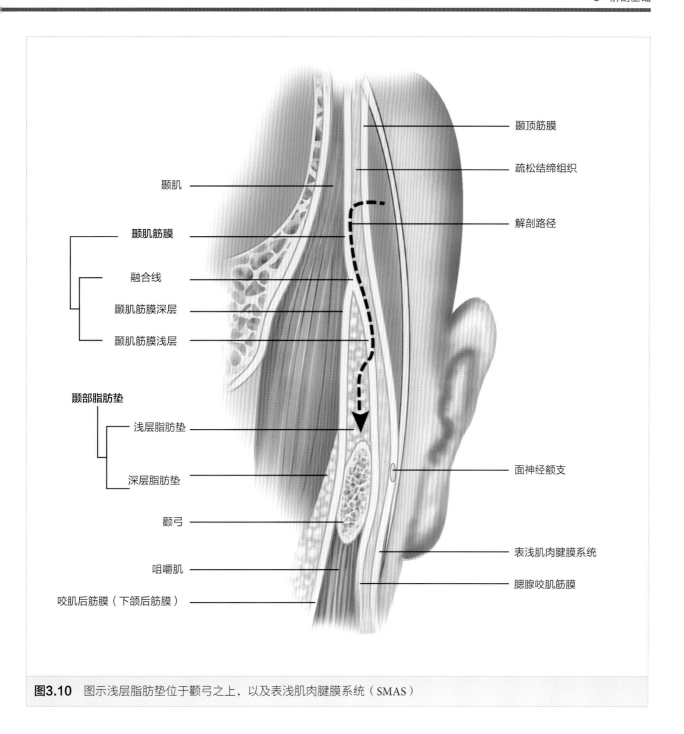

图3.10　图示浅层脂肪垫位于颧弓之上，以及表浅肌肉腱膜系统（SMAS）

颞部的神经分布

　　三叉神经的上颌支（V2）通过耳颞支和颧颞支为颞部提供感觉。三叉神经支配颞肌运动。

颞部的血管

　　颞浅动、静脉位于颞顶筋膜内。前哨静脉是进行提眉手术时需要重点关注的解剖部位。前哨静脉在靠近额颧缝区域逐渐延伸至颞肌筋膜表层。因面神经额支常常走行于前哨静脉的表面，因而这条静脉的位置往往被当作面神经额支的标志。手术中看到这条静脉，尤其是在内镜下额颞部除皱术时看到它，往往表明我们的切口位置过低。

3.4 眶周解剖

3.4.1 上睑与下睑

成年人的眼裂大小在垂直方向为10~12mm，水平方向为28~30mm。通常来说，眼裂有轻微的上斜，外眦角较内眦角平均高出约2mm。在成年人中，上睑会覆盖住1~2mm的眼角膜，上睑缘的最高点位于瞳孔中心垂线的鼻侧。在白种人中，男性的上睑褶皱（即重睑线）在睑缘上7~8mm，而女性平均在10~12mm。下睑边缘位于角膜的下缘，并在睫毛线的内侧下方2mm、外侧5mm处有一个细小的褶皱。

眶周的软组织

上、下睑分为前、中、后3层。前层是眼睑皮肤和位于皮肤下的眼轮匝肌。中层是眶隔。

眶缘上增厚的骨膜被称作弓状缘或者眶缘，眶隔可以看作是眶缘的延伸。眼睑的后层包括睑板、囊睑筋膜与结膜。睑板是位于上、下睑边缘的致密的结缔组织结构，通过内眦与外眦的肌腱连接到眶缘骨膜上。在内侧，内眦肌腱深附着于后泪嵴，浅附着于前泪嵴。在外侧，外眦肌腱深附着于眶缘后3mm处的Whitnall结节处。

眶周的肌肉

眼轮匝肌是环绕眼裂的环形肌肉。根据其下方的解剖结构，它被分为眶部、睑部和泪囊部。

它的功能是眨眼、眯眼、强力地关闭眼睑，眶部眼轮匝肌收缩可以使额部压低。眶部产生于内眦肌腱，沿眼眶边缘拱起，并在颧骨外侧相遇。眼轮匝肌的眶部纤维与额肌纤维上行交错，将前额和眼睑的皮肤向下拉，同时将脸颊向眼睛方向抬高，形成动态的"鱼尾纹"和"鸭爪纹"。睑部的肌纤维覆盖在眶隔上，而泪囊部纤维牢固地黏附在睑板上，并以椭圆形的路径绕过睑裂。

上睑囊睑筋膜（Capsulopalpebral Fascia）

上睑囊睑筋膜（Capsulopalpebral Fascia）负责抬高上眼皮。上睑最主要的牵拉肌肉是上睑提肌。提肌由眶顶发出，其肌肉部分的长度为40mm，末端的腱鞘延伸了14~20mm，被称为上睑提肌腱膜。肌肉在Whitnall韧带处过渡到肌腱。上睑提肌腱膜的中央部分与眶隔相连，一起插入上睑皮肤和眼轮匝肌，形成眼睑褶皱（▶图3.11）。腱膜继续向下迁移，并插入与附着到睑板表面。上睑提肌由第三对脑神经动眼神经支配。穆勒肌（Müller Muscle）是一种附属于上睑的牵拉肌肉。它是一块平滑的肌肉，位于上睑提肌的后方，在靠近睑板上缘的深部与结膜牢固相连。与上睑提肌不同，穆勒肌（Müller Muscle）是由交感神经支配的。它对上睑的回缩有约2mm的贡献。

下睑囊睑筋膜（Capsulopalpebral Fascia）

下睑的运动系统主要包括下睑囊睑筋膜（Capsulopalpebral Fascia）和下睑板肌（Inferior Tarsal Muscle），分别对应于上睑的提肌腱膜（Levator Aponeurosis）和穆勒肌（Müller Muscle）。下睑囊睑筋膜的头部起源于下直肌（Inferior Rectus Muscle）的筋膜，然后包裹住下斜肌（Inferior Oblique Muscle），逐渐移行成为囊睑筋膜，插入睑板，并与眶隔毗邻（▶图3.12）。下睑板肌位于囊睑筋膜的后方，由交感神经支配。

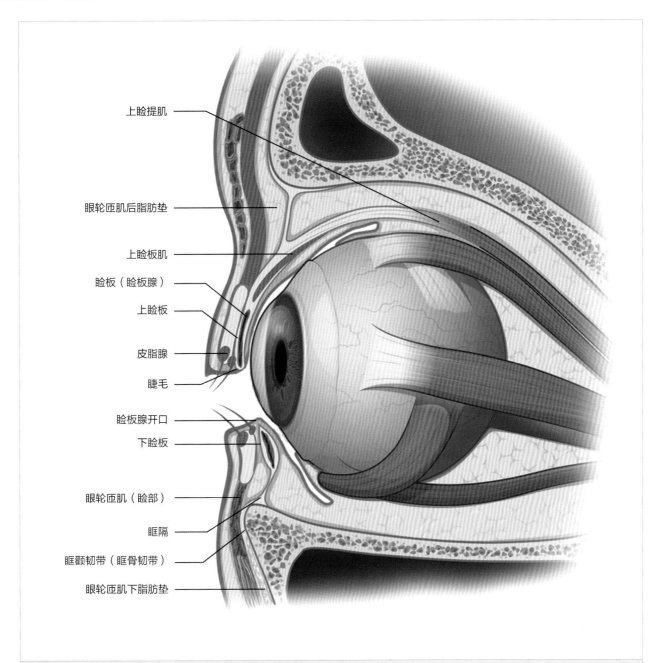

上睑提肌

眼轮匝肌后脂肪垫

上睑板肌

睑板（睑板腺）

上睑板

皮脂腺

睫毛

睑板腺开口

下睑板

眼轮匝肌（睑部）

眶隔

眶颧韧带（眶骨韧带）

眼轮匝肌下脂肪垫

图3.11 腱膜与眶隔相连，然后插入覆盖的眼睑皮肤形成眼睑褶皱。ROOF（Retroorbicularis Oculi Fat Pad）：眼轮匝肌后脂肪垫；SOOF（Suborbicularis Oculi Fat）：眼轮匝肌下脂肪垫

眶周的脂肪垫

上睑

我们在眶隔后可以找到两处眶周脂肪垫：内侧脂肪垫（鼻侧脂肪垫）和中央脂肪垫（腱膜前脂肪垫）（▶图3.13）。与位于提肌腱膜正前方、呈黄色的中央脂肪垫相比，内侧脂肪垫的颜色更白一些。泪腺位于紧邻眶隔后方的外侧空间内。中央脂肪垫被一层薄薄的膜包裹着，里面有小血管，并由眶上神经的末端分支所支配。它与内侧脂肪垫之间由上斜肌的滑车分隔（▶图3.13）。

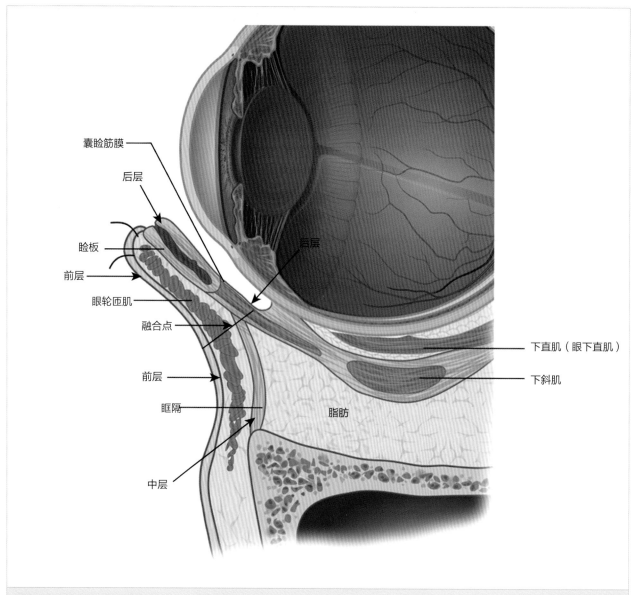

图3.12　囊睑筋膜与眶隔相连，并插入睑板下缘。AL（Anterior Lamella）：前层；FP（Fusion Point）：融合点；ML（Middle Lamella）：中层；PL（Posterior Lamella）：后层

下睑

在下睑复合体中，有3个眶隔后脂肪垫：内侧脂肪垫、中央脂肪垫和外侧脂肪垫。下斜肌分割了内侧脂肪垫和中央脂肪垫，而下斜肌眶缘部则分割了中央脂肪垫和外侧脂肪垫（►图3.13）。

眶周的神经分布

上睑

上睑受眶上神经和滑车上神经（V1）的支配。滑车下神经是鼻睫神经（V1）的终末分支，支配内眦部分的皮肤。

下睑

下睑受眶下神经（V2）的睑支和颧面神经（V2）支配。

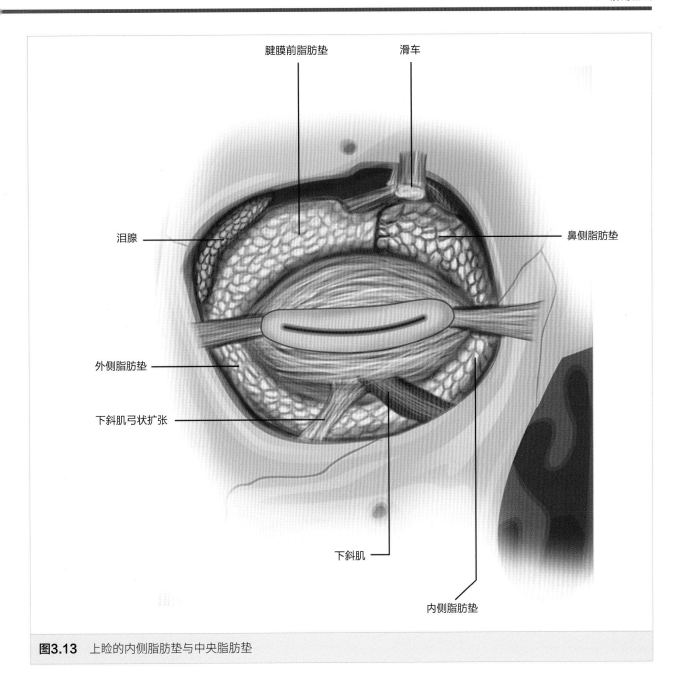

腱膜前脂肪垫

滑车

泪腺

鼻侧脂肪垫

外侧脂肪垫

下斜肌弓状扩张

下斜肌

内侧脂肪垫

图3.13 上睑的内侧脂肪垫与中央脂肪垫

眶周的血管

上睑

上睑由来自眼动脉的边缘动脉和周边动脉供血（▶图3.14）。面动脉的终末分支为内眦供血。

下睑

内眦动脉、面横动脉和眶下动脉为下睑供血（▶图3.14）。在眶周区域进行脂肪移植或使用填充剂时必须小心。脂肪或填充剂栓塞到动脉系统或可导致失明。

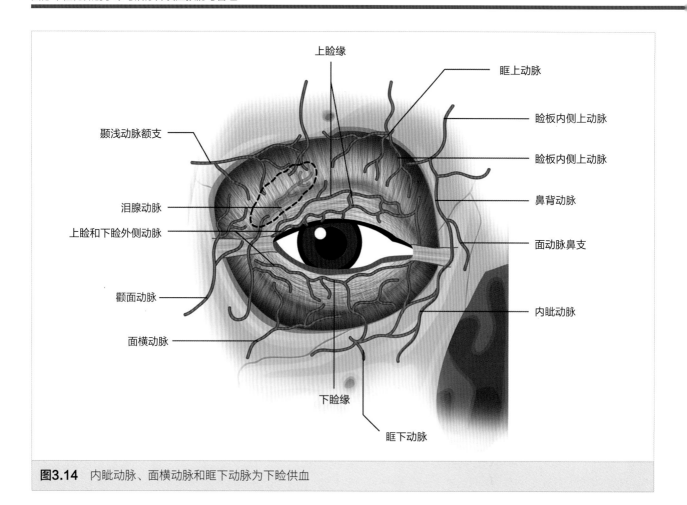

上睑缘

眶上动脉

睑板内侧上动脉

颞浅动脉额支

睑板内侧上动脉

鼻背动脉

泪腺动脉

上睑和下睑外侧动脉

面动脉鼻支

颧面动脉

内眦动脉

面横动脉

下睑缘

眶下动脉

图3.14 内眦动脉、面横动脉和眶下动脉为下睑供血

3.4.2 眉毛

眉部的解剖

在男性中，理想的眉毛应位于眶上缘的水平，走向相对水平。在女性中，理想的眉毛位置应位于眶上缘以上，其眉弓应位于角膜外侧缘垂直线上。表现出年轻状态的眉部，应该略微突出于眶上缘，并在眉外侧有一定的容量感与高光点。

随着年龄的增长，眉部的下降速度并不均衡。总体来说，眉外侧较内侧下降得更早。颞骨融合线外侧的颞肌筋膜上的软组织没有支撑，受重力影响逐渐下降，使得眉外侧的下降更加明显。由于眉部皮肤逐渐松弛下垂至眶内空间，从而在上睑外侧出现假性上睑皮肤软组织过剩的问题。

眉部的软组织

眼轮匝肌支持韧带是眼轮匝肌韧带筋膜与眶周骨膜之间的融合区（▶图3.15a、b）。该韧带在内侧和外侧较短，眼轮匝肌几乎直接附着于骨面上。

眉部的脂肪垫

在眼轮匝肌和额肌交界处的深层是一个纤维脂肪层，被称为眉部脂肪垫或眼轮匝肌后脂肪垫（ROOF），位于眶隔和眼轮匝肌之间（▶图3.11）。ROOF与眼睑后部的眼轮匝肌相连，使眉毛从上眼眶边缘得到侧向支持和突出。ROOF可能是导致外侧眼睑松弛和水肿的一个重要因素。

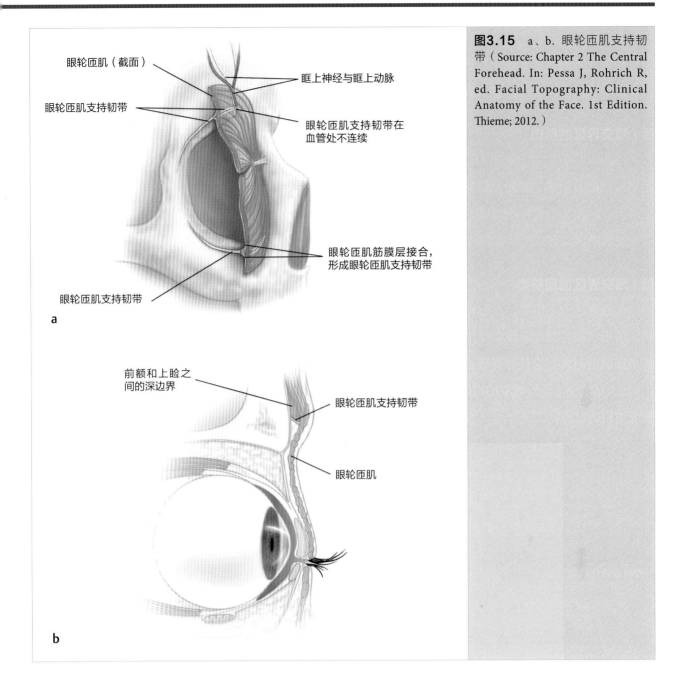

图3.15　a、b. 眼轮匝肌支持韧带（Source: Chapter 2 The Central Forehead. In: Pessa J, Rohrich R, ed. Facial Topography: Clinical Anatomy of the Face. 1st Edition. Thieme; 2012.）

图a标注：
- 眼轮匝肌（截面）
- 眶上神经与眶上动脉
- 眼轮匝肌支持韧带
- 眼轮匝肌支持韧带在血管处不连续
- 眼轮匝肌筋膜层接合，形成眼轮匝肌支持韧带
- 眼轮匝肌支持韧带

图b标注：
- 前额和上睑之间的深边界
- 眼轮匝肌支持韧带
- 眼轮匝肌

3.5　中面部的解剖

3.5.1　睑/颊交界区

睑/颊交界区的局部解剖

中面部的老化包括软组织的下垂与萎缩，这种下垂与萎缩可导致睑/颊交界处出现明显的眶颧沟。眶颧沟有3个部分：外侧的睑颊沟、内侧的鼻颧沟（泪槽畸形），以及下方的中颊V形沟纹。

睑/颊交界区的软组织

关于泪槽畸形，有很多互相矛盾的报道。有些报道说，它是眼轮匝肌支持韧带在皮肤上的附着点。眼轮匝肌支持韧带是真性韧带，起源于眶缘骨膜，穿过眼轮匝肌，附着于睑/颊交界处的皮肤。在外眦区域，眼轮匝肌支持韧带与眶外侧筋膜增厚区融合。眶外侧筋膜增厚区属于SMAS，它是眼轮匝肌下筋膜层

与深筋膜层（主要是颞深筋膜和眶骨膜）的融合区，如三角肌，穿过颧骨额突到达颞深筋膜。眼轮匝肌支持韧带在其外侧部分较厚且更不易松弛。韧带以上的眶隔组织的松弛和眼轮匝肌的隔膜前段及其筋膜下方韧带的拉长，造成睑/颊交界处软组织向下移位，形成睑/颊交界区典型的老化特征：V形沟纹。

睑 / 颊交界区的肌肉

Haddock等的一项解剖学研究指出，在泪槽畸形处，眼轮匝肌的睑部和眶部之间有一条缝隙。他们还指出，沿着泪槽，眼轮匝肌深处没有可解剖的平面。在这个位置，它从上颌骨发起并与上颌骨紧密连接。但在侧面，沿着睑/颊交界区，眼轮匝肌和下层骨骼之间的附着物也就是眼轮匝肌支持韧带区域，在眼轮匝肌的深处有一个可解剖的平面。这些肌肉和骨性结构之间的附着物，可能与睑颊沟和泪槽相关。

睑 / 颊交界区的脂肪垫

在颧骨区的上边界，在眼轮匝肌的深面，是眼轮匝肌下脂肪垫（SOOF）。SOOF对维持上脸颊和颧颊区的形状和轮廓起着重要作用。如果SOOF的侧面较为肥厚，可能会表现出更突出的颧骨。当SOOF比较小或薄的时候，会使颧骨表面骨性结构更明显。SOOF有两个不同的区域，即外侧SOOF和内侧SOOF（▸图3.16a、b）。外侧SOOF位于眶缘下方数毫米处，紧靠眶缘骨膜。SOOF以及SMAS的下移会导致下眶缘结构的显露。

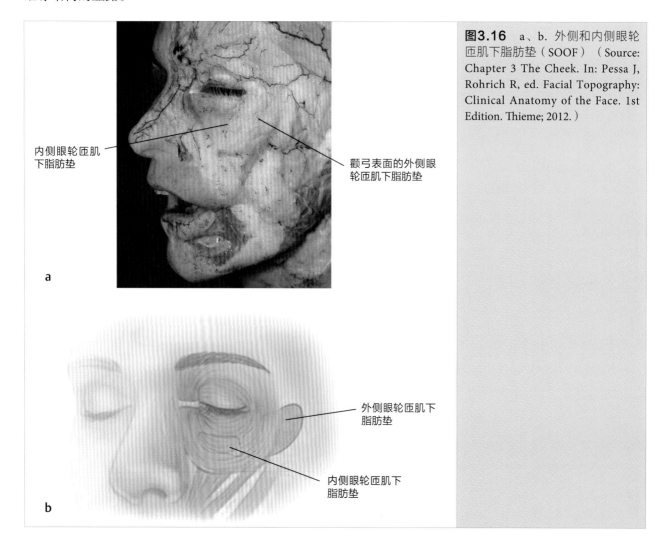

内侧眼轮匝肌下脂肪垫

颧弓表面的外侧眼轮匝肌下脂肪垫

a

外侧眼轮匝肌下脂肪垫

内侧眼轮匝肌下脂肪垫

b

图3.16 a、b. 外侧和内侧眼轮匝肌下脂肪垫（SOOF）（Source: Chapter 3 The Cheek. In: Pessa J, Rohrich R, ed. Facial Topography: Clinical Anatomy of the Face. 1st Edition. Thieme; 2012.）

3.5.2 面颊

面颊部的局部解剖

中面部由不同的、相互独立的脂肪垫共同支撑，解剖中能看到有颊内侧深脂肪垫、颊脂肪垫、眼轮匝肌下脂肪垫等（▶图3.17a、b）。

面颊部的软组织

表浅肌肉腱膜系统（SMAS）是下至颈阔肌、上至颞顶筋膜上缘的一个连续的肌肉纤维层，通过皮下组织内的各种支持韧带纤维紧密地附着在皮肤上。SMAS与深部的骨性组织仅有部分有限的真性附着，所以其在中面部及下面部的部分随着衰老容易产生松弛与下移。

面颊部的肌肉

微笑时，颧肌会将嘴唇向上拉。颧神经深入颧大肌平面，而颧大肌正好位于颊脂肪垫的内侧。

面颊部的脂肪垫

面颊的轮廓受到浅层脂肪垫和深层脂肪垫的影响。颊内侧深脂肪垫位于脸颊中央，从下睑延伸至唇颊沟（▶图3.18）。颊内侧深脂肪垫有助于使整个面颊前凸与饱满。

颊脂肪垫紧邻颊内侧深层脂肪的外侧面，并有自己的包膜。颊脂肪垫从上下颌骨边缘延伸至颞区（▶图3.19）。颊脂肪垫可以覆盖咬肌，并以多叶形式存在。每个脂肪叶包含在一个单独的包膜中。在下叶进行医学操作是安全的，因为腮腺导管往往走行于中下叶之间的下叶上方。下叶还可以推断面动脉的位

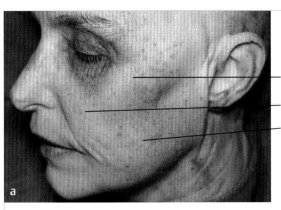

眼轮匝肌下脂肪垫

颊内侧深脂肪垫

颊脂肪垫

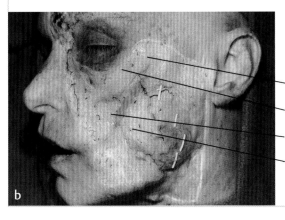

眼轮匝肌下脂肪垫

眼轮匝肌下脂肪垫（眶前）

颊内侧深脂肪垫

颊脂肪垫

图3.17 a. 浅表解剖显示颊内侧深脂肪垫、颊脂肪垫和眼轮匝肌下脂肪垫（SOOF）。b. 颊内侧深脂肪垫、颊脂肪垫和SOOF的深层解剖结构（Source: Chapter 3 The Cheek. In: Pessa J, Rohrich R, ed. Facial Topography: Clinical Anatomy of the Face. 1st Edition. Thieme; 2012.）Anatomy 28 © 2021.）

置，面动脉总是穿过下叶下方的下颌骨。下叶对面颊下部轮廓的影响最大。

鼻颧沟继续向下移行，则被称为颊中沟，即俗称的"印第安纹"。

在印第安纹和睑外侧沟之间，是称作眶下脂肪垫的浅层脂肪垫，我们也称之为颧袋或颧丘（►图3.20）。颧丘的形状呈三角形，其顶点居中，为深部的颧前间隙的体表投影。其上缘为眼轮匝肌支持韧带，下缘为颧韧带。颧前间隙上的组织张力的松弛似乎可以解释颧丘的存在和程度。眼睑和脸颊之间的边界是颧丘的上边界。睑颊沟上方，眼轮匝肌处脂肪非常浅又薄。而在睑颊沟以下，眼轮匝肌逐渐没入颧丘下方。眼轮匝肌下脂肪垫（SOOF）的外侧深至颧丘。涉及眶下脂肪垫的医学操作可导致眶下水肿的时间延长。

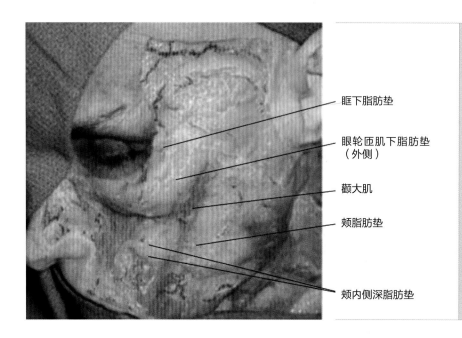

图3.18 颊内侧深脂肪垫（Source: Chapter 3 The Cheek. In: Pessa J, Rohrich R, ed. Facial Topography: Clinical Anatomy of the Face. 1st Edition. Thieme; 2012.）

眶下脂肪垫

眼轮匝肌下脂肪垫（外侧）

颧大肌

颊脂肪垫

颊内侧深脂肪垫

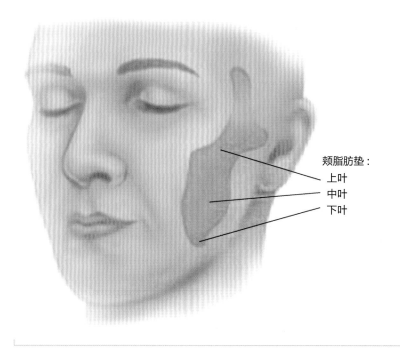

图3.19 颊脂肪垫的多叶（Source: Chapter 3 The Cheek. In: Pessa J, Rohrich R, ed. Facial Topography: Clinical Anatomy of the Face. 1st Edition. Thieme; 2012.）

颊脂肪垫：
上叶
中叶
下叶

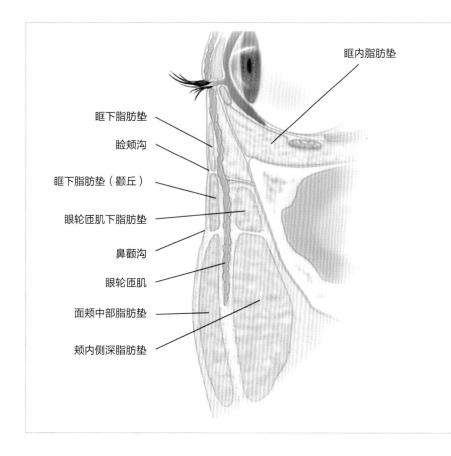

图3.20 眶下脂肪垫是一个浅层脂肪垫（SOOF）（Source: Chapter 3 The Cheek. In: Pessa J, Rohrich R, ed. Facial Topography: Clinical Anatomy of the Face. 1st Edition. Thieme; 2012. ）

眶内脂肪垫

眶下脂肪垫
睑颊沟
眶下脂肪垫（颧丘）
眼轮匝肌下脂肪垫
鼻颧沟
眼轮匝肌
面颊中部脂肪垫
颊内侧深脂肪垫

面颊部的神经分布

颧骨区皮肤的感觉神经支配来自三叉神经的上颌支（V2）。该神经支配下睑、面颊、鼻侧、鼻前庭和上唇的皮肤/黏膜。眶下神经为下睑的皮肤和结膜、鼻子的侧面、前脸颊和上唇提供感觉。前上牙槽神经从眶下神经向下进入或沿着上颌骨走行，为上颌前牙列和牙龈提供感觉。外伤或手术对前上牙槽神经造成损伤可导致同侧上颌前牙龈麻木。

面颊部的血管

眶下神经血管束穿过上颌骨前部中瞳孔线上的眶下孔，并穿过内侧SOOF或颊内侧深脂肪垫。颧面动脉和神经通过外侧SOOF穿过外侧颧骨（▶图3.21）。侧面部提升皮瓣由命名血管的大筋膜皮肤穿支血管供血。其最重要的血供来自面横动脉。其他主要血供来自颊下动脉、面动脉和颞浅动脉。

面部皮肤支持韧带

面部皮肤支持韧带是起自骨膜（骨骼–皮肤）或深筋膜（筋膜–皮肤）、垂直穿过面部各层次、附着于真皮层的强纤维附着物。Furnas在描述面颊部解剖时首次描述了面部皮肤支持韧带的概念。

颧弓韧带

颧弓韧带是强有力的纤维束，起自颧弓下缘，向前延伸至颧弓和颧骨体的交界处，并附着于真皮。Mendelson等还描述了沿着颧弓与颧骨体交界处与提上唇肌之间的更内侧的颧弓韧带。这部分韧带较为薄弱，常可用手指钝性剥离而断裂。

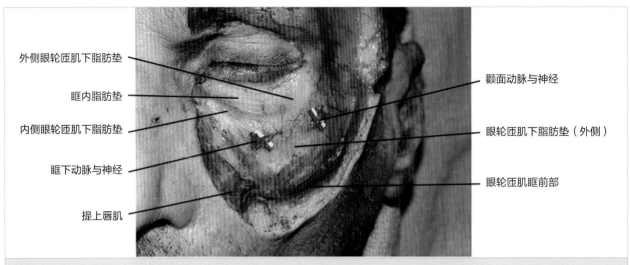

图3.21 颧面动脉和神经穿过眼轮匝肌下脂肪垫（SOOF）（Source: Chapter 3 The Cheek. In: Pessa J, Rohrich R, ed. Facial Topography: Clinical Anatomy of the Face. 1st Edition. Thieme; 2012.）

颧骨支持韧带是颧面神经分支的标志。Furnas是第一个发现颧支在颧弓韧带下方深层通过的人。一项解剖学研究得出结论，在颧骨支持韧带下方1cm处操作相对安全，除非在5%～9%的情况下，颧上神经发出一个更浅的分支，该分支在颧肌的表面走行。

咬肌韧带

咬肌上韧带起源于咬肌上的咬肌筋膜。咬肌韧带是颊面神经分支的标志。咬肌支持韧带的下部沿咬肌下缘在颈阔肌和皮肤之间形成纤维连接。

下颌韧带

下颌韧带是一种骨骼–皮肤韧带，从下颌骨前1/3处发出，直接插入真皮。其纤维穿透口角肌降肌的下部。Langevin报道说，下颌韧带位于下颌角前方4.5cm处，并发现下颌神经正好位于下颌韧带后方（►图3.22）。

3.6 鼻部的解剖

3.6.1 鼻部皮肤软组织的局部解剖

基于光线反射和阴影，鼻子有9个表面美学亚单位：鼻背、成对的侧壁、鼻小柱、成对的鼻翼、成对的软组织三角区和鼻尖（►图3.23）。当鼻部手术的切口选择在沿着美学亚单位的边界时，切口的瘢痕可以被隐藏得最妥善。

鼻部的软组织

Toriumi等进行的尸体解剖发现了定义明确的软组织层，包括表皮、真皮、皮下脂肪、肌肉和筋膜（肌筋膜层）、蜂窝组织，以及软骨或骨。鼻背部的皮肤厚度也存在差异，靠近上端更薄，而鼻尖处更厚。

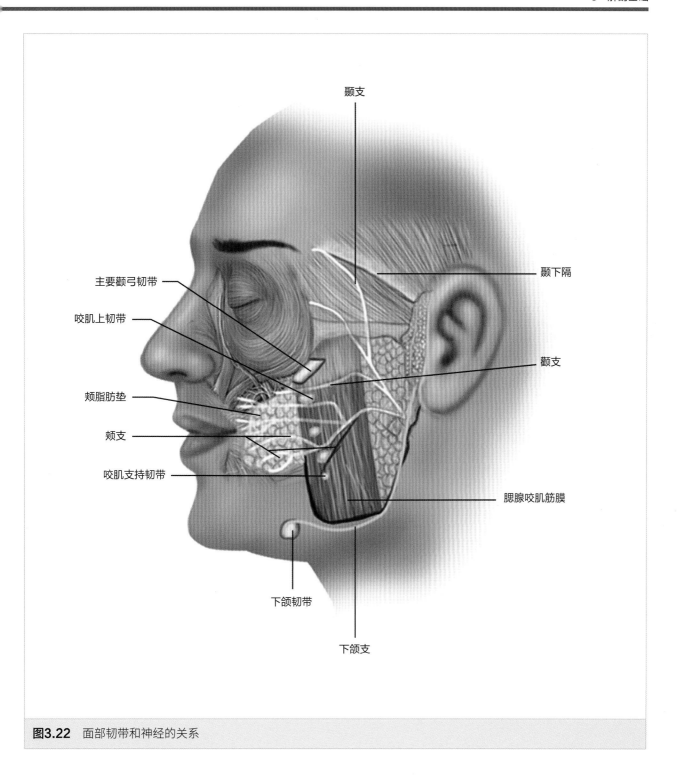

颞支

颞下隔

主要颧弓韧带

咬肌上韧带

颧支

颊脂肪垫

颊支

咬肌支持韧带

腮腺咬肌筋膜

下颌韧带

下颌支

图3.22 面部韧带和神经的关系

3.6.2 鼻部的深部骨及软骨结构

骨性穹隆

　　鼻部的骨性穹隆（金字塔结构）包括成对的鼻骨、鼻中隔和上颌骨的上升部分。鼻骨向上连接额骨，侧面与上颌骨的鼻突相连。

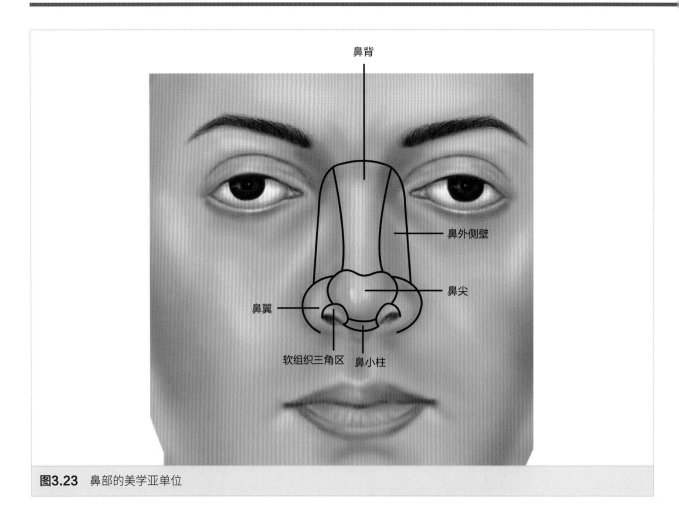

图3.23 鼻部的美学亚单位

软骨穹隆

软骨穹隆或中间穹隆包括上外侧软骨和软骨隔。在胚胎发育过程中，鼻骨位于上外侧软骨之上。因此，鼻骨与上外侧软骨重叠。鼻骨与筛骨垂直板和上外侧软骨的连接处是重点部位。上外侧软骨与软骨隔融合，形成一个单一的软骨穹隆。

鼻尖

鼻尖由鼻尖小叶、鼻翼侧壁、鼻尖下小叶和鼻小柱组成。其支撑结构组成部分是下外侧软骨。下外侧软骨由外侧脚、中间脚和内侧脚组成，在结构上被认为是三脚架。最常见的情况是，下外侧软骨的外侧脚与上外侧软骨重叠，形成"涡旋"结构。成对的内侧脚之间有紧密的韧带附着，以及紧绷的皮肤包膜，沿鼻孔内侧壁缺乏皮下脂肪。内侧脚向外扩张，以适应鼻中隔，并与之重叠数毫米。鼻中隔降部内侧脚上有明显的肌肉附着物。

鼻中隔

在后部，骨性鼻中隔由筛骨和犁骨的垂直板形成。在前方，鼻中隔软骨隔板（原文中的描述直译为"四边形软骨"）形成软骨隔。软骨隔上部与上外侧软骨相连。

鼻部的肌肉

Tardy和Brown认为鼻子的肌肉由表浅肌肉筋膜层包裹和连接。鼻部肌肉分为扩张肌和收缩肌。鼻扩张肌是鼻后肌和鼻前肌。鼻收缩肌是降眉间肌、方肌（上唇提肌和提上唇鼻翼肌）、鼻肌（鼻翼横部和鼻翼部）和降鼻中隔肌。

鼻部的神经支配

外鼻由三叉神经的眼支（V1）和上颌支（V2）支配。鼻背由滑车下神经（V1）和筛前神经外支（V1，鼻腔皮肤从鼻腔到鼻尖）支配。鼻外侧壁和鼻下部由眶下神经（V2）支配。

鼻部的血管系统

鼻子的血管解剖有显著的多样性。Toriumi等进行尸体解剖后发现，沿着鼻外侧壁、鼻背和鼻尖上区域的肌肉层上方有一个皮下静脉系统。每个人的静脉解剖结构不尽相同，但大多数血管在流向眼眶内侧时，会流入面部下静脉和/或内眦静脉。

Toriumi等还发现，在大多数标本中，鼻子的每一侧都有独立的血液供应，每一侧的血液供应可能不同。动脉系统位于皮下平面肌筋膜层的浅表。鼻背动脉从内侧眼眶进入鼻区，越过鼻背表面向鼻尖走行，并构成鼻尖的动脉弓。大多数鼻子有双侧鼻背动脉。

鼻外侧动脉从面动脉或内眦动脉（面动脉的远端分支）发出，并沿外侧脚的头缘（鼻翼沟上方）向内侧通过，在外侧脚的尾部向鼻孔边缘发出分支。它向中间走行，越过圆顶，沿鼻小柱（鼻小柱动脉）向下走行至鼻底（▶图3.24）。

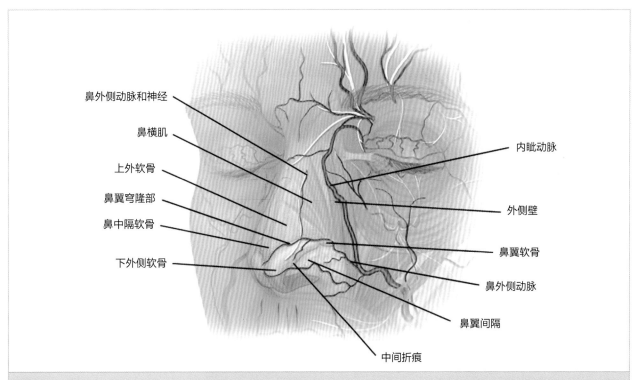

图3.24 鼻部的血液供应（Source: Chapter 5 The Nose. In: Pessa J, Rohrich R, ed. Facial Topography: Clinical Anatomy of the Face. 1st Edition. Thieme; 2012.）

在鼻部的基底部，鼻小柱动脉由面动脉或上唇动脉发出。在大多数情况下，鼻外侧动脉和鼻小柱动脉在穹隆区域会合，形成沿外侧脚头缘延伸的鼻翼弓。

3.7 面神经的分支

面神经有5个终末支：额/颞、颧、颊、下颌和颈部。在中面部，分支深入SMAS，终止于咬肌的内侧浅层。

3.7.1 额支（颞支）

面神经的额支（颞支）从腮腺深部伸出至SMAS，穿过颧弓，在耳屏和外眦之间的中点处形成3支神经丛。额支位于中1/3真皮下脂肪中颧弓骨膜的浅层，距眶缘约1.5cm。从这里开始，它刚好深入颞顶筋膜，进入额肌的下表面，距离眶上缘约1cm。最下支继续向内侧分布，以支配皱眉肌和降眉肌的横腹。额支也参与支配眼轮匝肌的上睑部。

3.7.2 颧支

面神经颧支支配皱眉肌斜腹、降眉肌和眼轮匝肌下纤维（下睑）。颧支损伤的最大风险区域是颧骨正下方和侧面的区域。在这个区域，颧支位于表面，毗邻致密的颧弓韧带和上咬肌支持韧带。

3.7.3 颊支

由于明显的树枝状结构，颊支损伤通常是暂时的，与其他分支相比，临床上的风险意义较小。颊支有许多不同的分支模式，但一致的是都保持了一定程度上的交叉和互连，有助于在损伤后自然恢复。降眉间肌由面神经颊支支配。

3.7.4 下颌支

与额支相似，下颌支与其他面神经分支无交叉，分支较少。Tzafetta和Terzis发现，下颌支和颊支之间的交叉很常见，占其解剖的50%。下颌支神经由腮腺的前尾缘发出，并深至腮腺咬肌筋膜和颈深筋膜。当神经位于下颌骨下方时，它穿过二腹肌后方和下颌下腺的表面。它位于颈阔肌和颈深筋膜的深处，当它升到下颌边缘以上时，它会在面动脉的表面走行。Hazani等已经确定，大约在下颌粗隆前方3cm处，下颌边缘神经从面动脉上交叉。

3.7.5 颈支

面神经的颈支从腮腺尾缘穿出，正好位于下颌角的前方，与下颌支不同，颈支穿出后不久就在颈深筋膜上穿行而过。然后，它在附着在颈阔肌下表面的网状纤维结缔组织中的浅层位置走行。

参考文献

[1] Bennett RG. Anatomy and physiology of the skin. In: Papel ID, Frodel J, Holt GR, et al. Principles of Facial Plastic and Reconstructive Surgery. 2nd ed. New York, NY: Thieme;2002:3–14.

[2] Bichakjian CK, Johnson TM. Anatomy of the skin. In: Baker SR, ed. Local Flaps in Facial Reconstruction. 2nd ed. Philadelphia, PA:

Mosby;2007:3–13.

[3] Ramirez OM, Robertson KM. Update in endoscopic forehead rejuvenation. Facial Plast Surg Clin North Am. 2002; 10(1): 37–51.

[4] Knize DM. An anatomically based study of the mechanism of eyebrow ptosis. Plast Reconstr Surg. 1996; 97(7):1321–1333.

[5] Lemke BN, Stasior OG. The anatomy of eyebrow ptosis. Arch Ophthalmol. 1982; 100(6):981–986.

[6] Tan KS, Oh S, Priel A, Korn BS, Kikkawa DO. Surgical anatomy of the forehead, eyelids, and midface of the aesthetic surgeon. In: Massry GG, Murphy MR, Azizzadeh B, eds. Master Techniques in Blepharoplasty and Periorbital Rejuvenation. New York, NY: Springer; 2011:11–24.

[7] Macdonald MR, Spiegel JH, Raven RB, Kabaker SS, Maas CS. An anatomical approach to glabellar rhytids. Arch Otolaryngol Head Neck Surg. 1998; 124(12):1315–1320.

[8] Pessa JE, Rohrich RJ. The central forehead. In: Pessa JE, Rohrich RJ, eds. Clinical Topography: Clinical Anatomy of the Face. St. Louis, MO: Quality Medical Publishers; 2012:13–46.

[9] Knize DM. A study of the supraorbital nerve. Plast Reconstr Surg. 1995; 96(3):564–569.

[10] Lighthall JG, Wang TD. Complications of forehead lift. Facial Plast Surg Clin North Am. 2013; 21(4):619–624.

[11] Roostaeian J, Rohrich RJ, Stuzin JM. Anatomical considerations to prevent facial nerve injury. Plast Reconstr Surg. 2015; 135(5):1318–1327.

[12] Most SP, Mobley SR, Larrabee WF, Jr. Anatomy of the eyelids. Facial Plast Surg Clin North Am. 2005; 13(4):487–492, v.

[13] Persichetti P, Di Lella F, Delfino S, Scuderi N. Adipose compartments of the upper eyelid: anatomy applied to blepharoplasty. Plast Reconstr Surg. 2004; 113(1):373–378, discussion 379–380.

[14] Putterman AM, Urist MJ. Surgical anatomy of the orbital septum. Ann Ophthalmol. 1974; 6(3):290–294.

[15] Pessa JE, Rohrich RJ. The eyelids. In: Pessa JE, Rohrich RJ, eds. Clinical Topography: Clinical Anatomy of the Face. St. Louis, MO: Quality Medical Publishers; 2012:95–138.

[16] Mendelson BC, Jacobson SR. Surgical anatomy of the midcheek: facial layers, spaces, and the midcheek segments. Clin Plast Surg. 2008; 35(3):395–404, discussion 393.

[17] Alghoul M, Codner MA. Retaining ligaments of the face: review of anatomy and clinical applications. Aesthet Surg J. 2013; 33(6):769–782.

[18] Muzaffar AR, Mendelson BC, Adams WP, Jr. Surgical anatomy of the ligamentous attachments of the lower lid and lateral canthus. Plast Reconstr Surg. 2002; 110(3):873–884, discussion 897–911.

[19] Haddock NT, Saadeh PB, Boutros S, Thorne CH. The tear trough and lid/cheek junction: anatomy and implications for surgical correction. Plast Reconstr Surg. 2009; 123(4):1332– 1340, discussion 1341–1342.

[20] Pessa JE, Rohrich RJ. The cheek. In: Pessa JE, Rohrich RJ, eds. Clinical Topography: Clinical Anatomy of the Face. St. Louis, MO: Quality Medical Publishers; 2012:47–94.

[21] Rohrich RJ, Arbique GM, Wong C, Brown S, Pessa JE. The anatomy of suborbicularis fat: implications for periorbital rejuvenation. Plast Reconstr Surg. 2009; 124(3):946–951.

[22] Mendelson BC, Muzaffar AR, Adams WP, Jr. Surgical anatomy of the midcheek and malar mounds. Plast Reconstr Surg. 2002; 110(3):885–896, discussion 897–911.

[23] Zide BM, Jelks GW. Surgical anatomy of the orbit. Plast Reconstr Surg. 1984; 74(2):301–305.

[24] Whetzel TP, Mathes SJ. The arterial supply of the face lift flap. Plast Reconstr Surg. 1997; 100(2):480–486, discussion 487–488.

[25] Furnas DW. The retaining ligaments of the cheek. Plast Reconstr Surg. 1989; 83(1):11–16.

[26] Stuzin JM, Baker TJ, Gordon HL, Baker TM. Extended SMAS dissection as an approach to midface rejuvenation. Clin Plast Surg. 1995; 22(2):295–311.

[27] Alghoul M, Bitik O, McBride J, Zins JE. Relationship of the zygomatic facial nerve to the retaining ligaments of the face: the Sub-SMAS danger zone. Plast Reconstr Surg. 2013; 131 (2):245e–252e.

[28] Tzafetta K, Terzis JK. Essays on the facial nerve: Part I. Microanatomy. Plast Reconstr Surg. 2010; 125(3):879–889.

[29] Langevin CJ, Engel S, Zins JE. Mandibular ligament revisited. Paper presented at: Ohio Valley Society of Plastic Surgery Annual Meeting; May 17, 2008; Cleveland, OH.

[30] Toriumi DM, Mueller RA, Grosch T, Bhattacharyya TK, Larrabee WF, Jr. Vascular anatomy of the nose and the external rhinoplasty approach. Arch Otolaryngol Head Neck Surg. 1996; 122(1):24–34.

[31] Rohrich RJ, Muzaffar AR, Janis JE. Component dorsal hump reduction: the importance of maintaining dorsal aesthetic lines in rhinoplasty. Plast Reconstr Surg. 2004; 114(5):1298– 1308, discussion 1309–1312.

[32] Daniel RK, Letourneau A. Rhinoplasty: nasal anatomy. Ann Plast Surg. 1988; 20(1):5–13.

[33] Gassner HG, Sherris DA, Friedman O. Rhinology in rhinoplasty. In: Baker SR, ed. Local Flaps in Facial Reconstruction. 2nd ed. Philadelphia: Mosby;2007:385–400.

[34] Tardy ME Jr, Brown RJ. Surgical anatomy of the nose. New York: Raven Press, Ltd.; 1990:34.

[35] Rozen T. Post-traumatic external nasal pain syndrome (a trigeminal based pain disorder). Headache. 2009; 49(8):1223–1228.

[36] Furnas DW. Landmarks for the trunk and the temporo facial division of the temporal division of the facial nerve. Br J Plast Surg. 1965; 52:694.

[37] Pitanguy I, Ramos AS. The frontal branch of the facial nerve: the importance of its variations in face lifting. Plast Reconstr Surg. 1966; 38(4):352–356.

[38] Hazani R, Chowdhry S, Mowlavi A, Wilhelmi BJ. Bony anatomic landmarks to avoid injury to the marginal mandibular nerve. Aesthet Surg J. 2011; 31(3):286–289.

4　激光或烧灼术产生的羽流

Daniel A. Yanes and Mathew M. Avram

摘要

　　激光治疗或手术中烧灼产生的烟雾羽流是微创治疗与手术中常见的副产品。它们对吸入者的影响并没有得到人们充分的重视，但这种不良影响是严重的。对于任何执行这些治疗的人来说，防止羽流的有害影响至关重要。本章回顾了烟雾羽流的成分，并提出了一些减轻激光烟雾羽流毒性的策略。

　　关键词： 激光；激光羽流；烧灼；烟雾；超细；UFP；HPV；致癌物；通风；排烟器；N95

4.1　引言

　　对求美者/患者和使用激光的人来说，此类治疗过程中产生的特殊气味，都是令人难以忘怀的。激光与组织之间相互作用的过程中，尤其激光汽化和凝固组织的过程中，会产生蒸汽、微粒碎片和烟雾的气溶胶混合物，称为"烟羽"，或称"羽流"。对激光羽流及其对吸入者的影响的研究也越来越多。除无机刺激性和诱变性化学物质外，很多学者已注意到激光羽流中可能存在气溶胶有机颗粒（如病毒和细菌物质）。本章回顾了激光羽流的特性，它们对人类健康的影响，以及实施和接受激光治疗者的保护策略。

　　激光羽流是通过激光烧蚀、汽化或加热其靶色基产生的。鉴于其性质，CO_2激光和Er：YAG等剥脱性激光将因光热效应直接剥脱组织而产生羽流。非剥脱激光器也能够产生激光羽流，这取决于其靶色基和随后产生的选择性热能。比如，激光脱毛也会产生羽流，因为光能被毛干中的黑色素吸收并转化为热能，从而导致毛囊干细胞的破坏，引起毛发的燃烧并产生羽流。

4.2　羽流的无机物成分

　　在对手术中使用高频电刀产生的烟雾产生担忧之后，紧随而来的是人们开展了对激光羽流中微粒物质可能产生的一些不良影响的研究。激光羽流中大部分的无机颗粒物质由超细颗粒物（UFP）组成。UFP是指小于100nm的颗粒物质。随着技术的不断发展，UFP变得愈加随处可见。人类经常通过驾驶、烹饪、吸烟和操作家用电器设备在环境中接触UFP。空气污染物中UFP暴露与死亡率的增加和心肺疾病的增加有关。现代技术的出现进一步加剧了日常生活中UFP的暴露，纳米毒理学研究强调了UFP对人类健康的不良影响。当被吸入时，UFP因其纳米级的尺寸，能够通过呼吸系统和皮肤的上皮组织结构，被体内的许多细胞吸收，并发挥氧化和毒性作用。

　　有许多因素影响激光羽流的内容物、含量和浓度（▶表4.1）。调查证实，激光手术将直接增加空气中的颗粒物浓度，并且颗粒物浓度随着手术后的时间和离手术部位距离的增加而降低。与周围环境相比，手术室中的颗粒物浓度在手术过程中有所增加，手术后1h内仍保持较高水平。随着UFP扩散到周围环

表4.1 激光脱毛时UFP浓度增加的相关因素

治疗持续时间
治疗部位的表面积
使用高功率冷冻喷雾剂
缺乏烟雾抽吸器
缺乏足够的通风

境中，其浓度逐渐回到基线水平，其消散和峰值浓度在很大程度上取决于手术室的通风。治疗或手术的持续时间是与激光羽流最密切相关的因素。与制冷装置如冷风机等相比，使用水凝胶或乳液进行接触冷却可以减少羽流的产生，原因尚未阐明。理论上，UFP可扩散到冷却剂中并被保留在冷却剂中。此外，也有一种假设认为，制冷剂喷雾释放时的冲力可以使UFP加速分散。可以预见，激光能量的增加也与更高的颗粒物浓度有关。

CO$_2$、Nd：YAG和翠绿宝石激光器的体外和体内研究表明，羽流中的气态颗粒物质由350多种不同的可识别化合物组成。激光羽流的化学成分引起了人们对其致癌性的担忧。如上所述，甚至扩散至周边环境中的UFP也会致癌；事实上，国际癌症研究总署（International Agency for Research on Cancer）已将室外污染中的颗粒物评为"1"级，表明其为已知致癌物。在激光羽流中发现的一些浓度较高的化学物质包括已知的致癌物，如乙酰胺、丙烯腈、苯、丁二烯、甲醛、萘、丙烯和苯乙烯等。此外，羽流中的一些已知的化学物质可能与癌症有强相关性，但国际癌症研究总署并没有足够的证据将该化学物质标记为可能的或已知的致癌物。综上所述，多种不同的恶性肿瘤与激光羽流中的化学物质有关，尤其肺部、尿路上皮和血液系统恶性肿瘤疑似更加显著。需要特别指出的是，这些恶性肿瘤可能与UFP的极小粒径密切相关，因为化学物质被吸入（接触呼吸道黏膜的地方），由于其极小粒径而有效地进入内皮细胞，扩散到骨髓、脾脏和淋巴结，并最终收集至泌尿系统，并且在膀胱内进一步浓集。目前尚不清楚颗粒物中每一种成分的"安全"浓度是多少。其中，羽流中存在的苯因其骨髓毒性，以及在急性髓细胞白血病和急性非淋巴细胞白血病发展中的作用而受到公众关注。其极端致癌性导致美国环境署设定了最高允许水平为5/10亿，极安全目标是0.1/10亿，很明显，没有苯才是安全的。但并不是激光羽流中的每种化学物质都存在这样的规定，因此很难知道微粒物质何时超过安全阈值。尽管激光羽流由多种浓度的致癌化合物组成，但至今尚还没有关于羽流本身的长期致癌作用的人体研究。尽管如此，高频电刀的电凝产生的手术烟雾，其成分与激光羽流相似，在几项研究中已被证明具有诱变性。综上所述，激光羽流显然值得开展进一步研究。

除了致癌性外，激光羽流中的无机成分对心肺功能也有直接和间接的影响。在动物模型中，长期、反复暴露于Nd：YAG羽流中可导致显著的肺气肿改变。无独有偶，这一现象在CO$_2$激光羽流的暴露情况下再次出现。激光羽流中的许多化学物质也存在于香烟烟雾中，尽管浓度较低，其中最显著的成分就是氰化物。氰化物毒性导致线粒体氧利用受到抑制，导致细胞缺氧。在吸烟者中，心血管病变的影响因素中，氰化氢约占89%，而丙烯醛估计约占呼吸系统病变的影响因素的97%。在羽流中发现了大量的氰化物（即丙烯腈）和丙烯醛，就像在人类吸烟者中一样，它们可能是在羽流动物模型中观察到的心肺影响的危险因素。

最后，羽流中的绝大多数化学物质对皮肤、黏膜和呼吸道上皮都有刺激性，接触其中的化学物质会导致急性不适，如头晕、恶心、呕吐和头痛。除了一些急性皮肤黏膜刺激和全身症状的报道外，还没有关于激光羽流微粒物质对健康的实际影响的人体研究。

4.3　羽流的有机物成分

除了有害的无机超细颗粒物质外，激光羽流中还含有雾化的生物物质。人类乳头状瘤病毒（HPV）的气雾化可能是激光羽流中描述最清楚的生物危害物质。早期对CO_2激光治疗疣体的体外和体内研究表明，在30%~60%治疗患者的激光羽流中，检测到完整的HPV病毒DNA。病毒的气雾化似乎并不适用于每种激光类型，因为在接受Er：YAG（2940nm）或KTP激光（532nm）治疗的疣或乳头状瘤患者的羽流中尚未发现HPV病毒DNA。虽然在CO_2激光羽流中确实可以检测到这种病毒，但已经有许多研究对这种雾化的乳头状瘤病毒的真正感染潜力进行了讨论。治疗生殖器HPV感染时，这种风险似乎会增加，可能是由于生殖器疣中常见的HPV亚型（6型和11型）也对口咽黏膜易感。CO_2激光外科医师的疣状皮赘发病率与普通人群相似，但肛门生殖器疣、鼻咽疣和足底疣的发病率较高。已有医源性CO_2激光诱发喉乳头状瘤病的病例报道，该病发生在广泛参与治疗肛门生殖器湿疣的医护人员中。此外，也有关于激光外科医师在没有任何其他可识别风险因素的情况下发生HPV阳性扁桃体癌的报道。总的来说，尽管风险很低，但大量证据支持病毒感染在相关治疗中经由羽流传播的事实是真实发生的。

CO_2激光剥脱治疗后，激光羽流的细菌培养表明，包括葡萄球菌和棒状杆菌在内的皮肤菌群，在培养基表面繁殖，这表明激光羽流可能含有活菌。也有报道称，在CO_2激光羽流中检测到HIV病毒DNA，然而，这些被发现的病毒并无复制迹象，且猴免疫缺陷病毒似乎在羽流中并未检出。

4.4　针对激光羽流的保护性策略

鉴于越来越多的理论及事实证据表明激光羽流的毒性确实存在，因此必须采取保护策略，以尽量减少医务人员与求美者/患者的羽流暴露。

如上所述，UFP的峰值浓度及其清除率取决于激光手术室的通风。稀释通风是一种使用排气扇对整个室内或区域的空气进行通风的方式。许多人认为，这是大多数办公楼的标准通风。然而，如前所述，稀释通风虽然必要，但仍不足以将UFP从手术室或治疗室清除。因此，局部排气通风对于消除激光羽流是更加必要的。局部排气通风装置在产生污染物时将其抽出，防止其被广泛雾化。在激光手术中，局部排气通风装置通常指排烟器。由于缺乏数据，减少激光羽流暴露的指导原则通常是从手术烟雾的研究中推断出来的。已经有研究反复证明，使用排烟器可以显著减少但不能完全消除手术烟雾。指南通常建议将排烟器入口吸嘴保持在术区5cm以内，并且保持排烟器吸嘴更近可以更有效地疏散。在激光脱毛中，排烟器与光源的距离与空气中的UFP浓度成正比。每个排烟装置都具有影响其从空气中清除UFP能力的固有特性（▶表4.2）。选择过滤效率高的排烟器很重要。由于UFP是激光羽流的主要组成部分，因此必须要有一个能够捕获这些小粒子的过滤器。超低渗透空气过滤器是最好的，也具有现行大多数排烟器的特性。对

表4.2 与改善羽流消除相关的排烟装置特性

增加最小气流
增大抽吸管内径
增加吸力和功率
减小与术区的距离
提高过滤效率

于12nm及更小的颗粒，这些过滤器的效率为99.999%。然而，值得注意的是，这些描述摘自关于外科手术高频电凝治疗相关的研究，激光羽流的密度不一定与电烧灼烟雾的密度相当，因此这些准则可能并不能有效地推及至激光羽流。如果想尽可能达成预期，更高速的烟雾抽吸气压能够更有效地捕获更小粒径的UFP。通常建议在入口喷嘴处采用250~380cm/min的转速，以更加高效地排空激光羽流。

鉴于前面讨论过的激光羽流对眼部和呼吸道黏膜的刺激作用，防护装备也至关重要。眼部防护将防止羽流中的UFP对眼睛造成刺激。对于大多数激光治疗，为保护眼睛免受激光束的伤害，无论如何都需要使用激光安全护目镜。口罩是防止吸入羽流及其后续毒性影响的重要工具。并非所有口罩都具有同等的防护能力。标准一次性手术口罩能够过滤91.5%＞5000nm的颗粒物。鉴于UFP（＜100nm）占羽流的大部分，标准外科口罩提供的呼吸保护不足。但过滤口罩的过滤效率是可变的，如高效微粒口罩能够过滤＞300nm的微粒物质。最常用的高效微粒口罩可能就是N95口罩了，N95口罩因其最低95%的过滤效率而得名。实际上，N95口罩的过滤效率可能接近99.9%。面对激光羽流的小颗粒特征，N95口罩或其他同类高效微粒口罩比标准外科口罩更可取。合适的过滤效率对口罩的选择来说至关重要。口罩应盖住鼻子和嘴，但胡须可能会妨碍口罩尺寸与面部形状的匹配。应仔细检查所谓的"激光用防护口罩"的过滤效率和过滤尺寸，因为其名称并不一定意味着更多的呼吸保护。

随着对激光羽流的特性和风险开展进一步探索，可能会有更多防止潜在危害的明确方法。正如本章前文所提及的，用水凝胶接触冷却似乎是抑制激光羽流的一种有希望的方法。在这些方法得到进一步证实与发展之前，防护面罩/口罩、排烟器和有效的通风系统仍然是减轻激光羽流危害的主要手段。

参考文献

[1] Wenig BL, Stenson KM, Wenig BM, Tracey D. Effects of plume produced by the Nd:YAG laser and electrocautery on the respiratory system. Lasers Surg Med. 1993; 13(2): 242–245.

[2] Dodhia S, Baxter PC, Ye F, Pitman MJ. Investigation of the presence of HPV on KTP laser fibers following KTP laser treatment of papilloma. Laryngoscope. 2018; 128(4): 926–928.

[3] Lopez R, Lacey SE, Lippert JF, Liu LC, Esmen NA, Conroy LM. Characterization of size-specific particulate matter emission rates for a simulated medical laser procedure: a pilot study. Ann Occup Hyg. 2015; 59(4):514–524.

[4] Wallace L, Ott W. Personal exposure to ultrafine particles. J Expo Sci Environ Epidemiol. 2011; 21(1):20–30.

[5] Pope CA, III, Burnett RT, Thun MJ, et al. Lung cancer, cardiopulmonary mortality, and long-term exposure to fine particulate air pollution. JAMA. 2002; 287(9):1132–1141.

[6] Pope CA, III, Thun MJ, Namboodiri MM, et al. Particulate air pollution as a predictor of mortality in a prospective study of U.S. adults. Am J Respir Crit Care Med. 1995; 151(3 Pt 1):669–674.

[7] Oberdörster G, Oberdörster E, Oberdörster J. Nanotoxicology: an emerging discipline evolving from studies of ultrafine particles. Environ Health Perspect. 2005; 113(7):823–839.

[8] Tanpowpong K, Koytong W. Suspended particulate matter in an office and laser smoke particles in an operating room. J Med Assoc Thai. 2002; 85(1):53–57.

[9]   Eshleman EJ, LeBlanc M, Rokoff LB, et al. Occupational exposures and determinants of ultrafine particle concentrations during laser hair removal procedures. Environ Health. 2017; 16(1):30.

[10]   Ross EV, Chuang GS, Ortiz AE, Davenport SA. Airborne particulate concentration during laser hair removal: a comparison between cold sapphire with aqueous gel and cryogen skin cooling. Lasers Surg Med. 2018; 50(4):280–283.

[11]   Chuang GS, Farinelli W, Christiani DC, Herrick RF, Lee NC, Avram MM. Gaseous and particulate content of laser hair removal plume. JAMA Dermatol. 2016; 152(12):1320–1326.

[12]   Kokosa JM, Eugene J. Chemical composition of laser-tissue interaction smoke plume. ICALEO. 1988; 1(1988).

[13]   WHO. International Agency for Research on Cancer. IARC Monographs on the Evaluation of Carcinogenic Risks to Humans: Overall Evaluations of Carcinogenicity. An Updating of IARC Monographs 2008–03–06, Vols 1 to 42, Suppl. 7.

[14]   Lewin JM, Brauer JA, Ostad A. Surgical smoke and the dermatologist. J Am Acad Dermatol. 2011; 65(3):636–641.

[15]   Freitag L, Chapman GA, Sielczak M, Ahmed A, Russin D. Laser smoke effect on the bronchial system. Lasers Surg Med. 1987; 7(3):283–288.

[16]   Baggish MS, Elbakry M. The effects of laser smoke on the lungs of rats. Am J Obstet Gynecol. 1987; 156(5):1260–1265.

[17]   Laugesen M, Fowles J. Scope for regulation of cigarette smoke toxicity according to brand differences in published toxicant emissions. N Z Med J. 2005; 118(1213):U1401.

[18]   Katoch S, Mysore V. Surgical smoke in dermatology: its hazards and management. J Cutan Aesthet Surg. 2019; 12(1):1–7.

[19]   Sawchuk WS, Weber PJ, Lowy DR, Dzubow LM. Infectious papillomavirus in the vapor of warts treated with carbon dioxide laser or electrocoagulation: detection and protection. J Am Acad Dermatol. 1989; 21(1):41–49.

[20]   Garden JM, O'Banion MK, Shelnitz LS, et al. Papillomavirus in the vapor of carbon dioxide laser-treated verrucae. JAMA. 1988; 259(8):1199–1202.

[21]   Gloster HM, Jr, Roenigk RK. Risk of acquiring human papillomavirus from the plume produced by the carbon dioxide laser in the treatment of warts. J Am Acad Dermatol. 1995; 32(3):436–441.

[22]   Hallmo P, Naess O. Laryngeal papillomatosis with human papillomavirus DNA contracted by a laser surgeon. Eur Arch Otorhinolaryngol. 1991; 248(7):425–427.

[23]   Calero L, Brusis T. Laryngeal papillomatosis: first recognition in Germany as an occupational disease in an operating room nurse. Laryngorhinootologie. 2003; 82(11):790–793.

[24]   Rioux M, Garland A, Webster D, Reardon E. HPV positive tonsillar cancer in two laser surgeons: case reports. J Otolaryngol Head Neck Surg. 2013; 42:54.

[25]   Capizzi PJ, Clay RP, Battey MJ. Microbiologic activity in laser resurfacing plume and debris. Lasers Surg Med. 1998; 23(3): 172–174.

[26]   Starr JC, Kilmer SL, Wheeland RG. Analysis of the carbon dioxide laser plume for Simian immunodeficiency virus. J Dermatol Surg Oncol. 1992; 18(4):297–300.

[27]   Baggish MS, Poiesz BJ, Joret D, Williamson P, Refai A. Presence of human immunodeficiency virus DNA in laser smoke. Lasers Surg Med. 1991; 11(3):197–203.

[28]   Lee T, Soo JC, LeBouf RF, et al. Surgical smoke control with local exhaust ventilation: experimental study. J Occup Environ Hyg. 2018; 15(4):341–350.

[29]   Georgesen C, Lipner SR. Surgical smoke: risk assessment and mitigation strategies. J Am Acad Dermatol. 2018; 79(4): 746–755.

[30]   Hunter JG. Laser smoke evacuator: effective removal of mutagenic cautery smoke. Aesthetic Plast Surg. 1996; 20(2): 177–178.

[31]   Lu W, Zhu XC, Zhang XY, Chen YT, Chen WH. Respiratory protection provided by N95 filtering facepiece respirators and disposable medicine masks against airborne bacteria in different working environments. Zhonghua Lao Dong Wei Sheng Zhi Ye Bing Za Zhi. 2016; 34(9): 643–646.

第二部分
注射材料：并发症的预防与处理

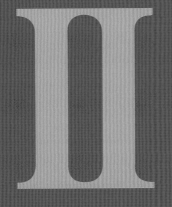

5 填充剂

Helen M. Moses, Louis M. DeJoseph, and Nikunj Rana

摘要

注射填充剂的使用已经变得越来越普遍。医师对于并发症的有效预防可以使填充剂效果更安全有效地呈现出来。对患者相关信息、注射产品结构的了解和对注射技术的掌握都是一个完美的注射过程不可或缺的部分。当不幸出现并发症时，有一个系统的方法来早期诊断和有效处理各种不同时期并发症可以有助于促进组织恢复，避免不可逆的损伤。所有患者都可能发生并发症，并发症的治疗方案也在不断发展。不断地回顾、总结和合理治疗是提高患者护理质量的关键。

关键词： 血管栓塞；结节；肉芽肿；透明质酸酶

5.1 引言

非手术美容如注射填充，可以产生适度、有效和安全的美容效果。2018年，仅在美国就进行了810240例软组织填充手术。随着该项目在社会各个阶层越来越多的普及和患者需求的驱动，注射医师需要精通软组织填充剂注射并发症的预防、识别和处理。ASAPS最近的一份全球共识声明称，"填充剂并发症管理的难点是需求量庞大。"许多软组织填充剂已经被广泛地应用于临床，然而注射的方式和共识是不断演变的。这包括所使用的剂量、注射技术、新产品的开发，以及重复注射的时间间隔。这些都要求治疗医师对可能出现的并发症保持警惕，并能够及时预防和治疗相关并发症。本章的重点是阐述如何在临床注射过程中尽量减少软组织填充剂的并发症和如何治疗由软组织填充剂引起的并发症。

5.2 一般原则

并发症治疗的关键是预防。临床注射医师术前必须了解患者相关信息、产品特性和注射技术，这些因素都和并发症的预防和治疗息息相关。

5.2.1 患者相关因素

患者的选择或适应证的选择是注射安全的关键。选择合适的患者是治疗的第一步。患者相关因素包括基本信息、既往史、现病史、局部体格检查和期望值。除了一般健康的、希望更完美的求美者，医师还会面对有过面部手术史的求美者。对于这类求美者，医师需要更加谨慎，因为在外科植入物周围注射软组织填充剂可能诱发新的感染。另外，值得一提的是，虽然自身免疫性疾病基本不是软组织填充剂明确的禁忌证，但免疫缺陷的患者或之前有过器官移植的患者身体状态可能会受到填充剂注射的影响，或者这种情况可能会影响填充剂的形态和吸收等情况。免疫抑制或抑郁症相关药物的使用并不是软组织填充剂注射的绝对禁忌证，但这些药物或类固醇的使用应该提醒注射医师需要对求美者有一个更加详细的了解。

患者相关因素的讨论不仅包括相关的美容手术史和暴露既往并发症，还包括评估皮肤相关的条件和因素（弹性、萎缩等）。之前手术史和伤口愈合并发症也是值得注意的。如上所述的口腔科治疗史、面部手术史或外伤史也需要注意。

值得注意的是，创伤和愈合过程可能发生新生血管和局部软组织变化，从而导致异常的血管分布。了解以前使用的填充剂是否有并发症，是否是过敏体质，还有注射术区的基础条件也是非常必要的。术区的基础条件主要是注意术区局部是否有皮肤感染：特别是HSV、口周HPV、传染性软疣、脓疱病或炎性痤疮。如果求美者存在以上症状，就不建议立刻进行注射。此外，包括特应性、过敏性、接触性或脂溢性皮炎在内的活动性炎症性皮炎也需要临床医师根据病情严重程度谨慎鉴别和决定是否可以注射填充剂。患者应该被告知注射填充剂可能引起局部原有炎症反应加重。对于活动性HSV感染，应尽量避免注射填充剂或预防性使用抗病毒药物（阿昔洛韦、泛昔洛韦、伐昔洛韦等）后再进行治疗，特别是口周的注射。对于活动性鼻窦炎、牙周病或其他类似感染的患者进行软组织填充剂注射也要谨慎，因为这些感染随后如果涉及注射填充剂的区域可引起相关菌群炎症反应和生物膜反应。最近发表在《临床、美容和皮肤病学研究杂志》上的共识指南概述了软组织填充剂的禁忌证和相对禁忌证，值得参考一下。

近期使用药物禁忌应包括免疫调节剂、抗凝血剂、非甾体抗炎药以及维生素和中草药的使用上。由于使用抗凝药物只是一个相对的禁忌证，临床医师可以根据实际情况改变注射方法，为该患者群体提供一个相对安全、有效的注射体验。医师可以在注射过程中使用管径较小的针头、钝针和适当增加按压的时间等方法减少出血来有效减少这类患者发生术后淤青的可能性。抗凝治疗相关的维生素和膳食补充剂包括但不限于维生素E、鱼油、磷虾油、银杏、大蒜、生姜、人参，理想情况下应在手术前7~10天停用。此外，值得一提的是，医师术前还需要关注可能增加面部皮肤微生物的职业和环境因素，如耐甲氧西林金黄色葡萄球菌（MRSA）和社区获得性葡萄球菌在卫生保健工作者中流行的情况。虽然上述的众多因素不是绝对禁忌证，但医师拥有防范意识可以及时诊断和治疗并发症。

在面部年轻化的多种方法中，辅助的皮肤无创或微创手术通常与软组织填充剂的使用相结合。一般建议同一治疗区域内微晶磨削、化学焕肤、激光治疗和强脉冲光（IPL）与软组织填充剂注射间隔1~2周，以保证红斑及水肿消退和有效重新建立皮肤屏障。从一个更谨慎的角度来说，牙科手术应该在填充剂注射前至少2周完成，可以有效减少菌群血行扩散和形成生物膜的风险。建议注射区域24h内避免化妆。

5.2.2　产品相关因素

与产品相关的因素包括：填充剂的浓度和流动性能，以及制造和净化工艺。对于透明质酸（HA）填充剂，了解这些特性将有助于避免并发症的发生。例如，在骨膜或者深层脂肪垫上可以使用较高的抗变形能力的产品，但在浅层脂肪垫上则不建议使用抗变形能力非常高的产品。

人们研究了透明质酸（HA）G' 值等因素。填充剂的G' 值是指产品的弹性或其在施加压力时保持形状的能力。G' 值较低的填充剂延展性更好，因此更适合于更浅层组织的注射。在非透明质酸皮肤填充剂中，羟基磷灰石钙（Radiesse, Merz Aesthetics）是一种颗粒悬浮在聚甲基纤维素中的凝胶，聚左旋乳酸（Sculptra Aesthetic, Galderma）是一种合成肽聚合物。这两者都可以刺激胶原蛋白新生，因此被认为是半永久的填充剂。全面系统地回顾已知软组织填充剂的独特属性超出了本章的范围，我们不多加赘述，但是深入了解填充剂的特性，从而选择合适的填充剂无疑将有助于尽量减少和避免并发症的发生。

5.2.3 技术相关因素

目前，很多文献中存在多种公认的注射技术，主要取决于所注射的区域和所使用的填充剂材料。从技术的角度来看，有几个公认的原则应该重视并且遵循。虽然透明质酸填充剂和非透明质酸填充剂可以通过钝针和锐针安全有效地注射，但在容易发生血管并发症的区域使用锐针时必须更加谨慎。比如，太阳穴和眉间可能更适合采用钝针注射。此外，在血管栓塞高风险区域注射，有效回抽是必要的。当然在避免血管栓塞并发症方面也不是仅仅依赖于回抽，还需要在注射时注意每个点位要以微量并且缓慢的流速注射。局部点位大剂量快速注射可能引起局部血管受到压迫，导致局部缺血性损伤。

译者按：钝针和锐针的选择除需要根据以上所说的原则以外还需要根据注射医师的习惯。太阳穴黏骨膜的注射译者一般选择锐针，浅层注射可以选择钝针。当选择钝针时，也不是一定安全，还是要注意层次、单点剂量等情况。译者见过太多以钝针注射后血管并发症。

5.2.4 治疗前预防

目前还没有针对注射软组织填充剂术前皮肤黏膜准备的具体共识指南。鉴于最近对感染风险和生物膜可能性的认识，面部手术的感染预防数据是从接受清洁手术的患者的其他手术经验中推断出来的，这与面部手术中的伤口分类类似。皮肤黏膜注射术前准备应考虑进一步降低术后感染风险。用氯己定（洗必泰）-酒精清洁皮肤对浅层和深层切口感染的保护作用比用聚维酮碘清洁皮肤更大。但可能出现明显的过敏反应，导致角膜溃疡的风险也更大。考虑到角膜炎和眼部损伤的风险，一些注射医师倾向于在除眼周区域外的面部皮肤上使用含70%异丙醇的2%醋酸氯己定。另一些医师考虑到醋酸氯己定增加的相关风险，注射术前准备建议用碘伏。目前有一些术前准备方案正在审查中，可能被证明比目前常用的准备方案更好。

5.3 不良反应和并发症

在已发表的关于所有的软组织填充剂的文献中，并发症以几种不同的形式被分类。《面部整形外科》最近的一篇论述将并发症按类型分为3类，包括医源性（AEs）、肿块和结节、缺血和坏死。其次，最常用的分类方式是并发症的发生时间，如早期和晚期，这个是最常用的分类方式，也是我们讨论采用的方式。早期并发症通常发生在术后最初的14天至4周内，常见的有急性炎症、急性感染或缺血。晚期（14天至1年）和迟发（大于1年）常见有继发性肉芽肿和生物膜的形成。

5.4 早期不良反应及并发症的处理

5.4.1 淤青

淤青被视为"正常"的并发症，但对进行面部填充剂治疗的患者来说，面临有可能被别人看出来有进行治疗的这一心理负担。淤青、出血和水肿可以通过使用更细小的注射针或者钝针（下面将讨论）、缓慢注射、单点小剂量、术后即刻压迫止血并配合冰敷、术后短时间内避免运动来预防或减少。口服山金车（注射前2天开始）或者外涂山金车霜剂或凝胶，以及外用维生素K可以缓解并且促进淤青尽快吸收。对于那些不是很在意的人，可以建议吃点菠萝，菠萝蛋白酶也有一定的抗炎作用。有些医师喜欢使用Accu Vein设备来识别皮肤表面不容易看到的静脉，然而大多数医师并不经常使用这种设备。一些医师会使用治疗血管畸形的激光来促进淤青的恢复。Fitzgerald等报道说，如果淤青处于激光治疗可以达到的深度，激光治疗可以迅速缓解淤青。问题是，淤青通常是在真皮深处甚至是皮下软组织层，在这种情况下，激光穿透的层次达不到淤青的深度，从而对淤青的治疗意义不大。

译者按：中国医师更常用马应龙麝香痔疮膏来改善注射后的局部淤青，配合热敷散淤的作用非常明显。

5.4.2 水肿

水肿和肿胀是所有注射填充术后不可避免的一部分不良反应，但根据所使用的填充剂和治疗部位的不同，其严重程度和发病时间可能有所不同。肿胀最常见的部位是嘴唇和眶周。通常在注射后的最初几个小时内出现，在使用冷敷、抗组胺药或糖皮质激素后几天内可能消退。眶周水肿可以是特殊的，由于在泪槽的区域注射剂量过多或者注射层次不正确而引发。对于术前本身已经出现颧部组织水肿的患者应考虑到注射后有持续性水肿的风险。这主要是该区域的微淋巴管阻塞所致。在这个区域应该考虑避免使用亲水性强的产品系列，例如一些临床医师会在这个区域避免使用Juvederm Ultra和Ultra-plusperiorbitals。

5.4.3 层次位置不当和矫枉过正

注射后即刻或早期就有可能看到塑形不佳、肿块和双侧不对称。丁达尔（Tyndall）效应（▶图5.1）是一种由于填充剂成为光线折射空间而引起的浅蓝色变色，是眶下区和鼻唇沟等皮肤组织薄的区域填充过浅时常见的现象。可以用透明质酸酶（HYAL）局部注射治疗来改善，表面填充剂可能在这些组织中持续很长时间，因此术后即刻需要轻柔按摩。在眶隔后区填充剂使用种类不当或者单点剂量过大可能会产生典型的"香肠"外观，即眼眶边缘靠近眶部限制韧带出现填充剂移位变形。可能是由于注射单点剂量过大或者推注太快引起瞬间组织压强过大，也有可能是填充剂注射在肌肉组织内，这些因素使填充剂被挤压到初始注射部位以外的区域。由于轮匝肌的功能和位置特点，这种情况常见于口周和眶周区域。

透明质酸注射后出现的肿块和轮廓不规则可以使用透明质酸酶进行改善和治疗。透明质酸酶被FDA批准用于促进药物弥散，如促进局部麻醉药进入软组织，其原理是，它是一种可水解天然和交联HA的溶解酶。其在医疗美容领域的大多数用途是用于HA填充剂的溶解，用于解决因为HA填充术后形态不佳和各种并发症的处理。透明质酸酶可能存在过敏反应的风险，考虑到这一点，建议限制使用HYAL，全球美学

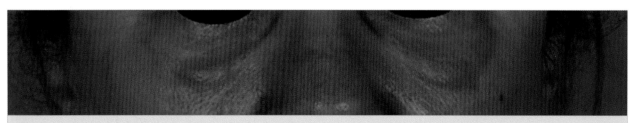

图5.1 透明质酸注射后眼下的丁达尔效应

共识小组（Global Aesthetics Consensus, GACG）提出了合理使用HYAL的具体方案：直径2.5mm以下区域单次注射10~20U；直径2.5mm至1cm区域注射2~4个注射点，每个注射点10~20U。考虑到HYAL有引起过敏反应的风险，一些医师建议非紧急状态下在注射前进行皮试。为使注射剂量达到预期效果，建议进行临床判断，不同品牌系列的HA填充剂对HYAL反应不同，这取决于注射的体积和产品本身性质。HYAL溶解填充剂的能力取决于本章后面血管损害部分讨论的多种因素。简而言之，交联程度越高，注射剂量越多，需要HYAL的剂量也越多。

填充剂注射后可能出现感觉异常和感觉亢进。这可能与填充剂的位置和注射的深度、局部炎症反应、压迫或直接损伤神经有关。症状包括损伤面神经分支引起短暂性麻木或疼痛，其症状严重程度和注射剂量，以及深度有关。其他与注射层次深度位置相关的并发症包括腮腺导管阻塞或损伤和颞下颌关节疼痛加重。腮腺炎相关问题可能继发于腮腺损伤后唾液渗入面部软组织或直接阻塞导管，症状包括水肿、红斑、疼痛和牙关紧闭。治疗方案包括压迫患侧、口服类固醇、抗生素治疗和注射后24h使用透明质酸酶来治疗处理。

5.4.4 早期管理并发症的工具：使用钝针

有一些研究者和医师提倡使用钝针注射填充剂来减少损伤。这是因为钝针被认为可以减少血管并发症的发生。在Pavicic等最近进行的一项关于精确度和避免填充剂移位的研究中认为："如果填充剂注射的精确度被定义为填充材料停留在预定植入的平面上，那么使用钝针比锐针注射更精确。"当然也有一些医师认为，用锐针能更精确地注射。使用锐针注射可以将注射材料注射在更表层（致密的真皮层），这是钝针无法实现的。非常重要的是，该研究发现，27G锐针和27G钝针在穿透血管壁时的难度和可能性很类似，因此建议在使用钝针注射的时候使用大于25G的钝针。

Hexel等完成了一项双盲随机对照试验，比较了使用钝针和锐针注射鼻唇沟的安全性和有效性。共25名参与者，该试验报道了使用钝针的副作用较少，其中包括疼痛、水肿、红斑和血肿等。

5.5 炎症反应

5.5.1 透明质酸过敏反应和超敏反应

透明质酸填充剂的过敏反应治疗是一项非常重要的并发症治疗，不过随着纯化技术和合成衍生物的出现，超敏反应的发生率已经下降到约0.02%。透明质酸直接过敏反应一般比较轻微，在含有麻醉成分的产品中较为常见。在大多数情况下，透明质酸的直接过敏反应是自限性的，可以通过对症支持措施在几小时或几天内痊愈。如果患者的症状提示有肥大细胞介导的过敏反应可以使用抗组胺药缓解。不过也有文献报道过注射透明质酸后立即发生大量肿胀和血管性水肿等罕见的过敏反应。作者建议在注射时准备一个肾上腺素自动注射泵（EpiPen），以防止发生呼吸系统损害。迟发性过敏反应通常不会有不良后果，但可根据反应的严重程度用口服类固醇治疗，如果可能的话，应将过敏原清除。

5.5.2 急性感染

早期感染可能与注射前皮肤消毒准备不足和皮肤污染有关。早期感染的临床诊断要点，通常在注射后的前几天内表现为红斑、发热、有波动感的肿块或蜂窝织炎。填充剂作为异物，局部区域炎症反应细菌数量的阈值要求比正常组织更低。这些感染通常是由葡萄球菌引起的，而与耐甲氧西林金黄色葡萄球菌相关的感染也越来越多。回到并发症管理和预防的关键原则之一，术前需要使用合适的皮肤准备并排除患者高危因素，以防止出现早期急性感染性并发症，包括耐甲氧西林金黄色葡萄球菌风险因素和既往注射局部有单纯疱疹病毒感染症状（需要进行预防性治疗，因为注射可能引发疾病）。

全球美学共识小组（Global Aesthetics Consensus, GACG）为早期急性感染的治疗推荐了一定的顺序：首先经验性使用抗生素，考虑应用透明质酸酶（HYAL），然后只有排除炎症或炎症控制后才考虑对剩余的炎症性结节使用病灶内类固醇注射。经验性抗生素治疗要基于急性细菌感染的临床诊断和判断。对于波动型和非波动型感染，经验性使用的抗生素范围包括阿莫西林加克拉维酸或头孢氨苄；环丙沙星是青霉素过敏患者的替代品。如果存在耐甲氧西林金黄色葡萄球菌（MRSA）感染的可能，可考虑使用甲氧苄啶–磺胺甲噁唑和利福平。可以通过注射透明质酸酶清除填充剂，虽然可以用来缓解感染、加速愈合或预防感染再次复发，但也应该与患者审美矫正的愿望进行权衡。只有在开始进行抗生素治疗后才能进行HYAL注射，避免感染物质扩散到周围软组织。如果出现脓肿，应根据标准外科原则进行引流。如果经验性治疗不成功，应考虑细菌培养，以便进行进一步精准治疗。此外，研究人员主张，如果病因不确定，临床情况不太清楚，可以考虑使用抗生素和抗病毒药物的双管齐下的方法，同时要考虑到抗病毒制剂的耐受性。

5.6 血管并发症

不论对于新手来说还是对于有经验的注射者来说，最可怕的并发症之一就是血管并发症。其后遗症包括皮肤局部缺血导致局部表皮松解和坏死，再到视力丧失和永久性神经损伤。Carruthers等分析了各注射部位血管并发症的发生率，眉间是最高发的区域，其次是鼻区，但数据显示，几乎脸上的每个部位都有可能导致血管并发症（▶图5.2）。

预防血管并发症依赖于对复杂的面部、眼眶、颈部和头部解剖和对来源于颈内和颈外动脉系统的血管系统的全面了解。在Beleznay等发表的一篇评论中可以找到值得注意的关于解剖学意义的评论和讨论，强烈建议美容注射者阅读这篇文章。

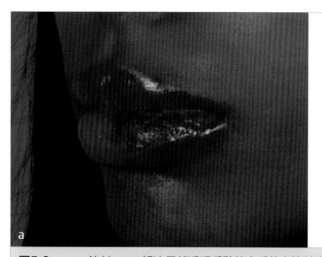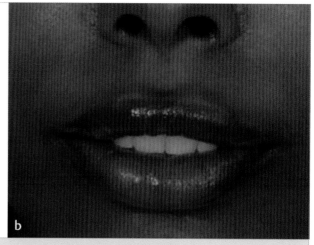

图5.2 a、b. 注射HYAL解决唇部透明质酸栓塞后的血管并发症

5.6.1 解剖因素和发生血管并发症的机制

对于失明和中枢神经损伤的病例分析发现面部的部分区域直接由颈内动脉系统供血，包括眼动脉的远端分支。这些分支可延伸到前额和鼻子，即滑车上动脉、眶上动脉和鼻背动脉。这些血管最常参与失明的并发症。失明和中枢神经系统（CNS）并发症背后的机制是逆向血流——当针尖穿透这些远端分支之一时，注射的力量导致小动脉扩张，栓子向逆向血流方向运动。实现逆向血流的另一种机制是，如果注射时施加的压力大于动脉的收缩压，填充剂会被压力推向近心端，当这个注射的压力撤销时，栓子会沿着动脉血流运动被推到更远的地方，阻塞眼动脉或视网膜动脉及其分支。还有就是关于血管周围肿胀和血管压迫导致的闭塞理论。透明质酸的亲水性会导致其体积膨胀增加，进而组织内压力增加可能导致局部组织血流减少、缺血和坏死。

最常见的血管闭塞导致组织坏死的区域是依赖单一血管供血的区域，如鼻唇沟或鼻尖。当填充剂被推到越来越小直径的血管中时，填充剂被卡住，阻塞血流，并阻碍了气体交换，当没有侧支循环时，缺血就发生了。值得庆幸的是，治疗皮肤软组织缺血损伤的有效率比治疗失明或中枢神经系统并发症的有效率要高，原因是皮肤软组织和大脑、眼睛相比，对缺氧、缺血更耐受一些。

5.6.2 注射技巧

在避免血管并发症的注射技巧方面有几个要点需要考虑。首先，不论使用钝针还是锐针，为了避免填充剂逆行注射，都要尽量减小注射时的压力，要使用容积比较小的注射器，并且要经常更换针头。有些医师主张一边退针一边注射更安全。非连续注射是为了避免在血管内大容量地注射，或者避免由于压迫而导致的血流阻塞。其次，要考虑的另一个因素是建议针在软组织内穿行的方向尽量垂直面部皱纹凹陷，而不是平行于面部皱纹，因为这些皱纹下通常都有深部重要血管走行。深层软组织筋膜可以固定血管，使它们更容易被剪切或穿透。提起皮肤后再注射的目的是减少针尖插入血管的可能性，因为由于静脉导管有筋膜附着，因此理论上不太可能被提起。此外，在注射部位周围进行人工压迫，以防止填充剂迁移到周围的血管，特别是在眉间区和鼻部注射时。这两个部位是静脉栓塞更容易发生的部位，可能会带来严重的后果，如严重的皮肤坏死或失明。总之，个别的注射技术可能不同，但避免高压注射对于避免可怕的血管并发症是至关重要的。

5.6.3 早期发现

血管栓塞的早期识别与损伤的严重程度和预后直接相关。未能发现早期栓塞并停止注射是一个严重的失误。栓塞的症状差异很大，包括：持续数秒至数分钟的轻微至明显的白斑、充血、红斑，注射时或注射后几天的疼痛，脓疱形成（▶图5.3），皮肤网状淤斑（▶图5.4）或类似脓疱暴发等的皮肤变化。此外，包括视力立即丧失或改变、鼻塞和更多中枢神经系统表现，如外周肌无力提示有更严重的血管并发症。

动脉栓塞的临床表现一般是从一过性白斑发展到网状淤斑，可能是微弱的，但观察到的可能性很大。局部青色斑颜色慢慢转化成蓝紫色（▶图5.5），相邻的损伤组织可能出现炎症，并表现为反应性淤血，毛细血管再充盈缓慢。最受影响的组织会变成灰白色，失去毛细血管灌注，并最终坏死。随后皮肤坏死，有不同程度的表皮或真皮脱落，并可能形成瘢痕。

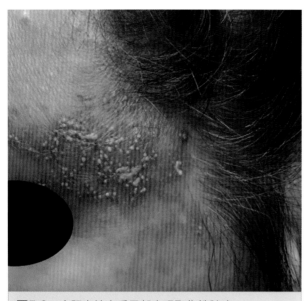

图5.3 太阳穴填充后局部出现聚集性脓疱

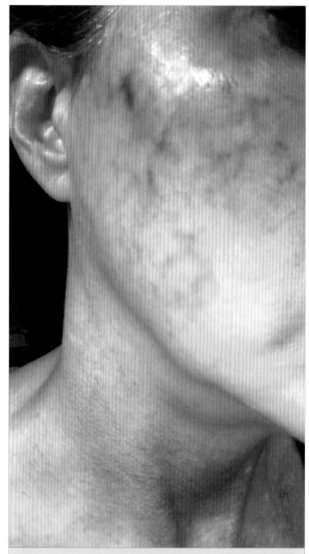

图5.4 透明质酸血管栓塞后出现的网状花斑样皮肤改变

在Fitzgerald等最近发表的一篇文章中，特别强调了微弱的网状红斑的存在和发现，以及可能立即或延迟看到的早期蓝紫色的组织颜色变化，这是管理血管并发症的一个关键点。这些皮肤细微的变化常常被医师、注射者、院内工作人员和患者自己误解为淤青。淤青与血管栓塞的一个区别因素是受影响组织的白斑。淤青不发白，而缺血区紫罗兰色、深红斑或明显深紫红色内可能会有发白的花斑。早期发现的另一个关键因素是异常疼痛。至关重要的是，不仅注射者要意识到这些"关键指标"，而且要对院内工作人员进行适当的教育，了解客户反馈的不良主诉的关注点，如疼痛。

5.6.4 血管栓塞的治疗和预防

一般来说，早期干预和永久性后遗症的程度之间存在直接的联系。治疗的首要原则是及时诊断和承认所发生的事情。急性缺血事件的治疗以迅速恢复受影响组织的血液循环为中心。对于透明质酸或者非透明质酸填充来说，必须配备一个"急救箱"，其中包括几个关键的项目，以帮助减轻即将发生的一连串并发症。

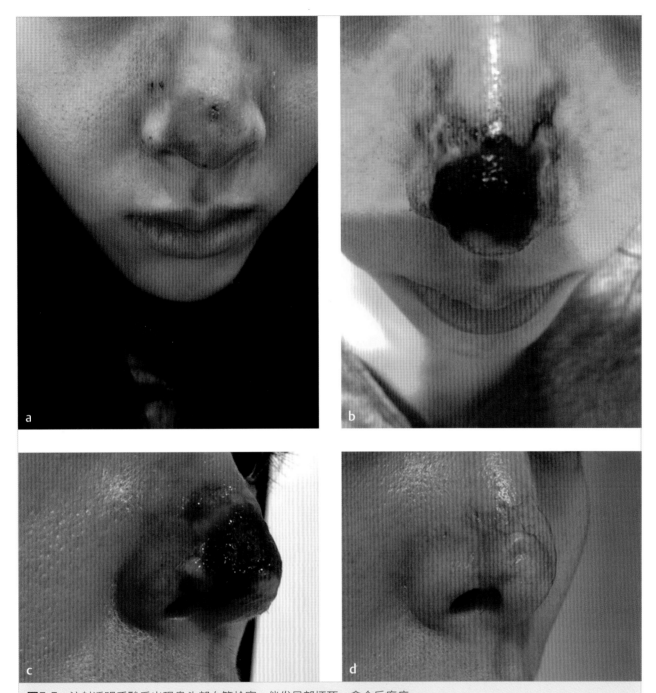

图5.5 注射透明质酸后出现鼻头部血管栓塞，伴发局部坏死，愈合后瘢痕

最初的步骤包括立即停止注射并且立刻进行HYAL注射和热敷按摩。使用HYAL分散和溶解注射用HA和非HA填充剂。在紧急栓塞处理时，应该在有可能栓塞的任何脉管系统大量注射HYAL，其临床终点是缺血的消退。可以通过网状花斑、白斑或蓝紫色皮肤变化这几个指标观察是不是还存在组织缺血。考虑到处理缺血区域可能需要的HYAL剂量，从小的局部到高血流量的区域，作者主张每个注射室应该至少预备4~6瓶HYAL随时可用。在有血管损害迹象的地方，应立即并且每日重复大剂量注射HYAL。全球美学共识小组（Global Aesthetic Consensus, GACG）关于HYAL治疗血管并发症的剂量指南包括在整个区域使用450~1500U的HYAL。随后，应每小时对患者进行一次评估，以确保毛细血管再充盈时间<4s。如果

没有缓解，应每小时重复注射一次，最多可重复4次。缓解血管栓塞所需的剂量取决于几个因素，包括填充剂是否是颗粒状的，交联剂含量及使用的浓度。研究发现，HYAL起效和代谢时间，以及剂量是由注入人体的透明质酸种类和剂量决定的。Kim等人最近的研究表明，与更高的交联产品如Juvederm Ultra和Restylane Lyft相比，Belotero是最快溶解的。因而如遇到更高交联的产品，建议注射足量的HYAL，以达到预期的效果。如此大量地使用HYAL，无论是动物源性的还是重组人源性的HYAL，都可能存在罕见的过敏反应风险。为了防备可能出现这种情况，最好在注射室备好肾上腺素。

还有其他增加血液循环的辅助治疗，包括阿司匹林325mg，局部涂抹硝酸甘油膏（1%），并使用血管扩张剂，如西地那非。此外，也有相关的全身或局部使用类固醇和低分子肝素疗效的报道。作者还是建议早期经验性使用抗生素，因为血管栓塞后非常可能出现继发性感染。

高压氧治疗也经常用于处理继发于HA和非HA填充剂的血管栓塞后缺血组织的恢复治疗。高压氧的作用是促进缺血组织的恢复。高压氧（HBO）能够在更深层次输送氧气，以帮助维持依赖氧的组织的生存能力。最近已经有一些病例报道分享了使用HBO治疗羟基磷灰石钙和聚L-乳酸（PLLA）栓塞并发症的治疗经验。如果可以使用，作者建议早期考虑HBO疗法。这可能需要长达6周的时间，直到通过新生血管建立再灌注。治疗的持续时间（次数）和频率同样要基于临床反应，但如果不存在非常大的不便，即使是相对较小的血管并发症，HBO的潜在作用也不应被忽视。

5.7　特殊并发症

失明是最可怕的血管并发症，在文献中被报道的频率也越来越高。这是由于颈动脉循环之间有大量的吻合口。面部几乎每一个可以植入填充剂的解剖部位都有致盲的危险。大约有一半的失明病例与注射自体脂肪有关，而且是不可逆转的；另一半是注射软组织填充剂造成的。其中报道的大多数软组织填充中的失明病例是继发于HA填充剂，也很少是可逆的。2015年，FDA向消费者发出了安全警告，提醒他们注意在面部软组织填充剂注射的时候有可能会发生填充剂进入血管内的意外，存在致盲和脑卒中的可能性。并发症的严重程度和软组织填充注射治疗的频率也有关系。注射者和求美者术前需要讨论并签署术前知情同意协议。

在皮下组织填充剂注射后继发失明的情况下，视力丧失或改变和眼痛是最常见的表现症状。通过上述机制，如果不立即治疗，患者也有发生中枢神经系统并发症的风险。治疗眼部并发症需要立即转诊给能够进行球后注射HYAL的眼科专家。Chesnut最近发表了关于治疗HA注射继发性失明的方法，其中，也提到了其他措施包括眼部按摩、用替莫洛尔眼药水降低眼压、利尿剂（乙酰唑胺500mg PO或IV）和前房针刺减压。如果这种罕见的、毁灭性的并发症发生，医师和相关人员应详细记录所有的救治过程和用药，立即联系急诊，转诊到最近的有能力治疗并发症的相关医院。

5.8　延迟性并发症的治疗和预防

结节和肉芽肿是两个经常在临床上混淆的术语，但代表了两种不同的组织实体。非炎症性结节或丘疹在组织学上表现为代谢产物过多，缺乏巨噬细胞。肉芽肿可能才是真正的炎症性病变，表现为宿主对异物的过度反应，在组织学上有大量的巨噬细胞和炎症浸润。

5.8.1 非炎症性结节

非炎症性结节最常发生在嘴唇或眼睛周围。早期结节是由于填充剂注射层次或者种类选择不当所致，主要的治疗办法是使用HYAL（＞2周）。纤维性非炎症性结节在注射PLLA、羟基磷灰石钙（CaHA）和聚甲基丙烯酸甲酯微球（PMMA）后数天至数周内发生，临床经验表明其发生率较低。预防措施包括避免矫枉过正、选择正确的注射层次和避免注射于肌肉活动度频繁的区域。这些物质被认为是通过非炎症性反应刺激胶原纤维增生。考虑到这些结节是由大量的填充剂引起的，不建议在病灶内注射类固醇或5-Fu。可以进行手术切除，也可以选择其他或同类填充剂掩盖不对称，直到填充剂被代谢掉。

5.8.2 迟发性炎症反应：迟发性感染和肉芽肿

迟发性炎症反应包括迟发性感染和肉芽肿形成。迟发性（大于2周）感染可能继发于不常见的微生物，包括非结核性分枝杆菌。在目前的外科和非美容手术文献中，非结核性分枝杆菌引起的特异性迟发型感染并发症和结节有很多的记录。Rodriguez等提供了HA软组织填充剂注射后分枝杆菌感染的详细经验，这最终可追溯到由于术后冰敷所使用的冰块的水源污染所致。尽管某些快速生长的分枝杆菌需要多种药物治疗，但不典型分枝杆菌感染可通过克拉霉素单药治疗来解决。

最常见的迟发性炎症反应之一是肉芽肿形成，这是对真皮填充剂过度免疫反应的结果。引发这种过度个体免疫反应的确切原因尚不清楚。关于抗原刺激和药品生产环节细节的理论都是假设，尚未得到证实。最近的一种理论认为，在这种延迟的过度免疫反应中，低级别感染暗示了生物膜的形成。

结节可在真皮填充后数周至数年出现。它是一种全身性反应，病变可能突然出现在所有治疗部位。治疗首要原则是去除致病因子，但这可能性很小。HYAL可用于HA填充剂术后，但可能需要多次处理。在发生活动性感染/蜂窝织炎的情况下，不建议使用HYAL，以防止感染扩散到周围组织。非HA填充剂术后通过点阵激光可以帮助打开通道后挤压排出注射材料。在持续时间较长的填充剂中，连续注射低剂量的曲安奈德与5-Fu共计1mL，定期（每周2次，每周1次，之后每月1次递减）治疗肉芽肿效果很不错。在其他治疗方法反复失败的情况下，手术切除是去除异物肉芽肿的首选治疗方法。

最近全球美学共识小组（Global Aesthetics Consensus, GACG）专家组就皮下组织填充剂引起的迟发性并发症，以及生物膜提出了经验性治疗的建议：克拉霉素500mg＋莫西沙星400mg，2次/d，持续10天；或环丙沙星500~750mg，2次/d，持续2~4周；或米诺环素100mg，1次/d，持续6个月。

最近出现的一种治疗感染性或肉芽肿性病变的方法是使用微创侵入性激光技术（808nm激光），该技术能够在去除炎症反应的同时去除异物。通过激光在病灶内穿刺插入200μm并钻几个小孔来传输激光能量，使聚合物液化，以人工触诊证实病变软化为临床终点。然后，通过探针的皮肤入针点手动挤出液化组织，并移除植入物。

参考文献

[1] Cosmetic (Aesthetic) Surgery NatiOnal Data Bank Statistics ASAPS.2018. https://www.surgery.org/sites/default/files/ ASAPS-Stats2018_0.pdf.
[2] Signorini M, Liew S, Sundaram H, et al. Global Aesthetics Consensus Group. Global Aesthetics Consensus: avoidance and management of

complications from hyaluronic acid fillers-evidence- and opinion-based review and consensus recommendations. Plast Reconstr Surg. 2016; 137(6):961e–971e.

[3] Fitzgerald R, Bertucci V, Sykes JM, Duplechain JK. Adverse reactions to injectable fillers. Facial Plast Surg. 2016; 32(5): 532–555.

[4] De Boulle K, Heydenrych I, On behalf of the Consensus Group. Patient factors influencing dermal filler complications: prevention, assessment, and treatment. Clin CosmetInvestig Dermatol. 2015; 8:205–214.

[5] Kim DW, Yoon ES, Ji YH, Park SH, Lee BI, Dhong ES. Vascular complications of hyaluronic acid fillers and the role of hyaluronidase in management. J Plast Reconstr Aesthet Surg. 2011; 64(12):1590–1595.

[6] Narins RS, Coleman WP, Glogau RG. Recommendation and treatment options for nodules and other filler complications. DermatolSurg. 2009; 35 Suppl 2:1667–1671.

[7] Dayan SH. Complications from toxins and fillers in the dermatology clinic: recognition, prevention, and treatment. Facial PlastSurgClin North Am. 2013; 21(4):663–673.

[8] Darouiche RO, Wall MJ, Jr, Itani KM, et al. Chlorhexidinealcohol versus povidone-iodine for surgical-site antisepsis. N Engl J Med. 2010; 362(1):18–26.

[9] Bailey SH, Cohen JL, Kenkel JM. Etiology, prevention, and treatment of dermal filler complications. AesthetSurg J. 2011; 31(1):110–121.

[10] Lee GS. Use of AccuVein™ for preventing complications from accidental venipuncture when administering dermal filler injections. J Cosmet Laser Ther. 2015; 17(1):55–56.

[11] Zeichner JA, Cohen JL. Use of blunt tipped cannulas for soft tissue fillers. J Drugs Dermatol. 2012; 11(1):70–72.

[12] Rohrich RJ, Bartlett EL, Dayan E. Practical approach and safety of hyaluronic acid fillers. PlastReconstrSurg Glob Open. 2019; 7(6):e2172.

[13] Pavicic T, Frank K, Erlbacher K, et al. Precision in dermal filling: a comparison between needle and cannula when using soft tissue fillers. J Drugs Dermatol. 2017; 16(9):866–872.

[14] Hexsel D, Soirefmann M, Porto MD, Siega C, Schilling-Souza J, Brum C. Double-blind, randomized, controlled clinical trial to compare safety and efficacy of a metallic cannula with that of a standard needle for soft tissue augmentation of the nasolabial folds. Dermatol Surg. 2012; 38(2):207–214.

[15] Leonhardt JM, Lawrence N, Narins RS. Angioedema acute hypersensitivity reaction to injectable hyaluronic acid. Dermatol Surg. 2005; 31(5):577–579.

[16] Lupton JR, Alster TS. Cutaneous hypersensitivity reaction to injectable hyaluronic acid gel. Dermatol Surg. 2000; 26(2): 135–137.

[17] DeLorenzi C. Complications of injectable fillers, part I. Aesthet Surg J. 2013; 33(4):561–575.

[18] Carruthers JD, Fagien S, Rohrich RJ, Weinkle S, Carruthers A. Blindness caused by cosmetic filler injection: a review of cause and therapy. Plast Reconstr Surg. 2014; 134(6): 1197–1201.

[19] Beleznay K, Carruthers JDA, Humphrey S, Carruthers A, Jones D. Update on avoiding and treating blindness from fillers: a recent review of the world literature. Aesthet Surg J. 2019; 39(6):662–674 References 53 .

[20] King M, Convery C, Davies E. This month's guideline: the use of hyaluronidase in aesthetic practice (v2.4). J Clin Aesthet Dermatol. 2018; 11(6):E61–E68.

[21] DeLorenzi C. Complications of injectable fillers, part 2: vascular complications. Aesthet Surg J. 2014; 34(4):584–600.

[22] Darling MD, Peterson JD, Fabi SG. Impending necrosis after injection of hyaluronic acid and calcium hydroxylapatite fillers: report of 2 cases treated with hyperbaric oxygen therapy. Dermatol Surg. 2014; 40(9):1049–1052.

[23] Chesnut C. Restoration of visual loss with retrobulbar hyaluronidase injection after hyaluronic acid filler. DermatolSurg. 2018; 44(3):435–437.

[24] Rodriguez JM, et al. Mycobacterial infection following injection of dermal fillers. Aesthet Surg J. 2013; 33(20): 265–269.

[25] Graivier MH, Bass LM, Lorenc ZP, Fitzgerald R, Goldberg DJ, Lemperle G. Differentiating nonpermanent injectable fillers: prevention and treatment of filler complications. AesthetSurg J. 2018; 38 Suppl_1:S29–40.

[26] Cassuto D, Marangoni O, De Santis G, Christensen L. Advanced laser techniques for filler-induced complications. Dermatol Surg. 2009; 35 Suppl 2:1689–1695.

6 脂肪移植

Stephen E. Metzinger and Rebecca C. Metzinger

摘要

和所有的整容手术一样，自体脂肪转移（AFG）或移植（AFT）在带来好处的同时也有风险。这些好处是公认的：不管是用患者自身的非致敏性自体材料增加体积，还是脂肪来源干细胞的作用，都可以很好地改善面部的不对称或单纯容量缺失。理想的植入材料需要具有无抗原性、持久、无毒性、不易感染等特性。就可注射的填充剂而言，脂肪最接近于此标准。但是医师和患者在选择实施该手术之前，考虑脂肪移植的风险、好处、潜在并发症、替代治疗和其他不可预估的因素是很重要的。由于脂肪填充的优点在其他书籍和报道中已有广泛阐明，本章将重点描述面部脂肪移植的可能风险和并发症。

关键词： 脂肪移植并发症；失明；脂肪坏死；非结核性分枝杆菌；栓塞

6.1 简介

脂肪注射作为一种美容治疗方法是天然的、多功能的、持久的、安全的。对于那些对传统软组织填充剂（如牛源性胶原蛋白）过敏的患者或者单纯喜欢自体材料的患者，脂肪移植已成为增强面部容积的首选方法。通过脂肪注射增加体积的最大好处之一是绝对不会对注射材料产生过敏反应。选择脂肪移植的另一个原因是维持的时间。即使高达50%的注射脂肪会在脂肪注射后的几个月内被人体吸收，然而其余的50%通常会持续数年。为了获得更持久的效果，许多患者选择在几个月内进行多次脂肪移植。这种重复注射的方法也有助于提高填充的精确程度。

6.2 脂肪移植的风险和并发症

脂肪移植填充的风险相对较小，通常表现为疼痛和水肿，但不是每个患者都会经历这样的不适。脂肪填充的缺点是：填充的部分甚至大部分脂肪可能会被机体重新吸收。这可能与手术技术相关，但也有可能发生在很有经验的医师身上。这种情况发生的概率无法预测，总的来说，在接受面部脂肪注射治疗的患者中，发生这种情况的比例高达35%。

脂肪移植的并发症不常见，可能会出现的不良反应包括麻醉术后反应、治疗部位血管损伤引起的永久性或暂时性色素沉着或色脱、丁达尔效应、脂肪钙化、过度矫正引起永久性外观异常、围术期出血、供体部位淤青、血源性感染、静脉血栓栓塞、瘢痕形成、脂肪坏死，以及血管内脂肪注射引起的脂肪栓塞并可能导致组织坏死、失明、中枢神经系统并发症甚至死亡。对脂肪移植手术的美学不满意也是一种风险，因此术前期望值管理是必需的。在进行脂肪填充手术前，必须对所有患者的担忧和期望值进行讨论，并应记录在案。包括脂肪移植的位置不能满足患者的希望，或者效果的持续时间可能不符合患者的预期，也有可能患者的面部或嘴唇在手术完成后看起来不完全像他们想象的那样。由于手术过程中的潜在创伤和持续的口轮匝肌运动，嘴唇及唇部周围的脂肪移植可能是具有挑战性的。

6.3 血管栓塞

视觉损伤是脂肪填充的最严重的并发症。在大多数报道的病例中，视力恶化是相当严重的且不可逆转的（▶图6.1）。眼动脉栓塞（OAO）、视网膜中央动脉栓塞（CRAO）、保留视网膜中央动脉的局限性或广泛性睫状后动脉栓塞（PCAO）、视网膜分支动脉栓塞（BRAO）或后缺血性视神经病变（PION）均可导致视力丧失。自体脂肪注射与最严重的视力损害（CRAO或OAO）相关。由于不同类型面部填充剂颗粒大小的差异，使用其他类型填充剂（如透明质酸注射）后出现眼部症状的患者比接受自体脂肪注射的患者更容易发生局限性眼动脉栓塞，但临床表现较轻，视觉损伤预后较好。文献中为降低脂肪注射后血管并发症的风险而提出的预防方法包括：使用小直径非创伤性钝针代替锋利的锐针；注射器大小限制在1mL；注射前回抽；用最小的压力缓慢注射填充剂；每个注射通道填充剂的剂量限制在0.1mL以下；将填充剂与收缩血管剂混合，注射前使用局部收缩血管剂；注射时移动针尖。建议避免在先前创伤的部位、有慢性炎症或瘢痕的部位注射。对于之前做过面部整形手术的患者，面部填充剂的注射应格外谨慎。

根据文献报道，目前还没有完全有效的治疗CRAO或OAO的方法。尽管如此，仍有一些论文提出了各种方法，以帮助患者恢复一定程度的视觉功能。面部脂肪栓塞或填充剂栓塞后的治疗目的是尽快恢复视网膜的灌注。视网膜对缺氧非常敏感，90min后由于视网膜缺血而造成的损伤会变成永久性的。以前报道的大多数继发于脂肪栓塞的视力下降病例仍然没有任何改善。因此，目前尚无循证治疗方案。据报道，在注射自体脂肪以外的填充剂后视力下降的病例中预后略好。在23例因面部注射透明质酸而引起的眼部并发症中，9例观察到永久性视力丧失，6例报道视力有所改善。早期、立即识别动脉栓塞是治疗的关键，治疗的目的是降低眼压并促进视网膜灌注，扩张动脉，以消除栓子或将栓子移至更外周的位置并

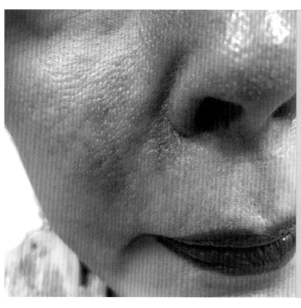

图6.1 POD#7S/P 患者进行脂肪移植到鼻唇沟后该区域疼痛及刺痛。采用透明质酸酶、325mg阿司匹林、1%硝酸甘油糊剂治疗。视觉或中枢神经系统（CNS）无变化

减轻损伤的炎症反应。为降低眼压，如无禁忌证，应立即给予Diamox（PO、IV或OS）或甘露醇（IV），并给予眼药水（如α受体激动剂、β受体阻滞剂、碳酸酐酶抑制剂），并进行眼部按摩和前房穿刺。含CO_2的氧气吸入（95% O_2+5% CO_2）或血管舒张剂如前列腺素E1可以帮助动脉扩张。高压氧治疗和全身皮质类固醇可减轻炎症反应。表6.1列出了目前推荐的治疗方法及其潜在的作用机制。

治疗的关键因素是立即进行评估并转诊给眼科医师或视网膜专家，在90min内开始适当的治疗，否则视网膜损伤将不可逆转。Loh等提出了一种处理填充剂注射后视力丧失的治疗方法。当患者出现视网膜血管损害的最初症状时，应立即停止注射，并将患者平卧。在将患者转移到专科医院进行最终治疗之前应进行适当的急性措施治疗（包括局部灌注替莫洛尔和/或口服乙酰唑胺和眼部按摩），在有必要时进行前房穿刺术。在透明质酸导致视力丧失的情况下，可以使用透明质酸酶溶解透明质酸栓子。不幸的是，透明质酸酶对脂肪没有意义。在采取这些急性措施后应加入对应的支持性治疗（糖皮质激素、高压氧治疗、抗凝血剂），以保护视网膜细胞。

在既往报道的病例中，提供的治疗通常是不完整的，因为大多数患有眼部并发症的患者最多接受3步治疗。Chen等指出综合治疗可能有助于视力症状的恢复。除了常用的治疗方案，如眼部按摩、乙酰唑胺、甘露醇和皮质类固醇，前列地尔和长春西汀也被加入治疗方案。前列地尔是前列腺素E1的合成变体，它通过直接影响血管平滑肌引起血管扩张，增加视网膜的血液流动。前列地尔还能降低血小板活化，通过增加对组织的供氧来改善细胞代谢，并减少中性粒细胞的活化及其有毒代谢物的释放，有助于减少由炎症和可能的缺氧引起的组织损伤。Chen等也报道了使用前列腺素E1作为透明质酸注射后视力丧失综合治疗的一部分，辅助视力、眼外运动和视野缺陷的改善。长春西汀，化学上称为乙基阿扑卡因（Ethyl Apovincamine），是一种长春花生物碱，可以增加大脑血液流动，有神经保护作用。该药用于缺

表6.1 在面部注射自体脂肪后视力下降的推荐治疗方法

方案	机制
替莫洛尔 0.5% 滴注局部给药	降低眼压并将栓子移至更外周的下游位置
乙酰唑胺 500 mg / OS 或静脉注射	降低眼压，可能增加视网膜的血流量
2% 硝酸甘油膏或舌下硝酸异山梨酯或全身己酮可可碱	扩张视网膜动脉
甘露醇 20% 静脉滴注（100mL / 30min）	降低眼压并将栓子移至周围的下游位置
眼部按摩或使用高德曼眼底隐形眼镜	降低眼压，增加小动脉内的血流，可能使栓子移位
前房穿刺术	迅速降低眼压，促进视网膜血液流动
全身和外用皮质类固醇	减少视网膜水肿和炎症反应
高压氧疗法	逆转视网膜损伤
吸氧（95% O_2+ 5% CO_2）	扩张视网膜动脉，增加氧的输送
静脉注射前列腺素 E1	引起血管扩张，增加视网膜的血流，减少血小板的激活，通过增加氧合改善细胞代谢，减少中性粒细胞的激活及其代谢物的释放，有助于减轻炎症和可能的低氧引起的组织损伤
口服乙酰水杨酸或低分子肝素抗凝	防止进一步血栓形成

血性脑血管病和血管性痴呆的治疗。长春西汀可能有助于增加视网膜灌注。

6.4 非典型感染

自体脂肪移植术后迟发性结节形成的鉴别诊断包括脂肪坏死和非典型感染。非典型感染包括面部自体脂肪移植术后的非结核分枝杆菌（NTM）感染。在这些报道的病例中，初次手术后6周出现多发性肤色改变和红斑性结节和肿块。组织培养产生脓肿分枝杆菌、分枝杆菌龟亚科、偶发分枝杆菌和细胞内禽分枝杆菌。一些患者还出现窦道和瘘管。

在接受经冷冻保存的面部脂肪移植的患者中已经有发生慢性感染的病例报道。一名22岁女性患者出现面部多发脓肿。4个月前，她接受了第二次脂肪移植，移植的脂肪来自上一次手术提取并冷冻保存了2个月的脂肪。经检查，她双颊有红肿结节。计算机断层扫描显示头部多处周边强化结节性病变。在引流出来的脓菌培养中，可以观察到烟曲霉菌生长。在非结核分枝杆菌鉴定聚合酶链式反应（PCR）中，发现了偶发分枝杆菌。患者接受左氧氟沙星、克拉霉素、米诺环素治疗11个月后症状消退。为避免脂肪移植后感染，不建议使用冷冻脂肪。在持续感染的情况下或在引流脓液和短期抗生素治疗后，症状时好时坏应怀疑非结核性分枝杆菌或曲霉菌感染，应对其进行PCR检测。

概念分枝杆菌是一种快速生长分枝杆菌（RGM）的家族成员，在2006年从一名创伤后骨炎患者的伤口样本中分离出来后首次被描述为一种属于偶发分枝杆菌群的新物种。该细菌后来被报道在一个免疫能力低的患者中引起皮下脓肿，另一例感染的患者在脂肪移植术后被发现。这种亚种很难治疗，可能只能考虑手术切除。在所有非典型感染的情况下，无论是分枝杆菌或是真菌，作者都建议请传染病科会诊。

6.5 脂肪坏死

用于面部美容的脂肪移植术导致的脂肪坏死很少被报道，但是由于脂肪坏死可能产生永久性瘢痕，因此还是应该注意。

引起脂肪移植术后脂肪坏死的相关因素有很多，包括术前患者选择、术中及术后高危因素。在脂肪移植术前必须特别注意识别任何潜在的炎症性皮肤病，并筛选合适的手术患者。由于机体对感染或炎症区域的固有防御反应，潜在的活动性炎症性皮肤病可能会加速移植脂肪的分解。

脂肪移植作为一种技术需要操作人员具有一定的技能熟练度和精确度。与其他软组织填充剂不同，在脂肪的收集、制备和注射过程中需要较高的技术水平。已证实的改善脂肪存活的因素包括：① 供体部位血管密度低。② 受体部位血管密度高。③ 低压抽吸脂肪。④ 熟练地清洗和制备脂肪。⑤ 足够粗的吸脂针。⑥ 采用多层次抽吸的方式提取脂肪。⑦ 不要过度填充缺损，因为这也可能影响移植脂肪的血供需求，从而影响脂肪的存活。

制备脂肪的延迟超敏反应也可能是脂肪移植失败的原因，如果没有将脂肪以纯脂肪形式（即在洗掉采集时收集的任何残余血液和肿胀麻醉后）进行注射，可能进一步增大脂肪移植失败的可能性。

自体脂肪注射也可能导致脂肪坏死以外的并发症。这些并发症的早期识别和治疗依赖临床医师的技术能力。

并发症还包括注射的脂肪快速吸收。脂肪中含有血液、受损的脂肪细胞和高压抽脂技术会加剧这种可能。术前、术中或术后出现的感染同样可能会影响脂肪的存活。在注射进针口也有病毒感染或新生疣状物发生的报道。当大量注射脂肪时可见囊肿形成。脂肪移植后钙化也是有可能出现的，特别是用于隆胸时，可能表现为乳房肿块。随着时间的推移，钙化可能导致骨化。当然这种情况一样可以发生在面部（▶图6.2~图6.5），过度充盈或过度隆起可导致皮肤坏死和窦道形成。压迫性萎缩可能是由于过度膨胀和缺血坏死所致，这可能是因为对血管的过度压迫导致动脉或静脉血栓形成导致的。当患者使用其他抗凝药物或具有抗凝作用的药物时再加上没有使用钝针，患者非常容易出现血肿（▶图6.6）或者血清肿。

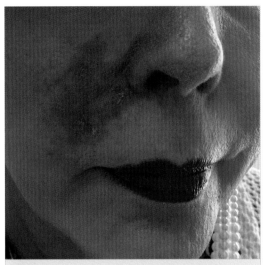

图6.2 POD # 15 S/P 脂肪移植填充鼻唇沟，透明质酸酶、阿司匹林和硝酸甘油治疗，1周后加入二甲基亚砜（DMSO）。见水疱和皮肤脱落。对侧正常。无视觉或中枢神经系统（CNS）症状

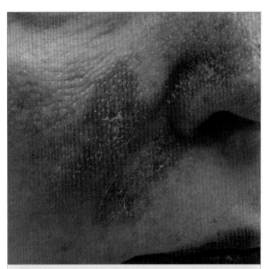

图6.3 POD #22 S/P 脂肪移植到鼻唇沟。透明质酸酶、乙酰水杨酸（ASA或通常称为阿司匹林）、硝酸甘油和二甲基亚砜（DMSO）治疗。皮屑扩散到鼻子。增加了高压氧治疗。注意红肿和水疱还在继续

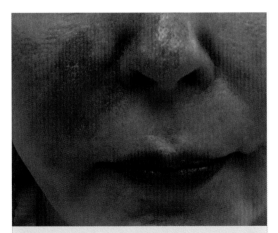

图6.4 POD # 25 在与透明质酸酶、乙酰水杨酸（ASA或通常称为阿司匹林）、硝酸甘油、二甲基亚砜（DMSO）一起应用并进行3次高压氧（HBO）治疗后，扩散终于停止，皮肤开始愈合。患者在第14天使用多西环素100mg，PO，1次/12h，外用百多邦，2次/d

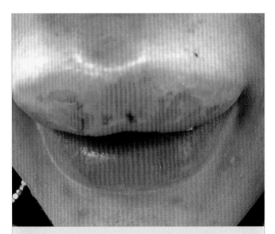

图6.5 POD #2 S/P 上、下唇脂肪移植。上唇深处有大量血肿，伴有疼痛、水疱和变形。治疗方法为菠萝蛋白酶500mg，3次/d；伐昔洛韦1g，PO，1次/d；山金车凝胶，3次/d；头孢氨苄500mg，PO，3次/d。连续5天。术前术后都要注意药物的使用情况

医源性的面部神经和血管损伤也可能出现。

被移植的脂肪形态和特点通常应与供体部位的表现相同。如果脂肪从后背等部位转移到面部，就会出现面部脂肪肥大，因其面部肿胀的外观类似仓鼠，也被称为"仓鼠综合征"。

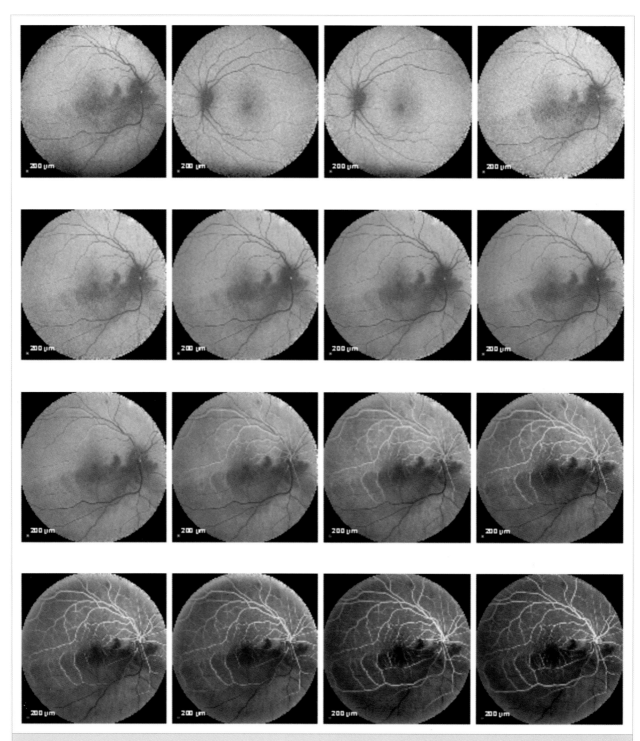

图6.6 眉骨注射后视网膜视图脂肪栓塞（IVFA）。视力丧失，视网膜中央动脉血管逐渐丧失。尽管进行最大限度治疗，包括碳合氧吸入和球后注射透明质酸酶，但视力没有恢复。CTA证实没有颈动脉疾病

6.6 面部脂肪填充后脂肪坏死区域的治疗

移植的脂肪坏死区域可能不需要进行任何治疗就能自愈。用力按摩这个部位可以帮助缓解僵硬感。不过多个脂肪坏死的区域或较大的坏死区域可能比较麻烦，外科医师可以采取几种移除的方法：① 注射稀释的皮质类固醇，加或减稀释的5–FU。这必须精准少量注射，可能需要多次治疗。注射后适当配合按摩，效果会比较好。② 穿刺：即将一根细的空心针插入脂肪坏死区域，排出油脂内容物，会使肿块快速消失。抽吸后按摩也有帮助。③ 手术切除：如果肿块较大或在穿刺难以实施的地方，可以通过手术切除肿块。

6.7 总结

脂肪移植在医美领域的普遍使用，有可能导致眼部和中枢神经系统并发症的数量增加。一旦发生，应立即采取眼科干预和综合治疗，前列腺素和长春西汀可能对恢复视网膜灌注和实现更好的视力恢复有帮助。但遗憾的是，大多数报道的眼损伤事件都导致了永久性的后遗症。

应该在注射医师中普及对与脂肪移植相关的医源性血管栓塞和立即治疗的认识，以防止永久性视力丧失和脑卒中等破坏性后果。在供体和受体部位都应采用严格的无菌技术。如果出现结节，应考虑非结核性分枝杆菌、真菌感染和脂肪坏死的可能。早期和适当的干预是成功治疗的关键。

参考文献

[1] Park SW, Woo SJ, Park KH, Huh JW, Jung C, Kwon OK. Iatrogenic retinal artery occlusion caused by cosmetic facial filler injections. Am J Ophthalmol. 2012; 154(4):653–662.e1.

[2] Beleznay K, Carruthers JD, Humphrey S, Jones D. Avoiding and treating blindness from fillers: a review of the world literature. Dermatol Surg. 2015; 41(10):1097–1117.

[3] Chen W, Wu L, Jian XL, et al. Retinal branch artery embolization following hyaluronic acid injection: a case report. Aesthet Surg J. 2016; 36(7):NP219–NP224.

[4] Park KH, Kim YK, Woo SJ, et al. Korean Retina Society. Iatrogenic occlusion of the ophthalmic artery after cosmetic facial filler injections: a natiOnal survey by the Korean Retina Society. JAMA Ophthalmol. 2014; 132(6): 714–723.

[5] Carruthers JD, Fagien S, Rohrich RJ, Weinkle S, Carruthers A. Blindness caused by cosmetic filler injection: a review of cause and therapy. Plast Reconstr Surg. 2014; 134(6): 1197–1201.

[6] Chen CS, Lee AW. Management of acute central retinal artery occlusion. Nat Clin Pract Neurol. 2008; 4(7):376–383.

[7] Coleman SR. Avoidance of arterial occlusion from injection of soft tissue fillers. Aesthet Surg J. 2002; 22(6):555– 557.

[8] Yoshimura K, Coleman SR. Complications of fat grafting how they occur and how to find, avoid, and treat them. Clin Plast Surg. 2015; 42(3):383–388, ix.

[9] Lazzeri D, Agostini T, Figus M, Nardi M, Pantaloni M, Lazzeri S. Blindness following cosmetic injections of the face. Plast Reconstr Surg. 2012; 129(4):995–1012.

[10] Hwang CJ. Periorbital injectables: understanding and avoiding complications. J Cutan Aesthet Surg. 2016; 9(2): 73–79.

[11] DeLorenzi C. Complications of injectable fillers, part 2: vascular complications. Aesthet Surg J. 2014; 34(4):584–600.

[12] Loh KT, Chua JJ, Lee HM, et al. Prevention and management of vision loss relating to facial filler injections. Singapore Med J. 2016; 57(8):438–443.

[13] Rumelt S, Dorenboim Y, Rehany U. Aggressive systematic treatment for central retinal artery occlusion. Am J Ophthalmol. 1999; 128(6):733–738.

[14] Li X, Du L, Lu JJ. A novel hypothesis of visual loss secondary to cosmetic facial filler injection. Ann Plast Surg. 2015; 75(3): 258–260.

[15] Patyar S, Prakash A, Modi M, Medhi B. Role of vinpocetine in cerebrovascular diseases. Pharmacol Rep. 2011; 63(3): 618–628.

[16] Adékambi, T., A. Stein, J. Carvajal, et al. Description of Mycobacterium conceptionense sp. nov., a Mycobacterium fortuitum group organism isolated from a post-traumatic osteitis. J Clin Microbiol. 2006; 44:1268–1273.

[17] Chun-Hsing Liao CH, Lai CC, Huang YT, et al. Subcutaneous abscess caused by Mycobacterium conceptionense in an immunocompetent patient. J Infect. 2009; 58(4), 308–309.

7 动态皱纹的肉毒毒素治疗

Timothy M. Greco, Lisa Coppa-Breslauer, and Jason E. Cohn

摘要

本章描述了肉毒毒素在面部和颈部的美容作用。肉毒毒素的应用现在已经扩展到面部塑形，纠正面部不对称，甚至改善皮肤纹理和肌肉强度。FDA批准的不同神经调节剂包括OnAbotulinum（Ona），Abobotulinum（Abo）和Incobotulinum（Inco）。临床治疗可分为4个解剖区域：上面部、中面部、下面部和颈部。上面部的关键肌肉包括额肌、眼轮匝肌、皱眉肌、颞肌和降眉间肌。我们讨论的中面部肌肉包括鼻背肌、颧大肌、颧小肌、提口角肌、提上唇鼻翼肌、提上唇肌和降鼻中隔肌。下面部的治疗主要集中在口轮匝肌、降口角肌、降下唇肌、颏肌和咬肌。最后，我们回顾了颈部的治疗，重点是颈阔肌条索和下颌缘提升注射法。Pearls强调这些是为了划分安全有效的治疗区域，以及避免和治疗并发症。

关键词：面部年轻化；肉毒毒素；肉毒杆菌毒素；面部整形外科；美容外科；皮肤科；并发症的避免和治疗

7.1 引言

肉毒毒素治疗肌肉引起的头颈部动态皱纹已成为最普及的美容医学手段之一。越来越多的人对这种让人"看起来更年轻"的治疗手段感兴趣。因为无须接受侵入性手术和经历漫长恢复期，肉毒毒素已成为美容医师的重要工具。肉毒毒素及其治疗的良好结果激发了医师对面部表情肌肉更深入的兴趣。医师对尸体解剖重新产生了兴趣，这使得医师对面部表情肌肉的起源、走行、动向和美学含义有了更好的理解。此外，这些解剖基础可能有助于减少面部和颈部注射肉毒毒素的并发症。神经调节剂最初用于治疗面部皱纹，但现在已经扩展到改善面部形态、纠正面部不对称，甚至改善皮肤纹理和紧实度。注射面部肌肉组织时，必须对FDA批准的神经调节剂［包括Botox™（OnAbotulinum）、Xeomin™（Incobotulinum）和Dysport™（Abobotulinum）］之间的区别有一个明确的认识，这一点很重要。在这一章中，我们将讨论da Vinci所划分的面部区域。然而，需要明确的是，这些区域之间并没有边界，相反，从额肌到颈阔肌是一个连续的整体，这对于理解面部表情肌肉在面部应用肉毒毒素治疗时对邻近和远处区域的影响是很重要的。不仅要了解肌肉的解剖结构，还要了解产品的稀释度（►表7.1~表7.4），注射器和注射针尖的特性（长度和口径），注射的角度、力度和深度。所有这些因素对最终结果都至关重要，深入了解它们有助于避免并发症的发生。

7.2 上面部

肉毒毒素用于上面部时，通常是为了减少由于肌肉收缩引起的皱纹。在这个解剖区域中，从肉毒毒素中获益最多的肌肉是额肌、降眉间肌、皱眉肌和眼轮匝肌（►图7.1）。这些肌肉注射有助于减少面部

表7.1 上面部肉毒毒素推荐使用剂量

肌肉	Ona	Inco	Abo
眼轮匝肌（外侧鱼尾纹）	6~12U	6~12U	18~36U
眼轮匝肌（内眼角皱纹）	1~2U	1~2U	3~6U
眉间纹（女性）	15~25U	15~25U	45~75U
眉间纹（男性）	25~40U	25~40U	75~125U
额纹（女性）	5~12U	5~12U	15~36U
额纹（男性）	12~20U	12~20U	36~60U

U：单位

表7.2 中面部肉毒毒素推荐使用剂量

肌肉	Ona	Inco	Abo
颧大肌	2U	2U	3~6U
提上唇肌	1~4U	1~4U	3~12U
提上唇鼻翼肌	1~2U	1~2U	3~6U
降鼻中隔肌（中线）	3~6U	3~6U	9~18U
扩鼻肌	2~6U	2~6U	6~18U

U：单位

表7.3 下面部肉毒毒素推荐使用剂量

肌肉	Ona	Inco	Abo
口轮匝肌（上）	3~4U	3~4U	9~12U
口轮匝肌（下）	2U	2U	6U
降口角肌	3~5U	3~5U	9~15U
降下唇肌	3~4U	3~4U	9~12U
颏肌	4~10U	4~10U	12~30U
咬肌（双侧）	10~40U	10~40U	30~120U

U：单位

表7.4 颈部肉毒毒素推荐使用剂量

肌肉	Ona	Inco	Abo
颈阔肌带 [a]	2.5U	2.5U	7.5U
下颌线提升 [b]	1U	1U	3U

U：单位
a 沿垂直的颈阔肌带，每隔 1.5cm 一个注射点，每点 2.5U（总量不超过 50U/50U/150U）
b 沿下颌曲线弧度，每隔 1cm 一个注射点，每点 1U

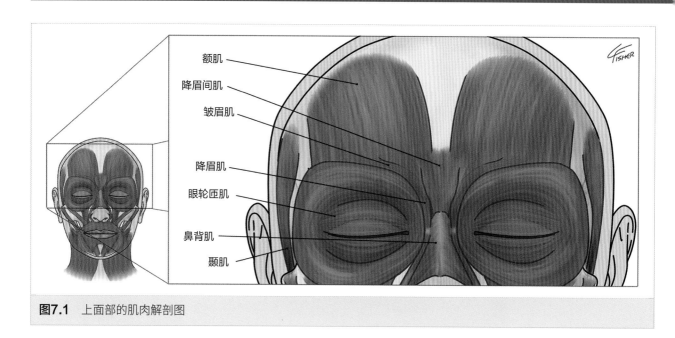

图中标注：额肌、降眉间肌、皱眉肌、降眉肌、眼轮匝肌、鼻背肌、颞肌

图7.1 上面部的肌肉解剖图

皱纹的出现，包括垂直的眉间纹（皱眉间肌）、水平的眉间纹（降眉间肌）、水平的前额纹（额肌）和鱼尾纹（眼轮匝肌）。肉毒毒素是医学美容从业者的核心产品，对于治疗成功，不仅要改善局部皱纹线条，还需要改善面部对称性。建议在上1/3面部处使用最小的有效剂量，以尽量避免不必要的结果，如眉毛不对称、眼睑下垂和眼裂不对称。当选择在每个解剖部位使用哪种肉毒毒素时，一个重要的考虑因素是其弥散程度的影响。Ona和Inco的弥散程度相当，而Abo的弥散范围更大。不必要地扩散到非目标肌肉群可能导致不良的临床效果。较低且可预测弥散程度的肉毒毒素是治疗眉间肌复合体的首选，稍大的弥散效应可以更适宜于额头纹和鱼尾纹的治疗。但整体来说，特别是在上1/3面部，表情肌薄并互相交错，注射部位可能非常接近非目标肌肉，因此可控的弥散度是很重要的。粗略估计，1U的Ona或Inco相当于2.5~3U的Abo。

在讨论上1/3面部的肌肉组织和注射技术之前，重要的是了解解剖标志的理想位置，尤其是眉毛。几个世纪以来，人们一直强调眉毛的美学重要性。它被认为是面部表情和美丽的首要因素。眉毛在表达情感方面起着至关重要的作用。眉毛的形状和位置也有助于性别的鉴别。眉毛构成了眼睛的高级美学框架。除了表现出更年轻或更年老的外观以外，它们可以帮助患者传递一系列情感。理想的眉毛形状开始于眉头，与外侧鼻孔边缘对齐，眉毛的内侧和外侧应大约在同一水平线上，眉峰应位于虹膜外侧缘正上方的垂直线上（▶图7.2）。男性的眉毛应该位于眼眶边缘，女性的眉毛应该高于眼眶边缘几毫米。过高的高度会让人看起来不自然，表现出一种惊讶的情绪，或显得不聪明。眉毛内侧向上移位会造成"囧"样不受欢迎的脸型。此外，内侧眉低而外侧眉高则会让人看起来很生气。

上1/3面部的肌肉可被简单地分为抬眉肌群和降眉肌群。额肌是负责眉毛上升的唯一肌肉。皱眉肌、降眉间肌和眶部眼轮匝肌是使眉毛下降的主要肌肉。

如上文所述，额肌是唯一负责提升眉毛的肌肉。它起源于帽状腱膜并止于前额下部的皮肤。它通常是扇形分叉肌，位于骨膜表面。这种指状交叉使额肌决定了眉毛的位置和形状。额肌的收缩会产生水平的额头皱纹和使眉毛上翘。肌肉的位置、大小和走向因人而异。眉毛的运动主要与额肌较低的2.5~4cm范

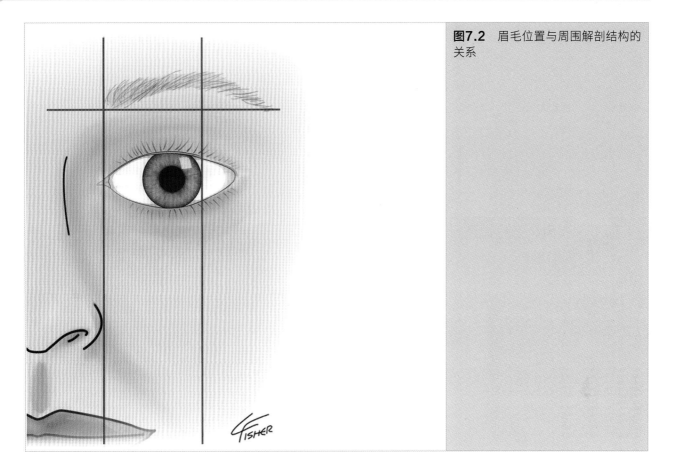

图7.2 眉毛位置与周围解剖结构的关系

围有关。因此，建议注射眶缘上方3~4cm的肌肉，以维持情绪的表达。FDA仅仅批准了Ona可以治疗与额肌活动相关的水平前额纹，然而，其他神经肌肉调节剂也常在说明书外使用，以达到同样的目的。

患者选择和治疗参数并不固定。患者额肌的解剖结构会有所不同，无论是连续的额肌肌肉（▶图7.3a）还是沿中线裂开（▶图7.3b），每个患者的解剖结构都存在差异。

重要的是，要记住额肌是唯一的提升眉毛的肌肉，过度抑制其活动会导致无法对抗降眉肌肉的运动而出现眉毛下垂。治疗方案应该建立在仔细评估提眉和降眉的肌肉作用、前额的整体形状和大小、收缩时的律动模式，以及对任何可能影响眉毛或眼睑下垂的因素进行整体评估的基础上。例如，图7.4中患者的眉毛位置非常低且水平，如果肉毒毒素注射在前额水平中线以下，情况会更糟。

额肌的收缩导致动态皱纹的形成，在静止时皱纹可能存在，也可能不存在。额肌的重复收缩最终会形成真性静态皱纹，即使在肌肉放松时也能看到。肉毒毒素对额纹的理想治疗效果是，动态皱纹被抑制到很少甚至没有，同时静态皱纹也能有一定程度的改善。由于额肌的大部分肌肉位于眉毛内侧2/3上方，面部衰老时可导致肌肉支撑较少的外1/3（包含眉毛尾部）下降更明显。导致这个结果的原因是软组织和骨性支撑力的丧失以及眶外侧部眼轮匝肌的向下拉力。

评估应考虑到患者的实际情况。在过去的几年里，临床实践的趋势是创建一个自然和谐的面部外观，而不是将表情肌完全抑制，让患者看起来表情僵硬。眉毛的形状和位置与眶缘的关系同时需要评估。眉毛的内侧和外侧末端应该是水平对齐的，外侧眉毛需要有轻微的向下倾斜。患者本身可能存在或已经存在眉毛下垂，应该进行术前评估。还有一个问题就是患者保留多少额肌收缩区域可以保持眉毛的

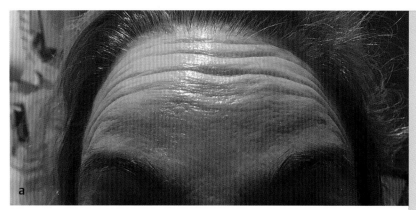

图7.3 a. 额肌左右无分裂。b. 额肌存在中裂

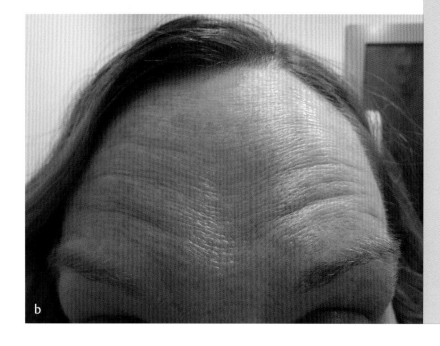

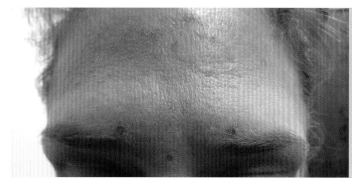

图7.4 患者的眉毛位置非常低且水平，如果在额头水平中线以下注射，情况会更糟

上升动作和形态。有一个简单的评估方法：让患者向前看，头部保持中立位（▶图7.5a），患者闭上眼睛，前额放松，将一根手指放在双眉上方，保持眉额的位置，手指向下按压，然后让患者睁开眼睛（▶图7.5b）。眼睛睁开时眉部的位置差不多代表了治疗后眉毛的位置。获得性上睑下垂可以用类似的方法进行评估。

额肌从发际线向下延伸至眶上脊和鼻根下方，它向外侧延伸到一个叫作颞部融合线的边界。在有些人中，这条线可能向外侧移动，悬垂肌纤维可能继续进入前额外侧区域，延伸到颞发际线。注射额肌时建议有4~9个注射点，间隔至少1cm。额肌通常需要5~20U的Ona/Inco或15~60U的Abo。如果不注射额肌的外侧纤维，患者可能会发展成Mephisto or Jack Nicholson外观（即我们国内常提及的"张飞眉"）。如果眉外侧上方注射的位置太低或剂量太多，可能会导致眉毛下垂，给人一种疲惫或沉重的感觉。额肌的注射方法也因注射医师的不同而各有差异，有些医师会在额肌的主体部位单点注射4~6U肉毒毒素，但另一些医师则倾向于在整个肌肉中单点注射更小剂量，也就是我们常说的额微滴注射法。这些注射方法都取决于多种因素，包括神经调节剂稀释程度、注射深度和患者前额的具体情况。对于那些高额头的患者，可能需要两条单独的注射线，以防止注射后因药物没有分布均匀导致局部区域代偿收缩而产生过多的额纹。

额颞线外侧皱纹是许多患者对美容注射效果不满意的原因。轻度眉尾下垂的求美者为了避免眉尾下垂加重，在这个区域往往避免进行肉毒毒素注射反而会因为肌肉代偿产生额颞线外侧皱纹，导致求美者对美容注射结果不满意。解决这一问题的一种方法是将肉毒毒素按常用浓度进一步稀释后，在侧眉上方的皱纹处依次注射，相当于每个点位0.2U或更少（▶图7.6）。此外，低交联度的皮下填充剂也可用于处理这些条状的静态皱纹。

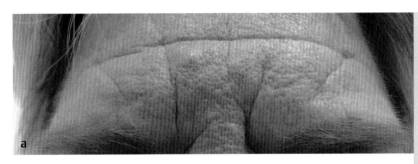

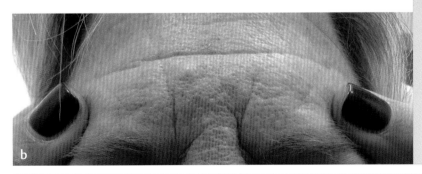

图7.5 a.通过让患者向前看，头部保持中立位来评估是否存在导致眉下垂的因素。b.将一根手指放在双眉上方，保持额肌位置，手指用力按压，并让患者睁开眼睛

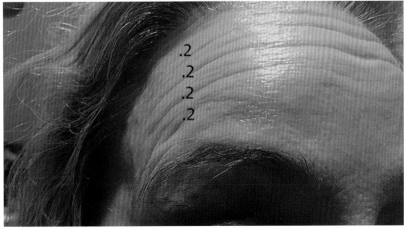

图7.6 在额颞线4个等角处注射肉毒毒素

眉尾下降是由眼轮匝肌外侧部分的向下拉力引起的。眼轮匝肌外侧部分的肌肉放松再加上额肌保留的一部分向上的提拉力可以使眉尾抬高。通过详细的检查，注意手术前的眉毛位置，可以防止眉毛下降。在注射后尽量保持额肌、眼轮匝肌和眉间复合体的肌肉力量之间达到平衡，以保持美观的眉毛位置和形状。

对于有大量骨组织或软组织萎缩的患者，以及获得性眼睑下垂或有非常深的静态额头皱纹的患者，单独使用肉毒毒素效果欠佳，而且产生副作用的概率更高。在这些患者中，最好考虑使用光电技术或配合使用软组织填充剂来减轻皱纹的深度，避免单一依赖肉毒毒素治疗而影响抬眉的动作。所有的肉毒毒素注射后最好在注射点形成微微鼓起的小包。谨慎的做法是使用保守的剂量并在7~10天内重新评估患者，必要时可以微滴补量，而不是过度注射，从而导致3~4个月的不良结果。

有一种额部注射肉毒毒素的方法可以改善颞肌肥大。尽管这块肌肉不是面部表情肌肉，而是咀嚼肌肉（受三叉神经支配），但对于有些求美者而言，宽大的前额会形成不美观的形状，如图7.7所示。该患

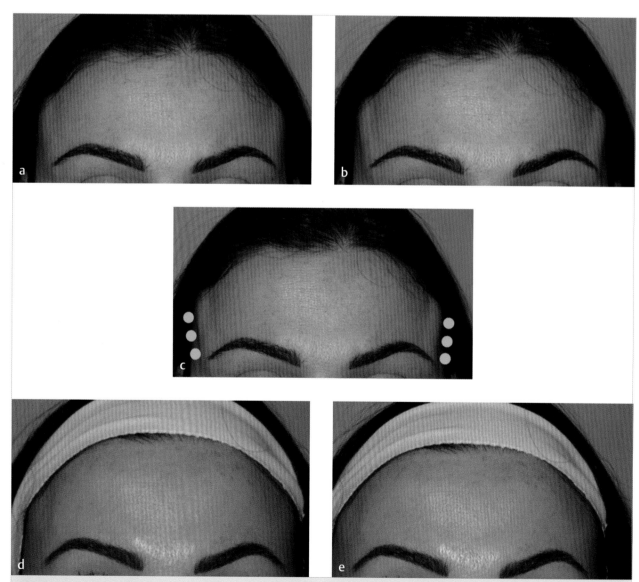

图7.7 a.治疗前颞前肌肥厚表现（静态）。b.治疗前颞前肌肥大（咬牙）。c.颞肌肥大的注射技术，每侧3个注射点注射肉毒毒素。d.治疗后颞前肌肥厚改善情况（静态）。e.治疗后颞前肌肥厚改善情况（咬牙）

者使用了前颞肌肥大的注射，创造了一个光滑、自然和谐的额部外观，额头的形状更流畅。这可以通过向每一侧的3个注射点注射4U的Ona或Inco，或12U的Abo来实现。

眉尾提升的一种简单方法是在下压眉尾的肌肉内（眼眶上外侧眼轮匝肌）单点注射1~3U的Ona或Inco，或3~9U的Abo，以削弱眉尾下压的肌肉力量。在微笑的动态表情时触诊眼轮匝肌上外侧，以确定肉毒毒素应该的注射点。不同人眉毛的位置差异可以很大，特别是在有用镊子拔眉毛习惯的女性和有眉部文绣的患者中。

眉间复合体包括内侧眉毛向下压的肌肉：皱眉肌、降眉肌、降眉间肌和眼轮匝肌。了解眉间肌肉组织的深度对于注射可以达到好的预期效果是很重要的，同时可以避免不必要的额肌的放松。降眉间肌起于鼻骨的连接处，向上方延伸，并插入眉间上方的皮肤。降眉间肌的收缩产生位于眉间的横向皱纹。

皱眉肌起源于鼻额骨骨缝的内侧和深部，向眶缘的上方和外侧移动。当皱眉肌越过上额骨向外侧走行后，它变得更浅并且与额肌交叉。向皱眉肌内侧注射肉毒毒素应在骨膜的深平面上，但在皱眉肌外侧注射肉毒毒素则需要注射于皮下浅层。注射肉毒毒素时，了解肌肉的深度及其位置对达到最佳效果至关重要。

影响眉毛下压的肌肉还有眼轮匝肌和降眉肌。虽然有些人认为降眉肌是眼轮匝肌的一部分，但大多数美容医师认为它是一块独立的肌肉，起源于眶内侧缘，靠近泪骨，并在眉毛内侧走行，位于皱眉肌的下方。

正确深度注射肉毒毒素是产生美学结果的关键。降眉间肌的注射点应该位于山根区水平线的上方。注射层次是浅层注射即皮下注射，通常是3~6U的Ona或Inco，或9~18U的Abo。

皱眉肌的注射更为复杂。注射内侧的肌肉需要更深的注射层次来作用于它的深层肌纤维。其外侧当接近真皮层时，注射应该稍微浅一些。通常情况下，皱眉肌需要16~20U的Ona或Inco，或48~60U的Abo。一般来说，眉间复合体需要20~25U的Ona或Inco，或60~75U的Abo，其中一个注射点作用于降眉间肌，另外1~2个注射点（每侧）位于皱眉肌。由于男性的眉间复合体更加强壮，所以需要在眉间复合体中使用更高剂量的肉毒毒素。Ona、Inco和Abo都获得了FDA的批准，用于治疗降眉间肌和皱眉肌活动引起的中度至重度眉间纹（▶图7.8）。

译者按：近年来，研究发现肉毒毒素在表情动态皱纹的管理中使用的剂量趋于下降趋势，维持更自然和谐的表情是求美者的主要诉求。

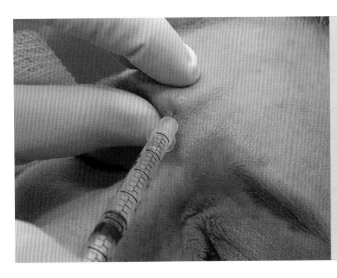

图7.8 肉毒毒素治疗由于降眉间肌和皱眉肌活动引起的中度至重度眉间纹

动态面部皱纹对肉毒毒素的反应比静态皱纹更明显。更深的凹陷的静态皱纹可能需要联合其他治疗方法，包括肉毒毒素、光电治疗和软组织填充剂。当眉间复合体收缩时，通常可以表达担忧或愤怒的感觉。患者通常更想要明显抑制这一肌肉群，因为这样会产生放松、快乐的表情。额肌的治疗应使其保持一定的灵活性，这样表情看起来更自然。治疗前需要与患者确定肌肉抑制的程度。

额肌和引起眉毛下降的肌肉在额肌下缘交错。由于交错的结果，当注射肉毒毒素抑制眉间复合体时，肉毒毒素可能扩散到额肌。因此，慎用高浓度肉毒毒素（1~2mL复配剂）注射降眉间肌和皱眉肌。皱眉肌的外侧注射点应在其真皮止点的内侧和瞳孔中线区域内（▶图7.9）。该技术防止肉毒毒素扩散到额肌的内下部分，从而防止内侧眉毛下垂。

下一个要讨论的肌肉是眼轮匝肌。眼轮匝肌分为眶部、睑部和泪囊部（▶图7.10）。眼轮匝肌附着于睑板上。这块肌肉负责保持眼睑上缘和下缘与眼球的接触。

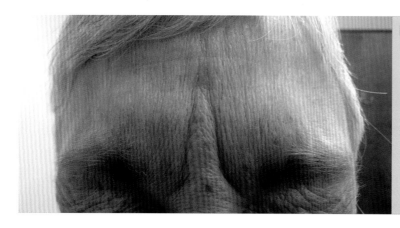

图7.9 皱眉肌的外侧注射点应在其真皮止点的内侧和瞳孔中线区域内

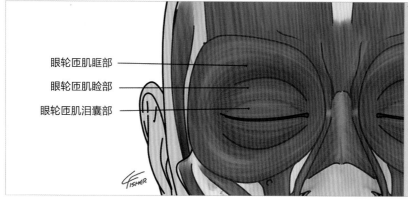

图7.10 眼轮匝肌分为眶部、睑部和泪囊部

眶部眼轮匝肌负责眼睑裂的强制闭合，这是一种有意识的眼睛保护机制。相比之下，睑部和泪囊部眼轮匝肌负责自然瞬目反射。睑部眼轮匝肌与下睑皮肤密切接触。正是由于微笑时肌肉的收缩产生了鱼尾纹、下睑纹等眼周动态皱纹。在患者的术前照片中可以看到睑裂的微微闭合（图7.11a）。患者左侧上、下睑的眼轮匝肌紧张，这块肌肉的收缩导致上睑下垂和下睑抬高，因此这个患者微笑时MRD-1（睑缘至角膜映光点距离）和MRD-2（下睑至角膜映光点距离）缩小（▶图7.11b）。对于该患者，通过向上睑眼轮匝肌内侧和外侧注射0.5U的Ona和向下睑眼轮匝肌瞳孔中线位置注射2U的Ona，取得了良好的效果（▶图7.11c）。注射时层次是真皮内注射，用不注射的手轻轻牵拉皮肤，同时让患者向下看，这样可以安全准确地注射。

在微笑和做动作时，眼轮匝肌收缩使眼裂变小，并在下睑形成类似"果冻卷"状的畸形，即下睑眼轮匝肌的收缩产生睫毛下皮肤隆起。它可以通过在瞳孔中线下3mm处的真皮内注射2U的Inco或Ona，或6U的Abo来改善。注射时，针的方向平行于眼睑边缘，而不是垂直于眼睑边缘。用另一只手将皮肤往外眼角方向拉紧，针尖置于瞳孔正下方，注射形成一个小小的皮丘即可（▶图7.12）。使用棉签将皮丘从外侧向内侧推动，使肉毒毒素均匀分布于整个肌肉。这样的注射方法也用于上睑。这3种肉毒毒素都可以用于这个位置的治疗，不过在矫正上睑下垂时，Ona或Inco更合适。相比之下，由于Abo的弥散程度更大，可能会导致其他并发症。这种治疗可以帮助减少肌肉过度收缩，并在休息和微笑时使眼裂更大（上下睑之间的距离），大的眼睛会带来更加天真机敏的外观。

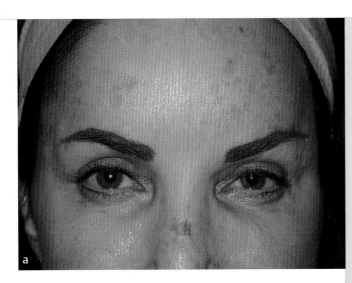

图7.11 a. 微笑时，眼轮匝肌收缩导致睑裂微微闭合，造成轻度上睑下垂和下睑抬高。b. 眼轮匝肌收缩导致上睑下垂，下睑抬高，使MRD-1（睑缘至角膜映光点距离）和MRD-2（下睑至角膜映光点距离）缩小。c. 将肉毒毒素应用于内侧的上睑眼轮匝肌和外侧的下睑眼轮匝肌，对MRD-1和MRD-2均有良好改善

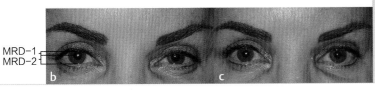

图7.12 "果冻卷"状畸形的注射技巧

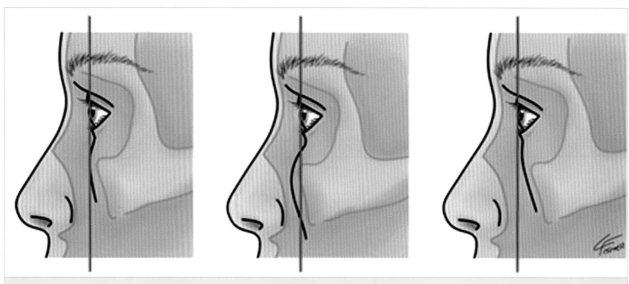

图7.13 面中矢量：画一条从角膜到颧隆起的线（从左到右：正常、阳性、阴性）

译者按：根据原著直译来的所谓"果冻卷"状下睑外观，即国人常谈及的卧蚕，由于审美差异，国内一般很少有求美者要求通过肉毒毒素注射来消除卧蚕，相反，临床工作中我们经常遇到要求用软组织填充剂注射出现更明显卧蚕的求美者。

当注射下睑眼轮匝肌时，需要评估患者的面中矢量。阴性患者指在正侧位时颧凸高点低于垂直于角膜并向下延伸的直线。对阴性患者注射该肌肉时造成眼睑收缩可能会使MRD-2增加。正常和阳性患者对这种注射方式的耐受性良好（▶图7.13）。注射卧蚕时要考虑的最后一种情况是本身就存在巩膜暴露（正常凝视时注射前照片MRD-2增加）。这些患者在注射后可能MRD-2增加更明显。

在注射下睑眼轮匝肌时需要特别谨慎，尤其是新手。过度治疗会影响闭眼能力，导致干眼症（干眼综合征）。因此术前应详细了解患者的病史，包括既往下睑手术史、干眼症史和面神经炎病史。注射前进行评估时有个简单的检查方法有助于确定患者是否适合这种注射。检查方法就是用食指向下牵拉下睑，观察下睑恢复到正常位置的速度。牵拉试验将眼睑直接从眼眶向前拉，如果下睑可以离开眼眶超过1cm，这可能表明内眦肌腱和或外眦肌腱松弛，该患者可能不是该区域注射的适应证。肉毒毒素治疗应谨慎选择患者，有下睑整容手术史、下睑皮肤或皮肤肌肉切除或由于过度光电操作降低下睑组织本身的弹性和张力的患者容易发生睑外翻（▶图7.14）。

在治疗鱼尾纹时，了解眼轮匝肌眶纤维的收缩范围是很重要的。这块较大的肌肉可延伸到眼眶外，形成鱼尾纹。当患者微笑时，要仔细地向他们解释颧骨上方脸颊与下睑之间的皱纹（译者按：国内称为下睑纹或者鸡爪纹）不能用肉毒毒素完全抑制使其消失，只能改善。医师只能放松眼眶外侧由眼轮匝肌收缩形成的鱼尾纹区域。

鱼尾纹的注射治疗区域是眶缘或眶缘外侧。明亮的光线和紧绷的皮肤有助于识别眶周静脉，从而有效减少淤青。应使用0.3mL，5/16" 31注射器，针尖背向眶缘进行注射，在皮内或皮下形成一个皮丘。治疗鱼尾纹的内侧注射标记点以眶骨为界，不可以在眶缘内注射，不然可能引起眼球外直肌麻痹，导致复视和/或斜视。鱼尾纹的治疗通常需要6~12U的Ona或Inco，或18~36U的Abo（每侧），在肌肉内的3~4个

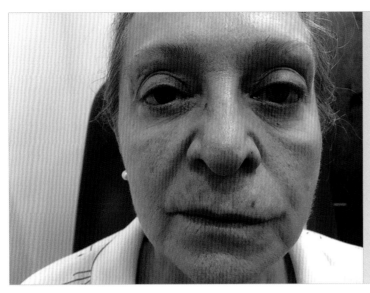

图7.14 肉毒毒素治疗后降低了已经受损的下睑的肌肉功能，导致下睑外翻

点均匀注射。

译者按：为了求美者术后表情更自然，每侧3~4个点的注射方式已经慢慢被多点微滴的注射方式替代，即单侧鱼尾纹注射点可以到7~15个。

在上面部使用肉毒毒素的另一个主要副作用是上睑下垂。据报道，注射后出现上睑下垂的发生率约为5%，但最近的研究表明，这种并发症的发生率降低了。上睑下垂可在注射后2周内发生。上睑下垂是肉毒毒素弥散到上睑提肌引起的。提上睑肌是唯一负责打开眼睑的肌肉，为了避免发生上睑下垂，注射应在眶上缘上方至少1cm处，且不应越过瞳孔中线。这种不良反应一旦发生，推荐使用0.5%Apraclonidine（Iopidine™）滴眼液缓解肉毒毒素引起的上睑下垂。Apraclonidine是一种α_2肾上腺素能激动剂，可使穆勒肌收缩，使上睑迅速上升1~3mm。另一种可用于上睑下垂的眼部制剂是Naphcon-A，它含有盐酸萘甲唑啉，也是一种α_2肾上腺素能激动剂。上睑下垂的患者可能会用额肌来补偿睁眼时的肌肉力量，因此额肌的过度治疗通常会暴露上睑下垂的症状。

当患者要求治疗注射肉毒毒素后还有的鱼尾纹时，医师首先要让患者了解面部不同动力区域之间的联系和区别。眼轮匝肌产生的鱼尾纹是可以通过放松眼轮匝肌眶部的肌肉纤维而解决的。下睑纹或者鸡爪纹区域形成的原因是患者做微笑等表情时大小颧肌收缩引起的。患者在接受肉毒毒素治疗后会对这个区域的皱纹更加关注。应该向患者解释这些皱纹可以通过注射低G'值的透明质酸改善皮肤的弹性、润泽度，并且可通过微量填充的方式来减少静态皱纹和动态皱纹。这在患者用药前后的照片中得到了最好的证明，如图7.15a、b所示。

眶部眼轮匝肌是微笑表情的附属肌肉。外侧下眼轮匝肌和颧大肌之间有着复杂的交错关系。这些肌肉在形成微笑表情时，对口腔联合以及口角上提起着至关重要的作用。当这个肌肉力量减弱时，微笑时的口角上扬会出现相对无力的情况。防止发生这种情况的方法是确保肉毒毒素的使用高于Frankfort水平线（▶图7.16），低于这条水平线进行注射会影响颧大肌，导致这种不良反应的发生。此外，这个区域注射的剂量也应该要谨慎。

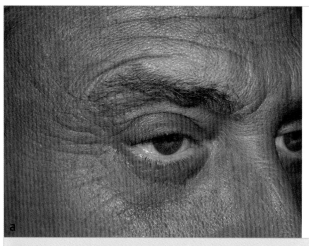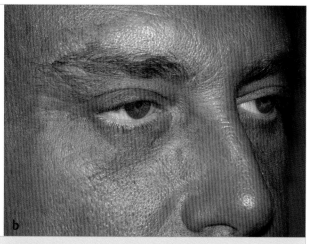

图7.15 a.治疗前鱼尾纹的静态皱纹和动态皱纹。b.注射低G'值透明质酸，增加皮肤的膨润，缓解鱼尾纹

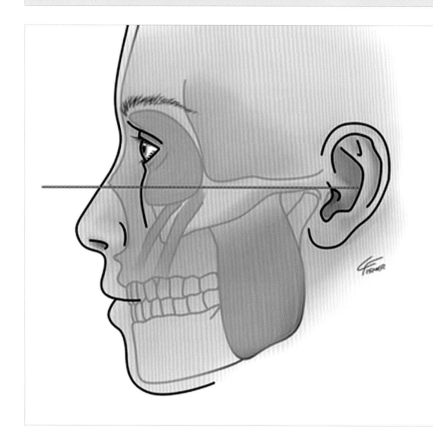

图7.16 Frankfort平面（外耳道最高点和眼眶最低点的连线）

肉毒毒素注射的疼痛通常是非常轻的，患者的舒适度取决于医师是否提供舒适和放松的注射体验。相比不含防腐剂的生理盐水而言，用含有防腐剂体系的生理盐水配制肉毒毒素带来的痛感要更小。含防腐剂的生理盐水含有苯甲醇，在注射时可作为麻醉剂。

译者按：国内通用的是不含防腐剂体系的生理盐水。译者本人既是一位微整形医师，也是一位长期注射肉毒毒素的求美者，本人认为推注肉毒毒素时的疼痛是非常明显而且是很难忍受的。因此建议为求美者进行肉毒毒素治疗时，提供外用局部麻醉乳膏进行表面麻醉是很有必要的。

掌握精准的肉毒毒素剂量是达成最优治疗效果的关键。Ultra-Fine Ⅱ是一个8mm（5/16"）、有硅胶涂层的、31G规格的短针，配有0.3mL胰岛素注射器，是将特定单位的肉毒毒素精确注射到对应肌肉组织的最佳用品。这种注射器的针头和连接处药品损耗也更小，锐利和精确的设计使注射更加准确和舒适。针尖在穿刺4~6次以内会保持锋利。肉毒毒素的剂量应分配到多个注射器中，以避免同一根针头的注射次数过多。

译者按：胰岛素注射器的针尖是和注射器一体化的，因此无法更换针头。不论是抽药还是注射都是一个针尖，所以需要控制这个胰岛素注射器的注射次数来保持注射时针尖的锋利程度。临床上我们更喜欢使用34G、4mm的可更换针头来进行肉毒毒素的除皱注射。

最后，闸门控制理论假设非疼痛性输入影响了疼痛输入的神经传导，因此可以通过轻轻按摩注射点附近的区域来减轻经皮穿刺的疼痛。肉毒毒素治疗上面部的总结见表7.1。

7.3 中面部

中面部定义为从颧弓和颧部隆凸到鼻唇沟的区域，是面部的一个常用填充剂改善美学特征的区域。肉毒毒素已经开始在这一区域的美学改善中发挥越来越重要的作用。首先要了解中面部的肌肉解剖结构，包括所有肌肉的起点和止点（▶图7.17）。此外，了解肌肉在皱纹的形成及面部表情动态不对称中的作用是至关重要的。面部肌肉组织的特点是它们基本上都起源于面部骨骼并止于面部真皮层。

中面部的肌肉包括鼻背肌、降鼻中隔肌和唇部上提肌群。从外侧到内侧的唇部提肌包括颧大肌、颧小肌、提口角肌、提上唇肌和提上唇鼻翼肌（▶图7.17）。颧大肌起源于颧骨隆凸并斜向下延伸，止于口角外侧肌腱联合处。口角外侧肌腱联合处是位于口裂外侧的一种复合结构，是一种肌纤维组织的小集合，它是多个面部肌肉的聚合止点，控制着口裂的运动与形态。注射这个区域肌肉的主要原因是微笑时口角不对称。提升上唇的主要肌肉是颧大肌和提上唇肌（中面部的一块深层肌肉）。唇部的主要降肌是降口角肌。治疗颧大肌注射2U的Ona或Inco，或3~6UAbo。一般注射点选择在颧大肌起点的颧外侧隆起下方。颧小肌起源于颧大肌内侧并止于上唇外侧复合体。颧小肌是产生露龈笑的主要原因。

还有一块影响上唇运动的肌肉是提上唇肌，起于上颌骨眶下缘即上颌骨额突，止于上唇并且与口轮匝肌交错。这块肌肉很少因为美容因素而被注射肉毒毒素抑制其活动。

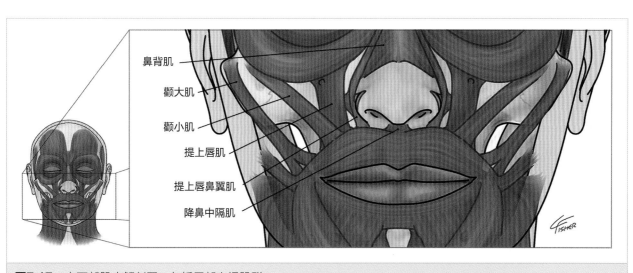

鼻背肌
颧大肌
颧小肌
提上唇肌
提上唇鼻翼肌
降鼻中隔肌

图7.17 中面部肌肉解剖图，包括唇部上提肌群

提上唇肌的内侧是提上唇鼻翼肌，它起源于眶缘，止于口轮匝肌，以及上唇的皮肤和黏膜。这块肌肉是上唇的主要提升肌肉。在眶下孔注射或者在鼻翼外侧注射这块肌肉都相对比较安全。提上唇鼻翼肌可以注射1~4U的Ona或Inco，或3~12U的Abo。注射提上唇鼻翼肌最主要的目的是改善露龈笑。

Rubin描述了患者最常出现的3种微笑。第一种是蒙娜丽莎式的微笑。在这种微笑中，颧大肌发挥了最大的作用，而且上唇位于上唇中央的上方。第二种微笑被称为露龈笑，这是由于提上唇肌和提上唇鼻翼肌的张力增加，微笑时对于嘴唇中部和上唇组织提升过多，暴露过多的上颌前牙唇侧牙龈所致。第三种微笑是最不常见的，包括上唇上抬和下唇下压，这样就可以看到完整的牙齿，因此被称为全假牙微笑。

最有可能引起露龈笑的肌肉是提上唇肌、提上唇肌鼻翼肌和颧小肌的少部分。提上唇鼻翼肌起源于上颌骨上方，并止于口轮匝肌的内侧，以及上唇内侧的皮肤和黏膜。它还会沿鼻翼边缘分出一部分肌肉，起到扩张鼻孔的作用。这块肌肉的注射点在鼻唇脂肪垫的顶端，大约在鼻翼沟外侧2mm处。另一个注射点可选择在该注射点外侧2mm处，用于抑制提上唇肌。Hwang等描述了另一种露龈笑注射点，称为Yonsei点。它位于一个三角形的中心，这个三角形是由提上唇肌、提上唇鼻翼肌和颧小肌组成的。我们取鼻翼外侧1cm处做垂线，并往下3cm标注，就是通常Yonsei点所处的位置。提上唇鼻翼肌注射剂量为1~2U的Ona或Inco，或3~6U的Abo。提上唇肌的注射剂量是2~4U的Ona或Inco，或6~12U的Abo。

有较深鼻唇沟的患者可以用填充剂改善，也可以在提上唇鼻翼肌内注射微量肉毒毒素。肉毒毒素对这块肌肉的作用可以持续大约6个月。注射剂量为1~2U的Ona或Inco，或3~6U的Abo。

不对称的微笑可以用肉毒毒素来恢复平衡。我们在图7.18a这个患者微笑时看到，提上唇鼻翼肌的高张力不仅在微笑时造成了上唇的不对称，而且还增加了鼻唇沟的深度，并使微笑时鼻翼扩张。医师了解中面部的肌肉之间微妙的关系是很重要的，尤其是这块肌肉。因为这样一次注射就能在脸上造成细微但重要的变化。在该患者中，当她在治疗前微笑时，我们可以看到3个具体问题（▶图7.18a）。单次注射后，露龈笑被矫正，左侧鼻唇沟深度改善，并且降低了左侧鼻孔的位置（▶图7.18b）。

随着年龄的增长，在微笑时，中面部的上内侧会出现典型的皱纹。它们是由颧大肌、颧小肌和颊肌等肌肉收缩形成的。注射这些肌肉非常容易出现不和谐的笑容。这些动态的浅表皱纹可以用光电及美塑的方法治疗，而肉毒毒素稀释以后微滴注射是美塑治疗的一部分。

中面部肌肉最后要讨论的肌肉是降鼻中隔肌。微笑时，这个肌肉使鼻尖下旋和上唇缩短。这块肌肉的作用也会在上唇的中部形成不美观的横向皱纹，它与口轮匝肌形成的口周纹垂直。这样的患者可通过注射3~6U的Ona或Inco，或9~18U的Abo来改善。注射点在鼻中隔的基底部，在鼻小柱–唇交界处。填充剂的注射可以进一步改善这种水平的皱纹，也可以通过在提上唇鼻翼肌的外侧注射得到进一步改善。用2~6U的Ona或Inco，或6~18U的Abo注射在降鼻中隔肌、鼻背肌鼻翼部分和提上唇鼻翼肌，可以看到微笑时患者的鼻尖下旋改善（▶图7.19）。

在鼻子处注射肉毒毒素的另一个独特的应用是解决鼻头肥大问题。呼吸时不自觉地鼓动鼻孔会使人产生潜在的愤怒、恐惧、疲惫、担忧或苦恼等负面微表情。这是由鼻翼和鼻翼内侧提上唇鼻翼肌的鼻翼部分引起的。治疗时可以使用4~10U的Ona或Inco，或12~30U的Abo，在每个鼻翼边缘的中心进行注射。如图7.20a、b所示，不自觉扩张鼻孔的患者效果最好。

肉毒毒素治疗中面部的总结见表7.2。

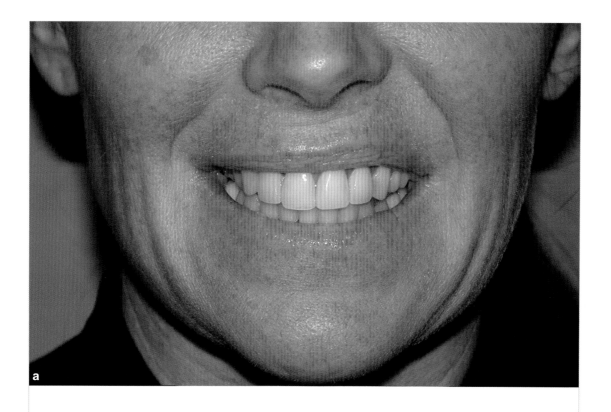

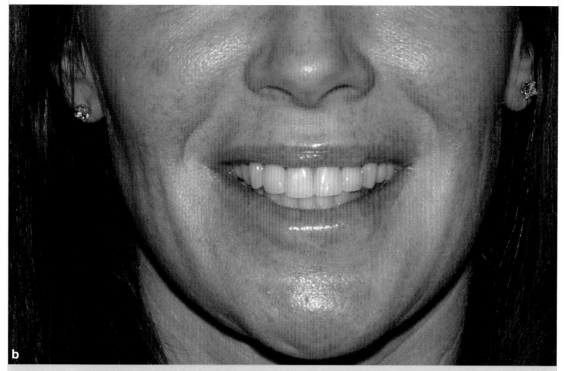

图7.18 a. 上唇的不对称，鼻唇沟深度的增加，以及由于左侧提上唇鼻翼肌高张力而向鼻孔扩张。b. 肉毒毒素治疗提上唇鼻翼肌的高张力后，上唇不对称、鼻唇沟深度和鼻孔扩张改善

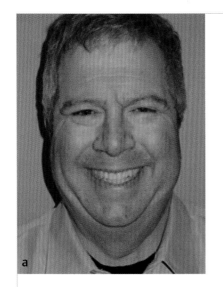

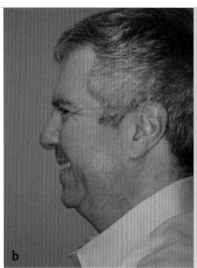

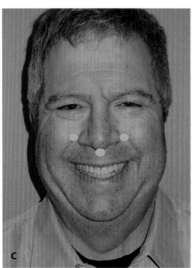

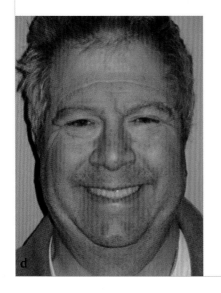

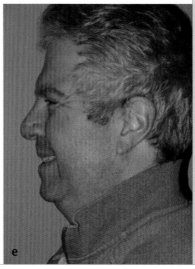

图7.19 a. 由于降鼻中隔肌高张力引起的微笑时鼻尖下旋和上唇缩短（正面视图）。b. 由于降鼻中隔肌高张力引起的微笑时鼻尖下旋和上唇缩短（侧视图）。c. 对于降鼻中隔肌，将肉毒毒素注入鼻中隔基部中线的鼻小柱–唇交界处，外侧注入提上唇鼻翼肌。d. 降低降鼻中隔肌肌肉力量以后改善鼻尖下旋（正面视图）。e. 降低降鼻中隔肌肌肉力量以后改善鼻尖下旋（侧视图）

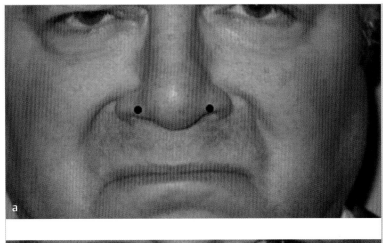

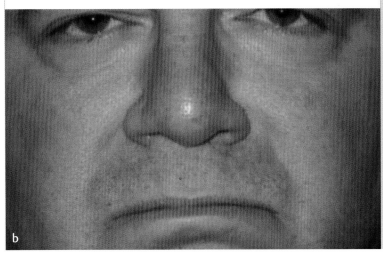

图7.20 a. 提上唇鼻翼肌鼻背部分引起鼻孔扩张。b. 在每个鼻翼边缘中点注射肉毒毒素改善鼻孔扩张

7.4 下面部

下面部已成为肉毒毒素治疗的热门和挑战性区域，肉毒毒素的治疗在减少面部体积和皱纹从而呈现年轻化改变中发挥着很大的作用。鉴于下面部负责口周的多种表情，因此事先了解下面部区域肌肉的复杂性是非常必要的（▶图7.21）。由于下面部肌肉的复杂性，肉毒毒素注射的失误是不能容忍的。了解下面部肌肉的起源、止点和作用，以及肉毒毒素的选择、点位和浓度对于获得预期的结果是至关重要的。由于"自拍一族"的出现，患者们对自己表情的不自然变得极度不能接受。注射后在这些图片上看到的任何变化或细微的异常，患者和他们的同伴都会仔细观察研究。

下面部的核心部分由口轮匝肌支配。口轮匝肌属于括约肌，产生向心运动，形成噘嘴、突起唇、闭嘴等动作。口轮匝肌也是表情肌的一个组成部分，它起于自身并止于自身，紧密与口唇皮肤和黏膜相连。重复的动作，如噘嘴、抽烟、用吸管喝水，肌肉力量传导到相应的皮肤表面，使皮肤产生规律性的褶皱。再加上光老化、软组织体积萎缩、上颌和下颌骨吸收等最终导致了口腔周围区域的老化特征。

应用肉毒毒素治疗口周纹非常有效。该技术包括在上唇使用3~4U的Ona或Inco，或9~12U的Abo，在下唇使用2U的Ona或Inco，或6U的Abo。注射在唇红黏膜皮肤交界的上方和下方各1mm，浅表注射形成皮丘就足够了。上唇在丘比特弓两侧各选择2个注射点，共4个注射点，下唇选择2个注射点，分别在两侧下唇结节下方（▶图7.22）。

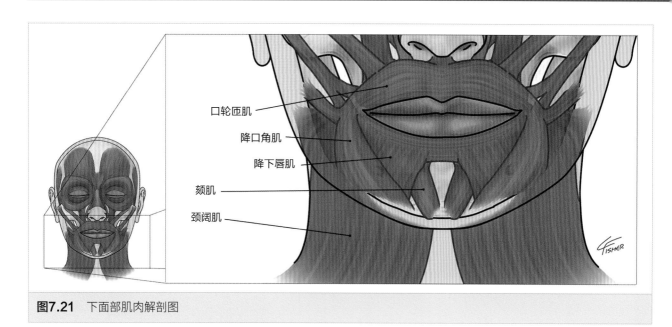

图7.21 下面部肌肉解剖图

图7.22 口周注射肉毒毒素——上唇注射4个注射点：丘比特弓两侧各注射2针；下唇注射2个注射点：中线两侧结节下方各注射1针

上唇和下唇同时注射的目的是保持噘嘴动作的相对对称性。单独注射上唇会导致上唇扁平，下唇收缩并起皱，这可能会让患者看上去很奇怪。当注射口周区域时，注射是非常浅的，而不是注射到较深的口轮匝肌。一旦影响深层的口轮匝肌可能导致肌肉的无力萎缩，从而导致口腔功能障碍。上唇注射点应该避开丘比特弓，不然可能会让唇峰扁平看起来没有吸引力。在距离唇红线1cm处不能注射肉毒毒素，主要是为了避免肉毒毒素弥散到提上唇肌，从而出现相关并发症。

注射口周区的另一个美学好处是放松口轮匝肌浅层纤维时唇部褶皱和动态吸烟纹有明显改善，并且使干黏膜暴露增加，从而使唇看起来微微外翻。图7.23a、b可以看到患者注射肉毒毒素前后唇部的变化。

和能提升上唇的肌肉力量相对的下拉下唇的肌肉产生向下拉动唇部组织的作用。这种正向和反向作用肌肉之间的相互精准而微妙的作用可使口周区域呈现多种多样的精彩表情。在这个章节中我们将讨论一下降口角肌、降下唇肌和颏肌，在颈部章节中我们还会讨论一下颈阔肌（ ▶图7.21 ）。

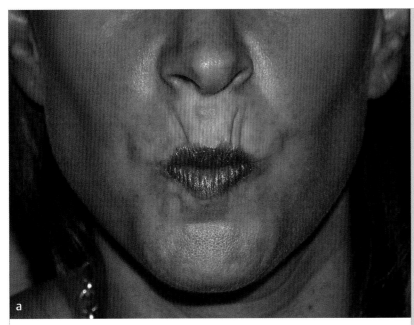

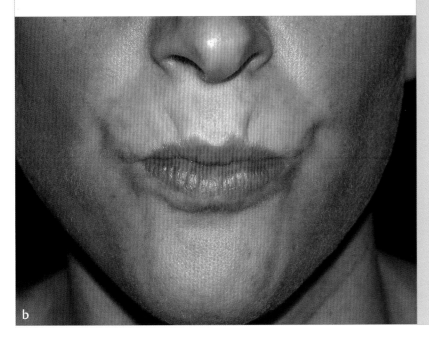

图7.23 a.由于口轮匝肌的浅层部分牵拉皮肤，口周皱纹加重，并伴有褶皱。b.使用肉毒毒素治疗的结果是放松口轮匝肌浅层纤维时，唇部褶皱和动态吸烟纹明显改善，并且使干黏膜暴露增加，使唇看起来微微外翻

　　降口角肌是一种独特的肌肉，起自颏孔附近的下颌骨下缘，两侧降下唇肌的肌纤维斜向前上逐渐靠拢并与口轮匝肌融合。可以造成木偶纹加深，下拉口角或形成括号纹。用肉毒毒素放松该肌肉后可以看到患者的变化（▶图7.24a治疗前静止状态；▶图7.24b治疗前动态；▶图7.24c注射点位选择；▶图7.24d治疗后静止状态；▶图7.24e治疗后动态）。

　　降口角肌的注射需要在多个点位进行。第一个注射点可以在口角外侧1cm再向下直接垂直1cm处（▶图7.25a）。第二个注射点是从鼻唇沟延伸到下颌骨下缘处，常在咬肌前缘前方5~10mm处作为注射点（▶图7.25b）。注射剂量为3~5U的Ona或Inco，或9~15U的Abo。这么选取注射点的目的是保证药物注射并弥散在降口角肌中心和外侧纤维，从而产生所需的效果。需要注意的是，位于降口角肌内侧的降下唇肌，如果药物弥散作用到降下唇肌，会出现微笑时口角㖞斜。如果发生这种情况，可以在对侧降下唇肌注射3~4U的Ona或Inco，或9~12U的Abo。注射点可以在未受影响的一侧下唇唇突下1cm处，原因是降下

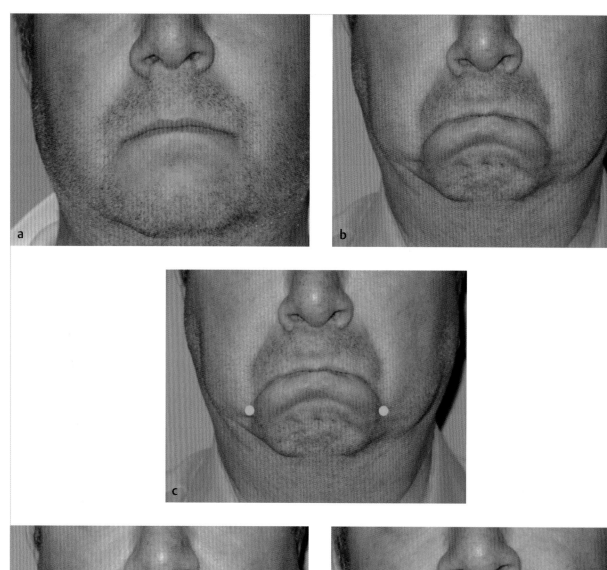

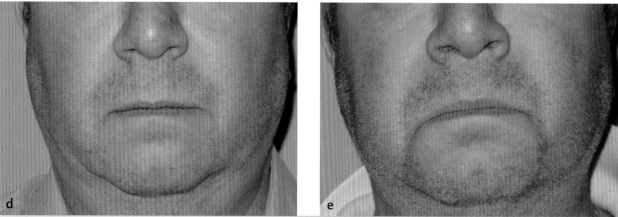

图7.24 a. 静态时降口角肌产生下拉嘴角的拉力。b. 动态时降口角肌作用产生下拉口角或形成括号纹。c. 在口角下方垂直1cm处注射肉毒毒素。d. 治疗后静态口角下拉的外观改善。e. 动态口角下拉和括号纹改善

唇肌在这里和口轮匝肌融合。在下面部注射肉毒毒素的有效率是十分不错的，但是需要谨慎使用，一旦出现弥散，容易造成不自然的口周表情，十分影响外观。填充剂注射在褶皱明显处，不仅能改善褶皱的深度，还能改善口周运动时的下面部形态。

在注射降口角肌和降下唇肌的时候，我们可以用手轻轻提起注射区域的皮肤（▶图7.25a、b），防止肉毒毒素进入口轮匝肌的深层，从而影响口腔运动。

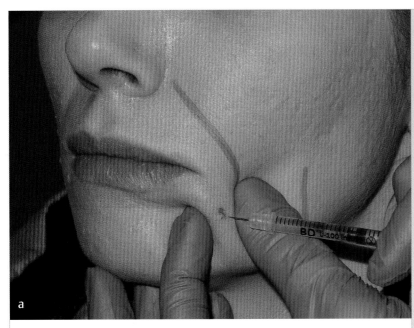

图7.25 a. 第一个注射点可以在口角外侧1cm再向下直接垂直1cm处。b. 第二个注射点是从鼻唇沟延伸到下颌骨下缘处，常在咬肌前缘前方5~10mm处作为注射点

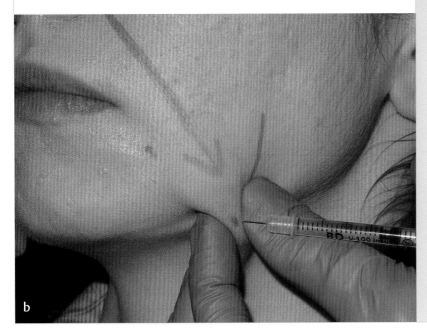

下一个经常为了美观而注射的肌肉是颏肌。这块肌肉可能由1个或2个肌腹组成，起自下颌骨侧切牙和中切牙的牙槽轭部，止于颏部皮肤。收缩时上提颏部皮肤，使下唇前送。颏肌力量过强时会在下颏处形成鹅卵石样皮肤，并且会使下颌看起来更后缩。噘嘴的时候，这个情况会更明显。颏肌注射可以在下颏正中线打一针，也可根据丘比特弓的两端所画的垂直线进行两点注射，正好在颏中点的两侧（▶图7.26）。

一般来说，颏肌注射可以在中线注射4～10U的Ona或Inco，或12～30U的Abo。如果选择在图7.26中所示的位置，用两个点位注射，则可以每个注射点注射4～5U的Ona或Inco，或12～15U的Abo。注射时针尖需要扎到骨膜上。在这几个注射点的上方和外侧注射或者药物弥散都有可能会抑制降下唇肌的活性，引起不对称的微笑。下颌部位原有的瘢痕或者其他原有形成的局部脂肪减少都可以使颏肌的收缩变化更明

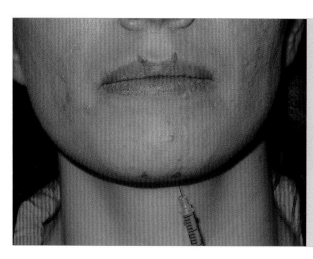

图7.26 颏肌注射点：由丘比特弓高点向下做垂直线，分别注射两点，分别位于颏肌中点的两侧

显，此时可以通过口周多肌肉联合治疗或者适当联合使用填充剂来改善（▶图7.27a、b）。

下一个要讨论的下面部肌肉是咬肌。咬肌位于下面部的侧面，肥厚的咬肌会让人看起来更男性化。但是往往更柔和的鹅蛋脸才是审美的主流标准。咬肌是参与咀嚼的主要肌肉，起自颧弓的下缘和内面，止于咬肌粗隆和下颌支的外面（▶图7.28）。使用肉毒毒素改变咬肌的大小是改善面部轮廓的重要方法。

咬肌肥大可能与咬合不全、颞下颌关节功能障碍或磨牙症有关，可能是单侧或双侧的。这种脸型下1/3的四四方方的样子使人看上去更有男子气概。这种情况在任何人种中都可以看到，但是在韩国女性中会更明显。

咬肌注射首先要明确咬肌范围。要患者咬牙时标记出咬肌注射的前界、后界和下界，上界是从耳垂到口角的连线。在这个略呈方形的注射区域内根据咬肌的大小注射3~4个点。图7.28和图7.29标记了这种注射方法。

译者按：咬肌的注射点可以根据求美者的咬肌范围和厚度来调整。咬肌范围比较大的可以多注射几个点，咬肌厚度很厚的可以分层注射，这样做的目的是减少发生蛙腮的可能性。译者有一个医师朋友，每次注射咬肌都出现蛙腮，后来译者给她打咬肌的时候单侧40U（配置1mL）注射了10个点，就没有出现蛙腮。我们分析是咬肌本身就是多头肌肉，这位医师朋友本身咬肌"头"就比较多，每个肌腹间的筋膜又比较厚，所以药物在其咬肌中的弥散比一般人要难，因此常规的3~5个注射点对她来说弥散得还是不够均匀。

注射时点位一定不可以超出上述范围。使用之前描述的0.3mL胰岛素注射器，注射时要求患者咬紧牙齿，咬肌的质地会比较坚硬，这样也有助于避免注射点位的偏移。在术前标记的注射区域范围内注射10~40U的Ona或Inco，或30~120U的Abo。患者在几周后可以复诊，以确定是否需要进一步注射。如果使用适当的剂量，咬肌效果可以持续6~9个月。伴有咬肌肥大的颞下颌关节（TMJ）紊乱症状的患者注射后可以缓解其相关症状。在咬肌前缘前注射可导致笑肌无力，微笑不对称，因此需要谨慎。患者治疗前后的对比图显示了治疗的效果（▶图7.30a、b）。

肉毒毒素治疗下面部的总结见▶表7.3。

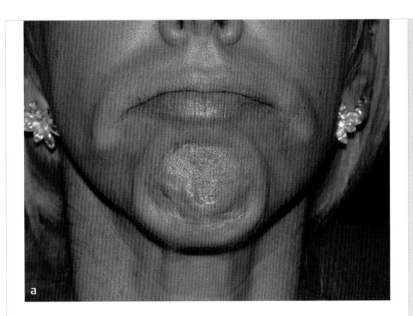

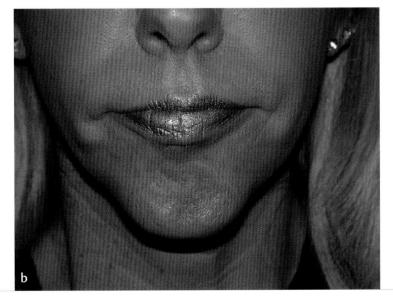

图7.27　a.患者治疗前，皮肤有鹅卵石样变化，以及明显的褶皱，外形不美观。b.肉毒毒素治疗注射后，不良外观得到明显改善

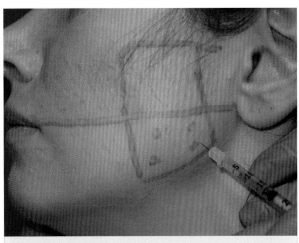

图7.28　咬肌从颧弓上的起点延伸到下颌支，建议在图示范围的类正方形区域内进行注射

图7.29　在患者身上标出的注射点，图示为在咬肌内注射肉毒毒素的安全方形区域

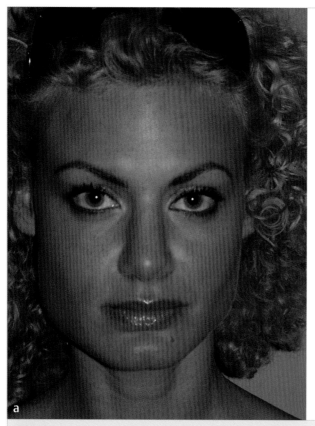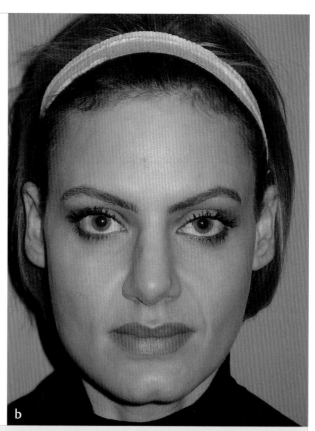

图7.30 a. 术前：咬肌肥大使脸的下颌角看起来呈四方形，呈男性化外观。b. 注射肉毒毒素治疗咬肌肥大后，颌骨和面部轮廓得到改善

7.5 颈部

颈部的主要肌肉是颈阔肌。颈阔肌的解剖，随着仔细的尸体解剖和拉皮手术术中观察已经十分清晰，特别是它的止点。颈阔肌是下唇向下的主要作用肌肉。颈阔肌对覆盖在下颌骨上的软组织产生向下的矢量拉力，因此导致了下颌骨边缘的模糊和紧张。颈阔肌的起源是三角肌和胸肌的筋膜，向内上方延伸并止于下颌骨，在外侧插入降口角肌、降下唇肌和下唇口轮匝肌。颈阔肌最外侧的部分止于表浅肌肉腱膜系统（SMAS），并有一个重要的部分延伸到中面部。这一解剖结构不同于最初我们认为的那样，这个对颈阔肌止点的新了解，尤其是对侧方颈阔肌插入点的认识，有助于帮助确定Nefertiti提升术的策略与最终的结果。通过注射垂直的颈阔肌带，向上进入下颌骨，同时沿着下颌骨的阴影注射，这样就可以将覆盖下颌骨的软组织的向下矢量弱化，即侧面的颈阔肌和中面部提肌形成一个向上的向量，从而呈现更紧实好看的下颌轮廓。可以沿颈阔肌垂直带每1.5cm注射2.5U的Ona或Inco，或7.5U的Abo（▶图7.31）。在颈阔肌收缩时通常出现多条束带，每一条都需要被注射。注射颈阔肌内侧的好处是可以呈现一个更好看的颈部曲线。

注射颈阔肌束时，最好提起固定颈阔肌条索并斜向进针注射，以防止肉毒毒素向颈部深层肌肉扩散（▶图7.31）。不适当的注射技术或肉毒毒素的剂量过量（大于50U的Ona或Inco，或150U的Abo）可能造成吞咽困难和发音困难。下颌缘注射时需沿下颌骨边界每相距1.5cm一个注射点，最内侧的点需要在之前描述的降口角肌注射点的外侧。用肉毒毒素成功治疗颈阔肌束效果如图7.32a、b所示。

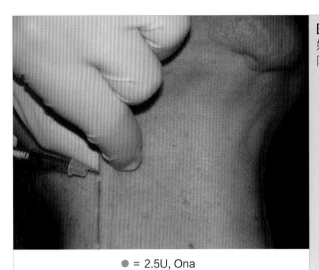

图7.31 颈阔肌注射技术，沿颈阔肌带每2cm注射1个点，最好以食指与拇指捏住颈阔肌带，针尖垂直进针进行注射，以防止药物扩散至颈阔肌深层

● = 2.5U, Ona

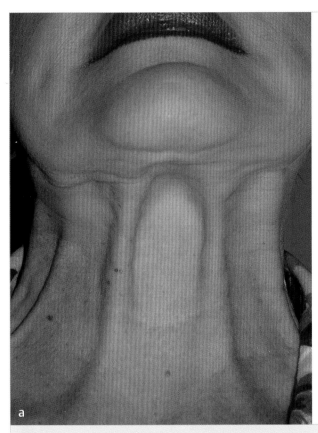
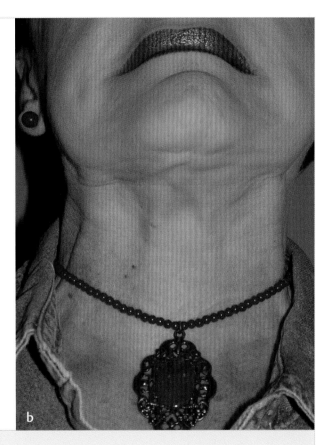

图7.32 a.颈阔肌条索注射术前。b.肉毒毒素注射后效果

　　医源性颈阔肌条索可能在颈部治疗后形成。吸脂、拉皮，以及脱氧胆酸（Kybella™）的使用可能会导致颈部颈阔肌前脂肪减少后颈阔肌带状条索暴露。患者应在颈阔肌治疗2周后复查，以排除由于未治疗的颈阔肌引发新的条索。

　　译者按：Kybella™是一种脂肪细胞溶解药物，适用于治疗成年人中度至重度的颏下脂肪堆积，FDA2015年批准其允许使用于颏下。在后续章节中会有介绍。

颈纹是很难处理的一种皱纹，呈现出多条相对平行、横贯颈部的弯曲折痕。一般建议使用肉毒毒素配合低交联度的透明质酸联合治疗，皮肤紧实技术也可以联合应用。从颈部中线沿颈纹向胸锁乳突肌内侧边缘方向每个点注射1U的Ona或Inco，或3U的Abo，辅以填充剂注射。

译者按：国内"嗨体"1.5mL配合2.5mL应用于颈纹治疗的效果还是非常不错的，联合热玛吉等光电设备收紧颈部皮肤可以使效果更加显著。译者主编的辽宁科学技术出版社出版的《热玛吉抗衰操作指南》一书中有详细说明。

肉毒毒素治疗颈部的总结见表7.4。

鸣谢

感谢Casey Fisher，他为本章绘制了图表。

参考文献

[1] Kerscher M, Roll S, Becker A, Wigger-Alberti W. Comparison of the spread of three botulinum toxin type A preparations. Arch Dermatol Res. 2012; 304 155–161.

[2] Bentivoglio AR, Del Grande A, Petracca M, Ialongo T, Ricciardi L. Clinical diffferences between botulinum neurotoxin type A and B. Toxicon. 2015; 107(Pt A):77–84.

[3] Yalçınkaya E, Cingi C, Söken H, Ulusoy S, Muluk NB. Aesthetic analysis of the ideal eyebrow shape and position. Eur Arch Otorhinolaryngol. 2016; 273(2):305–310.

[4] CohenJL, Ozog DM, Porto DA. Botulinum toxins: cosmetic and clinical applications. Hoboken: John Wiley & Son; 2017.

[5] https://www.accessdata.fda.gov/drugsatfda_docs/label/2017/ 103000s5302lbl.pdf.

[6] Alam M, Dover JS, Klein AW, Arndt KA. Botulinum a exotoxin for hyperfunctiOnal facial lines: where not to inject. Arch Dermatol. 2002; 138(9):1180–1185.

[7] Sundaram H. Brow-Shaping Enhancement with Botulinum Neurotoxin Type A. Medscape Education Dermatology. https:// www.medscape.org/viewarticle/738431.

[8] Beer JI, Sieber DA, Scheuer JF, 3rd, Greco TM. Three-dimensiOnal facial anatomy: structure and function as it relates to injectable neuromodulators and soft tissue fillers. Plast Reconstr Surg Glob Open. 2016; 4 12 Suppl Anatomy and Safety in Cosmetic Medicine: Cosmetic Bootcamp:e1175.

[9] TongJ, PatelBC. Anatomy, head and neck, eye orbicularis oculi muscle. In: StatPearls. Treasure Island (FL): StatPearls Publishing; 2018,https://www.ncbi.nlm.nih.gov/books/NBK441907/.

[10] McClellan WT, Seckel BR. Non-surgical rejuvenation of the aging face. In: Weinzweig J, ed. Plastic Surgery Secrets Plus. 2nd ed. Mosby, 2010, pp. 579–584,http://www.sciencedirect.com/science/article/pii/B9780323034708000892.

[11] Redaelli A, Forte R. How to avoid brow ptosis after forehead treatment with botulinum toxin. J Cosmet Laser Ther. 2003; 5(3–4):220–222.

[12] Klein AW. Contraindications and complications with the use of botulinum toxin. Clin Dermatol. 2004; 22(1):66–75.

[13] Scheinfeld N. The use of apraclonidine eyedrops to treat ptosis after the administration of botulinum toxin to the upper face. Dermatol Online J. 2005; 11(1):9.

[14] Matarasso SL, Matarasso A. Treatment guidelines for botulinum toxin type A for the periocular region and a report on partial upper lip ptosis following injections to the lateral canthal rhytids. Plast Reconstr Surg. 2001; 108(1):208–214, discussion 215–217.

[15] Allen SB, Goldenberg NA. Pain diffference associated with injection of AbobotulinumtoxinA reconstituted with preserved saline and preservative-free saline: a prospective, randomized, side-by-side, double-blind study. Dermatol Surg. 2012;38(6):867–870.

[16] Flynn TC, Carruthers A, Carruthers J. Surgical pearl: the use of the Ultra-Fine II short needle 0.3-cc insulin syringe for botulinum toxin injections. J Am Acad Dermatol. 2002; 46(6): 931–933.

[17] Rubin LR. The anatomy of a smile: its importance in the treatment of facial paralysis. Plast Reconstr Surg. 1974; 53(4): 384–387.

[18] Hwang WS, Hur MS, Hu KS, et al. Surface anatomy of the lip elevator muscles for the treatment of gummy smile using botulinum toxin. Angle Orthod. 2009; 79(1):70–77.

[19] Kane MA. The effect of botulinum toxin injections on the nasolabial fold. Plast Reconstr Surg. 2003; 112(5) Suppl:66S– 72S, discussion 73S–74S.

[20] Atamoros FP. Botulinum toxin in the lower one third of the face. Clin Dermatol. 2003; 21(6):505–512.

[21] Rohrich RJ, Huynh B, Muzafffar AR, Adams WP, Jr, Robinson JB, Jr. Importance of the depressor septi nasi muscle in rhinoplasty: anatomic study and clinical application. Plast Reconstr Surg. 2000; 105(1):376–383, discussion 384–388.

[22] Levy PM. The 'Nefertiti lift': a new technique for specific recontouring of the jawline. J Cosmet Laser Ther. 2007; 9(4): 249–252.

8 脱氧胆酸

Aubriana M. McEvoy, Basia Michalski, and Rachel L. Kyllo

摘要

脱氧胆酸是一种脂肪细胞溶解剂，是美国食品和药物监督管理局（FDA）批准的用于改善中度至重度成年人颏下脂肪的注射药物。过多的面部脂肪会导致面部衰老，进而影响社交行为、自信和整体吸引力。在5个Ⅲ期双盲临床试验中研究了合成脱氧胆酸（ATX-101）的安全性和有效性。注射部位的反应，如疼痛、肿胀和淤青是常见的副作用，常规的处理方法是冰敷和应用非甾体抗炎药。严重的并发症，如下颌神经损伤或吞咽困难很少发生，通过详细的术前评估和良好的注射技术可以将其最小化。

关键词： 脱氧胆酸；颏下脂肪；脂肪溶解；下颌神经损伤

8.1 产品描述

8.1.1 简介

过度明显的颏下脂肪（SMF）和模糊的下颌缘使面部看起来明显松垂，影响社交行为、自信和整体吸引力。SMF并不一定是由于肥胖产生的，而是老化导致的脂肪分布异常而呈现出来的结构。由于SMF是脂肪、皮肤和软组织弹性下降等多因素的联合作用产生的，很难仅通过饮食和规律运动来治疗。减少SMF的外科手术包括吸脂术和下颌曲线成形术，这些手术方法一般都有较长的恢复时间和潜在的术后出血、血肿、疼痛和感染等并发症。2015年，FDA批准合成脱氧胆酸（ATX-101）用于注射治疗SMF。在北美洲和欧洲进行的5个Ⅲ期双盲临床试验中，使用脱氧胆酸注射到颏下脂肪中，与安慰剂相比，SMF明显减少。患者和医师都报告了治疗后SMF的主观和客观改善。

8.1.2 作用机制

脱氧胆酸是一种由肠道细菌产生的胆汁酸，它可以将肠道内的脂肪乳化。ATX-101是一种合成的脱氧胆酸，用于皮下注射损伤脂肪细胞膜导致脂肪细胞溶解或脂肪细胞破坏。注射到颏下脂肪后，局部炎症反应清除破碎脂肪细胞，刺激成纤维细胞，促进胶原蛋白再生，促进软组织收紧和改善颏缘曲线。鉴于这种皮下注射的炎症机制，患者可能会出现明显水肿和炎症反应。

8.2 优化疗效和避免并发症

8.2.1 临床试验

注射脱氧胆酸治疗SMF已经在多个Ⅲ期临床试验中进行了研究，包括在北美洲进行的REFINE-1和REFINE-2（ClinicalTrials.gov编号：NCT01542034、NCT01546142）。在这些试验中根据临床医师评估的量表、患者感受和磁共振成像，以及卡尺测量等客观评估脱氧胆酸在颏下脂肪改善严重程度方面有统计学意义和临床意义。改善结果如图8.1所示。REFINE试验的3年随访数据表明：大多数结果（即75%的患者的颏下厚度减少25%和皮肤松弛程度不变或改善）保持不变。在实验研究中没有发现不可预计的安全问题报道。

8.2.2 选择理想患者

选择合适的患者进行该治疗对于减少并发症和保证优质结果是很重要的。在术前评估的时候需要从多个方面和角度进行颏下区域整体观察分析。非常重要的一点是确定颈阔肌外脂肪、颈阔肌下脂肪和皮肤松弛的程度。皮肤过度松弛或颈阔肌条索较强的患者不建议进行该治疗，原因是这些患者去除颏下脂肪可能加剧皮肤松弛或使颈阔肌条索更加明显。另外一点就是颈阔肌下更深层次的脂肪是不可以用脱氧胆酸进行治疗的。

确定患者是脱氧胆酸的适应证人选后还需要教育患者，脱氧胆酸治疗是需要进行疗程式治疗的。

8.2.3 颏下脂肪评估

在注射脱氧胆酸之前，必须对颏下脂肪进行单独评估。适当的脂肪厚度（相对于过度松弛的皮肤或其他原因的SMF）可以减少损伤周围神经、唾液腺和肌肉的风险，并增加患者对术后的满意度。有些人可能有深入到颈阔肌下的颏下脂肪，这部分人不建议用脱氧胆酸进行治疗。

术前评估颏下脂肪的方法：医师应在患者直立位和仰卧位时观察患者（▶表8.1）。如果下颌曲线模糊是由颏下脂肪引起的，这两个体位时下颌曲线变化不是很大，与之相反，如果站立的时候下颌曲线模糊钝化更明显，说明皮肤松弛对这个位置的曲线影响更大（▶图8.2）。为了更好地确定颏下脂肪和颈阔肌的相关位置层次，医师可以在患者做鬼脸或吞咽时捏一下颏下脂肪。

8.2.4 注射技术

为了降低并发症的发生风险，应识别和标记颈阔肌前脂肪区域。颈阔肌前脂肪的上缘是下颌骨、外侧缘为胸锁乳突肌、下缘为舌骨（▶图8.3、图8.4）。非常重要的是，必须标记"无治疗区"，以避免损伤下颌神经。"无治疗区"包括下颌骨下缘以下1~1.5cm范围内和下颌骨以上区域。

在注射之前，可以先标记治疗区域。治疗区域内的皮肤应该是可以相对活动，有弹性并且可以被提起来的。在治疗区域内每间隔1cm选择一个注射点。注射时针头垂直扎入皮肤，但是要避免注射过深，损

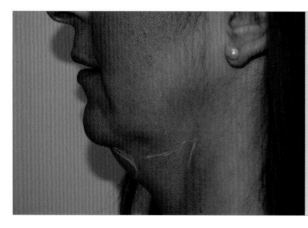

图8.1 临床试验结果：在随机、双盲临床试验中，脱氧胆酸注射可显著减少颏下脂肪并改善下颌曲线模糊（This image is provided courtesy of Dr Paul J. Carniol.）

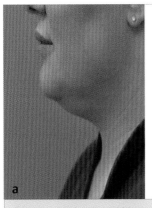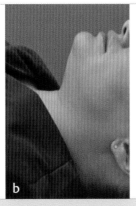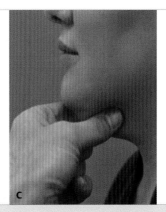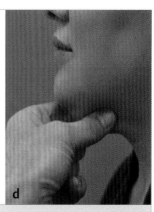

图8.2 评估颈阔肌前颏下脂肪的方法：在注射脱氧胆酸之前，医师应观察患者直立位和仰卧位时的状态。在两种体位下颏下脂肪下颌部饱满程度基本没有区别。为了最好地鉴别颏下脂肪与颈阔肌的相关位置层次，医师可以在患者做鬼脸或吞咽的时候捏住颏下脂肪（Photo credit: Marc Pacifico 2019.）

表8.1 以最大限度地提高脱氧胆酸注射有效率的术前评估方法

术前评估	技巧	目的
足够的脂肪厚度	捏住颏下区域，然后要求患者绷紧颈阔肌或做"鬼脸"，评估真皮层和颈阔肌之间的皮下脂肪	颈阔肌前脂肪不足可能增加周围组织如下颌神经损伤的风险，并可能造成术后美容效果不佳。有些人的颏下脂肪深入颈阔肌，这部分的脂肪不能用脱氧胆酸治疗
皮肤松弛	临床试验采用颏下皮肤松弛分级（SMSLG）量表（1 = 无，4 = 严重）。排除标准包括：① SMSLG 分级为 4 级。②存在以下解剖特征：主要的颈阔肌下脂肪、颈部或下巴区域皮肤松弛、有显著的颈阔肌条索	严重皮肤松弛会增加术后满意率不佳的风险
甲状腺肿大	正常的甲状腺位于气管前外侧的甲状软骨之下。肿大的甲状腺通常向外生长，导致下颏区域和颈部看起来粗大	筛查患者的因素引发的下颏区域肥大，因为不是所有的患者都适合进行脱氧胆酸注射
颈部淋巴结肿大	检查颏下、下颌下和颈部淋巴结有无肿大或压痛	筛查患者的因素引发的下颏区域粗大，为避免组织损伤，脱氧胆酸不应注射在唾液腺、淋巴结和肌肉内或接近下颌骨骨缘（1~1.5cm）处
抗凝血剂	收集患者术前 10 天内的既往史、用药史、保健品使用情况，包括阿司匹林、慢性非甾体抗炎药（包含 COX–2 抑制剂）、维生素 E、鱼油和中成药及膳食补充剂，如银杏叶、圣约翰草和人参	在治疗部位可能会出现过血明显或淤青
既往颈部或面部手术	收集可能改变治疗区域内解剖结构的侵入性手术或头颈部创伤的完整病史	改变的解剖结构可能会增加周围结构损伤的风险
吞咽困难	收集完整的既往病史，以评估当前或先前吞咽困难史	既往有吞咽困难病史的患者不建议使用脱氧胆酸，因为脱氧胆酸可能会加重病情
年龄	患者年龄应在 18~65 岁	对 18 岁以下或 65 岁以上患者的安全性和有效性尚未确定
传染病	检查面部、头部和颈部是否有传染病感染的迹象	在注射部位存在感染时，注射是禁忌的
怀孕或哺乳	收集完整的月经记录	目前还没有关于孕妇或哺乳期妇女注射脱氧胆酸的充分和良好的对照研究，以告知药物相关的风险

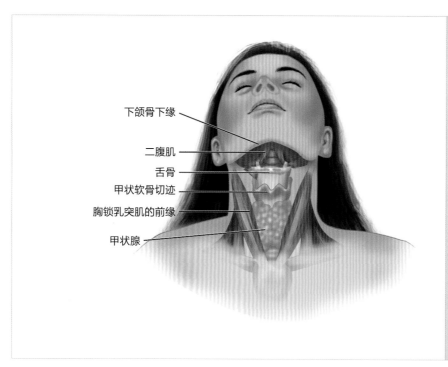

图8.3 脱氧胆酸注射的标志。颈下间隙的颈前脂肪上方与下颌骨相邻，外侧与胸锁乳突肌相邻，下方与舌骨相邻

下颌骨下缘

二腹肌

舌骨

甲状软骨切迹

胸锁乳突肌的前缘

甲状腺

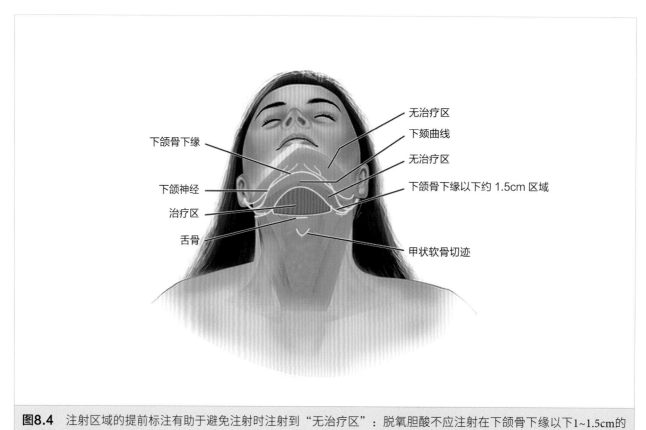

无治疗区

下颌曲线

无治疗区

下颌骨下缘以下约 1.5cm 区域

下颌骨下缘

下颌神经

治疗区

舌骨

甲状软骨切迹

图8.4 注射区域的提前标注有助于避免注射时注射到"无治疗区"：脱氧胆酸不应注射在下颌骨下缘以下1~1.5cm的范围内和下颌骨下缘以上

伤颈阔肌下的神经组织。如果在推注时感觉到阻力，则有可能入针太浅，针尖还在真皮层，或者入针太深，进入了颈阔肌肌肉。为了避免损伤颈阔肌深面的神经，一旦发现阻力，最好拔针重新入针，确定深度和层次。每次推注前建议回抽，避免药物直接注入血管。

要实现明确的颏下脂肪减少，可能需要多次治疗。每次治疗至少间隔4周，每次治疗最多注射50位点（10mL）。剂量或者疗程不足都可能引起疗效不佳。如果注射部位在注射后变硬，则应推迟后续注射。

8.2.5　常见并发症

最常见的并发症（5%~10%的患者）是疼痛（53.3%~84.6%）、血肿（70.0%~72.9%）、水肿/肿胀（37.4%~67.8%）、麻痹（47.9%~66.9%）、红斑（6.5%~40.5%）、硬结或结节（10.0%~28.3%）、瘙痒（8.6%~16.3%）和感觉异常（0~14.7%）。这些并发症在治疗组比安慰剂组更常见。大多数注射部位并发症都是短暂的（<30天），但有些持续时间较长：麻痹（中位数为62天）和结节形成（中位数为101天）。如果并发症按轻度SMF与重度SMF进行区分，淤伤、水肿、麻痹、肿胀、瘙痒、结节和红斑在较严重SMF患者中发生率较高。自从FDA批准脱氧胆酸用于注射治疗SMF以来，很少有相关文献讨论如何减少注射部位并发症。布洛芬预用药或提前注射肾上腺素和缓冲利多卡因可减轻疼痛和淤伤。注射后，应适度冰敷，以减轻肿胀。

8.2.6　并发症：神经损伤

在脱氧胆酸注射的临床试验中，0.9%~4.3%的受试者发生了暂时性神经损伤事件，并在4~115天内完全恢复。下颌神经损伤和"假性下颌神经损伤"已有报道。这条神经的走行变化比较多，它可以位于下颌骨下缘的前面，但是在尸体解剖中发现大约1/5的人下颌神经可能位于下颌骨下缘下1~2cm处。脱氧胆酸注射到下颌边缘神经时，会引起髓鞘损伤。下颌神经损伤会导致降下唇肌功能降低，从而导致不对称的微笑（▶图8.5）。

8.2.7　并发症：皮肤溃疡坏死

脱氧胆酸注射部位皮肤溃疡（▶图8.6）在临床试验和病例报道中均有发生，但确切的发生率未见报道。这种坏死会导致瘢痕。皮肤立即变白、剧烈疼痛和网状图案的淤青/红斑是这类并发症的早期迹象。溃疡和坏死被认为是注射过浅造成的。在1例病例中，不慎注入动脉后，溃疡和坏死作为晚期并发症发生。脱氧胆酸的体外研究表明，它主要作为一种细胞溶解剂可以引起非特异性细胞裂解，因此需要谨慎

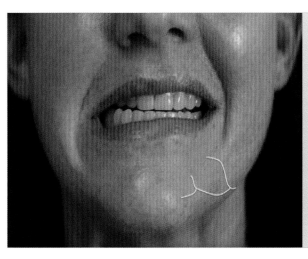

图8.5　下颌神经损伤导致不对称微笑。下颌神经损伤导致降下唇肌功能下降，引起不对称的微笑（Source: Sorenson E, Chesnut C. Marginal Mandibular Versus Pseudo-Marginal Mandibular Nerve Injury With Submandibular Deoxycholic Acid Injection. Dermatol Surg. 2018 May;44（5）:733–735.）

的注射态度和良好的注射技术。如果脱氧胆酸注射后发生皮肤溃疡，患者应使用凡士林或二甲硅油基软膏或水胶体敷料进行积极伤口护理3~4周。一旦皮肤重新愈合，可以考虑进行激光治疗，以改善该区域色素沉着或瘢痕的外观。

8.2.8 并发症：吞咽困难

在应用脱氧胆酸注射治疗SMF的临床试验中，1.6%~2.5%的患者出现吞咽困难。在所有报道的病例中，吞咽困难均可自愈，平均持续时间为2.5~4天。临床试验的经验表明，有吞咽困难病史的患者或者目前吞咽困难的患者在脱氧胆酸治疗后病情恶化的风险可能会增加，因此，应该对患者彻底筛查有无此症状，防止吞咽困难因颏下脂肪注射而加剧。

8.2.9 并发症：毛发脱落

有多个案例报道脱氧胆酸注射部位男性胡须脱落。在文献中这些报道的病例确实可以自行改善。目前尚不清楚注射部位毛发脱落是暂时性的还是永久性的。有一个病例报道：对脱发区域的组织学检查发现毛发静止期、退行期延长，并提出由脱氧胆酸引起的局部炎症导致毛发脱落。男性患者应充分了解这一可能的副作用。目前尚未提出有效治疗方法（▶图8.7）。

8.3 早期发现并发症

在脱氧胆酸注射时和注射后应立即观察治疗区域是否有早期淤青或过度出血。要求患者微笑，并仔细评估微笑是否不对称。在患者离开前，应就注射部位的正常反应（轻度至中度红斑、水肿、麻痹、疼痛）进行术后告知。应严格审查发生副作用的可能性，包括剧烈疼痛、严重肿胀/水肿、发热、出血、新的或恶化的吞咽困难。

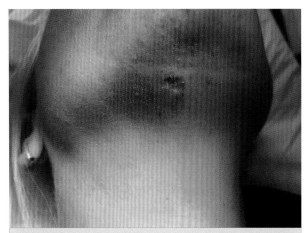

图8.6 脱氧胆酸注射后溃疡。脱氧胆酸注射部位的皮肤溃疡在临床试验和病例报道中并不多见，这是由于注射过于浅表所致（Source：Lindgren AL, Welsh KM. Inadvertent intra-arterial injection of deoxycholic acid: A case report and proposed protocol for treatment. Journal of Cosmetic Dermatology. 2019.）

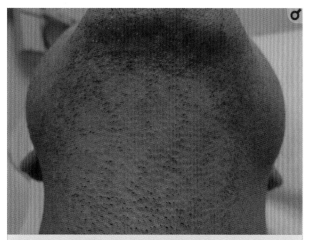

图8.7 注射部位毛发减少。少数男性患者在脱氧胆酸注射后出现胡子脱落（Source：Souyoul S, Gioe O, Emerson A, Hooper DO. Alopecia after injection of ATX-101 for reduction of submental fat. JAAD Case Reports. 2017.）

8.4 并发症治疗

表8.2总结了与脱氧胆酸注射相关的主要并发症、避免方法和治疗建议。管理并发症最关键是在手术前设定合理的患者预期。例如，绝大多数患者都会发生注射并发症，通常为轻度至中度反应，并在30天内解决。一位有大量使用脱氧胆酸注射治疗SMF经验的医师说，她的患者中100%都有注射并发症。该过程和副作用是可以接受的，常用的措施如布洛芬、利多卡因和冰敷疗法对处理一些注射并发症是有效的。其他严重不良反应，包括下颌神经损伤、吞咽困难、皮肤溃疡和毛发脱落，通常是自限性的，没有相关的治疗建议。

8.5 总结

综上所述，脱氧胆酸注射治疗是一种相对安全有效的治疗SMF的方法。详细评估颏下脂肪，掌握正确的注射技术，选择合适的患者可以最大限度地降低并发症的发生风险，最大限度地提高满意度。

表8.2 脱氧胆酸注射相关不良反应汇总

并发症	发生概率	规避方法	治疗
疼痛、水肿/肿胀	疼痛：在临床试验中高达84.6% 在一项Ⅲb期研究中，疼痛峰值出现在治疗后的1~5min内 水肿/肿胀：在临床试验中高达67.8%	术前使用布洛芬（或类似药物）、局部应用利多卡因和注射利多卡因可帮助缓解症状	布洛芬（或类似药物）通常能有效缓解术后疼痛 治疗后继续冰敷
淤青	在临床试验中高达72.9%	已知使用处方药物或非处方抗凝血剂（阿司匹林等）停用≥10天 建议预先注射含有肾上腺素的利多卡因，以减少淤青	如果发生淤青，使用脉冲染料激光和其他激光可以帮助驱散淤青 译者说："东方神药"马应龙麝香痔疮膏的效果也很不错，而且使用方便、价格便宜
神经损伤导致不对称的微笑	在临床试验中，0.9%~4.3%的受试者神经损伤事件是暂时的，在4~115天后症状完全消失	仔细规划治疗区域，规避常见并发症中描述的"无治疗区"。只注射到皮下脂肪组织（不要注射到颈阔肌或更深的部位），避免注射于消瘦、颈阔肌萎缩或既往颈部/面部手术患者	临床试验中报道的所有神经损伤病例都是自限性的（持续时间1~298天，平均44天）。可以考虑使用布洛芬或强的松，但尚未对此进行研究
吞咽困难	在临床试验中，1.6%~2.5%的患者出现吞咽困难	完善现病史和既往史，包括吞咽和其他任何问题	在临床试验中，吞咽困难在所有报道的病例中都是可以自愈的，平均持续时间为2.5~4天
皮肤溃疡	已有报道病例 确切的发病率目前尚不清楚	避免注射太浅（进入真皮）	伤口护理并延迟/停止进一步注射，直到完全愈合
注射部位毛发脱落	已有报道病例 确切的发病率目前尚不清楚	目前没有预防方法。男性患者必须充分了解这种可能发生的副作用	目前还没有相关治疗方法

参考文献

[1]   Baumann L, Shridharani SM, Humphrey S, Gallagher CJ. PersOnal (self) perceptions of submental fat among adults in the United States. Dermatol Surg. 2019; 45(1):124–130.

[2]   Raveendran SS, Anthony DJ, Ion L. An anatomic basis for volumetric evaluation of the neck. Aesthet Surg J. 2012; 32(6): 685–691.

[3]   Thomas WW, Bloom JD. Neck contouring and treatment of submental adiposity. J Drugs Dermatol. 2017; 16(1):54–57.

[4]   Koehler J. Complications of neck liposuction and submentoplasty. Oral Maxillofac Surg Clin North Am. 2009; 21(1): 43–52, vi.

[5]   Kybella (deoxycholic acid) injection [package insert]. 2018;https://www.accessdata.fda.gov/drugsatfda_docs/label/2018/ 206333s001lbl.pdf. Accessed November, 2019.

[6]   Belkyra (deoxycholic acid injection) [product monograph]. http://allerganweb-cdn-prod.azureedge. Accessed November, 2019.

[7]   US Food and Drug Administration. FDA approves treatment for fat below chin. 2015; https://www.fda.gov/newsevents/ newroom/ pressannouncements/ucm444978.htm. Accessed November, 2019.

[8]   Ascher B, Hoffmann K, Walker P, Lippert S, Wollina U, Havlickova B. Efficacy, patient-reported outcomes and safety profile of ATX-101 (deoxycholic acid), an injectable drug for the reduction of unwanted submental fat: results from a phase III, randomized, placebo-controlled study. J Eur Acad Dermatol Venereol. 2014; 28(12):1707–1715.

[9]   Jones DH, Carruthers J, Joseph JH, et al. REFINE-1, a multicenter, randomized, double-blind, placebo-controlled, phase 3 trial with ATX-101: an injectable drug for submental fat reduction. Dermatol Surg. 2016; 42(1):38–49.

[10] Rzany B, Griffiths T, Walker P, Lippert S, McDiarmid J, Havlickova B. Reduction of unwanted submental fat with ATX-101 (deoxycholic acid), an adipocytolytic injectable treatment: results from a phase III, randomized, placebocontrolled study. Br J Dermatol. 2014; 170(2):445–453.

[11] McDiarmid J, Ruiz JB, Lee D, Lippert S, Hartisch C, Havlickova B. Results from a pooled analysis of two European, randomized, placebo-controlled, phase 3 studies of ATX-101 for the pharmacologic reduction of excess submental fat. Aesthetic Plast Surg. 2014; 38(5):849–860.

[12] Humphrey S, Sykes J, Kantor J, et al. ATX-101 for reduction of submental fat: a phase III randomized controlled trial. J Am Acad Dermatol. 2016; 75(4):788–797.e7.

[13] Glogau RG, Glaser DA, Callender VD, et al. A double-blind, placebo-controlled, phase 3b study of ATX-101 for reduction of mild or extreme submental fat. Dermatol Surg. 2019; 45 (12):1531–1541.

[14] Humphrey SB, Ashish CB, Green LJ, et al. Improvements in submental fat achieved with the use of ATX-101 (deoxycholic acid injection) are maintained over time: three-year followup data from the phase 3 REFINE trials. J Am Acad Dermatol. 2019; 79(3):AB163.

[15] Deeks ED. Deoxycholic acid: a review in submental fat contouring. Am J Clin Dermatol. 2016; 17(6):701–707.

[16] Duncan D, Rotunda AM. Injectable therapies for localized fat loss: state of the art. Clin Plast Surg. 2011; 38(3):489–501, vii.

[17] Rotunda AM, Suzuki H, Moy RL, Kolodney MS. Detergent effects of sodium deoxycholate are a major feature of an injectable phosphatidylcholine formulation used for localized fat dissolution. Dermatol Surg. 2004; 30(7):1001–1008.

[18] Rotunda AM. Injectable treatments for adipose tissue: terminology, mechanism, and tissue interaction. Lasers Surg Med. 2009; 41(10):714–720.

[19] Thuangtong R, Bentow JJ, Knopp K, Mahmood NA, David NE, Kolodney MS. Tissue-selective effects of injected deoxycholate. Dermatol Surg. 2010; 36(6):899–908.

[20] Saedi N, Rad J. Injectable fat-reducing therapies: fat reduction. In: Orringer J, Murad A, Dover J, eds. Body Shaping: Skin Fat Cellulite. Procedures in Cosmetic Dermatology Series, vol. 91;2014.

[21] BologniaJ, SchafferJV, CerroniL. Dermatology. 4th edition. Philadelphia, PA: Elsevier; 2018: Clinical Key.

[22] Jones DH, Kenkel JM, Fagien S, et al. Proper technique for administration of ATX-101 (deoxycholic acid injection): insights from an injection practicum and roundtable discussion. Dermatol Surg. 2016; 42 suppl 1:S275–S281.

[23] Shamban AT. Noninvasive submental fat compartment treatment. Plast Reconstr Surg Glob Open. 2016; 4(12) Suppl Anatomy and Safety in Cosmetic Medicine: Cosmetic Bootcamp:e1155.

[24] Dunican KC, Patel DK. Deoxycholic acid (ATX-101) for reduction of submental fat. Ann Pharmacother. 2016; 50(10):855–861.

[25] Renaut A, Orlin W, Ammar A, Pogrel MA. Distribution of submental fat in relationship to the platysma muscle. Oral Surg Oral Med Oral Pathol. 1994; 77(5):442–445.

[26] PacificoM. Treating the submental area. Aesthet J 2019.

[27] Biopharmaceuticals USFaDAK. Kybella Package Insert. Drugs@FDA: FDA-Approved Drugs. Reference ID: 4208989. FDA Drug Databases 2018.

[28] Ross DS. Clinical presentation and evaluation of goiter in adults. In: Cooper DSM, Jean E, ed. UpToDate. UpToDate, Waltham, MA. Accessed December 5th, 2019.

[29] Fagien S, McChesney P, Subramanian M, Jones DH. Prevention and management of injection-related adverse effects in facial aesthetics: considerations for ATX-101 (deoxycholic acid injection) treatment. Dermatol Surg. 2016; 42 Suppl 1:S300–S304.

[30] Sorenson E, Chesnut C. Marginal mandibular versus pseudomarginal mandibular nerve injury with submandibular deoxycholic acid injection. Dermatol Surg. 2018; 44(5):733–735.

[31] Sachdev D, Mohammadi T, Fabi SG. Deoxycholic acid-induced skin necrosis: prevention and management. Dermatol Surg. 2018; 44(7):1037–1039.

[32] Humphrey S. Management of patient experience with ATX101 (deoxycholic acid injection) for reduction of submental fat. Dermatol Surg. 2016; 42(12):1397–1398 References 95 © 2021. Thieme. All rights reserved.| 28.09.20 - 15:48.

[33] Dover JS, Kenkel JM, Carruthers A, et al. Management of patient experience with ATX-101 (deoxycholic acid injection) for reduction of submental fat. Dermatol Surg. 2016; 42 Suppl 1: S288–S299.

[34] Blandford AD, Ansari W, Young JM, et al. Deoxycholic acid and the marginal mandibular nerve: a cadaver study. Aesthetic Plast Surg. 2018; 42(5):1394–1398.

[35] Ellenbogen R. Pseudo-paralysis of the mandibular branch of the facial nerve after platysmal face-lift operation. Plast Reconstr Surg. 1979; 63(3):364–368.

[36] Lindgren AL, Welsh KM. Inadvertent intra-arterial injection of deoxycholic acid: a case report and proposed protocol for treatment. J Cosmet Dermatol. 2019.

[37] Grady B, Porphirio F, Rokhsar C. Submental alopecia at deoxycholic acid injection site. Dermatol Surg. 2017; 43 (8):1105–1108.

[38] Souyoul S, Gioe O, Emerson A, Hooper DO. Alopecia after injection of ATX-101 for reduction of submental fat. JAAD Case Rep. 2017; 3(3):250–252.

[39] Sebaratnam DF, Wong XL, Kim L, Cheung K. Alopecia following deoxycholic acid treatment for submental adiposity. JAMA Facial Plast Surg. 2019; 21(6):571–572.

[40] Karen JK, Hale EK, Geronemus RG. A simple solution to the common problem of ecchymosis. Arch Dermatol. 2010; 146 (1):94–95.

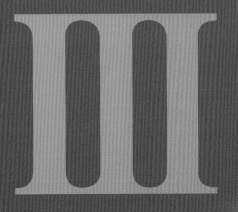

译者高能预警：

　　基于人种的肤色差异，本部分内所有关于激光能量、激光治疗方式的选择，尤其是深度化学焕肤、激光焕肤、大面积完全剥脱性激光治疗等方法，译者仅对编者团队的经验做出翻译，并不推荐中国的皮肤激光、微整形和整形外科医师在亚洲人身上使用同类治疗。但编者团队为了降低激光等高能设备的不良反应做出的一些总结性的经验从原则和方向上是无比正确的，请各位读者在阅读时谨记人种、肤色与肤质的差异，明智地筛选其中对我们临床工作有帮助的经验进行参考。

9 激光焕肤

E. Victor Ross

摘要

面部微创手术虽然总体上是安全的，但也极易出现并发症和副作用。而且其中一些不好的结果本质上与操作人员是否有失误无关，是客观上无法避免的。但是，对局部解剖结构的良好理解、对治疗创伤的各种有效干预，可以减少发生短期和长期并发症的可能性。

关键词：并发症；微创；面部；激光；射频；安全

9.1 引言

在过去的30年里，许多能量设备被引入医学美容领域。其中非常重要的一点是此类高能能量在局部解剖环境中发挥的作用。在应用能量源时，操作人员应尽可能可视化其能量的去向，以及对局部组织的直接影响。在能量–组织相互作用中，组织温度可以快速升高，然而，冷却速度却较慢，因此同一区域的叠加脉冲将导致局部温度快速升高，并可能带来灾难性后果。另一方面，在用单脉冲的短脉冲黄光激光照射皮肤的红色区域时，只有红色局部目标会变热，因此严重过度治疗的可能性变小。事实上，激光皮肤治疗的最佳效果取决于对特定目标的冷却和加热的精细化。每一位使用激光的医师应时刻对此抱有敬畏之心：皮肤，特别是面部皮肤，虽可以承受一定程度的热负荷，但超过该温度阈值后，往往会出现灾难性后果。

如今随着技术日渐成熟，要成为一名明智的激光医师还需要了解射频（RF）和超声波能量的细微差别。为了保持安全，治疗医师必须在皮肤表面治疗目标的实时评估中保持警惕。对于更深层次的治疗靶点，操作人员必须准确预测组织加热的定位和时间。在下面的章节中，我们将介绍能量–组织相互作用的要点，以提高面部皮肤的安全性，并将并发症的发生率降至最低。

9.2 最大限度地提高激光器和其他能量设备的安全性的要点

面部皮肤厚度各不相同。皮肤的3个组成部分是表皮、真皮和皮下脂肪。表皮厚度相当恒定，但眼睑皮肤除外，眼睑皮肤的所有3种成分都比非眼睑皮肤薄得多。

应根据其加热位置对大多数设备进行研究（▶图9.1）。我们可以根据相对加热深度，以及它们是选择性的还是非选择性的（选择性被定义为该激光能量优先针对基于"靶色基"如黑色素或血红蛋白等更微小的结构进行选择性加热）来进行区分（▶图9.2）。

大多数点阵激光和其他表面加热系统都是非选择性的，与刚刚提到的选择性设备相反，它们的目标是基于微光束接触的、相对应的皮肤组织空间几何形状。选择性还取决于皮肤暴露于光束的时间，以及是否使用大光斑（>1mm）或脉冲光束。

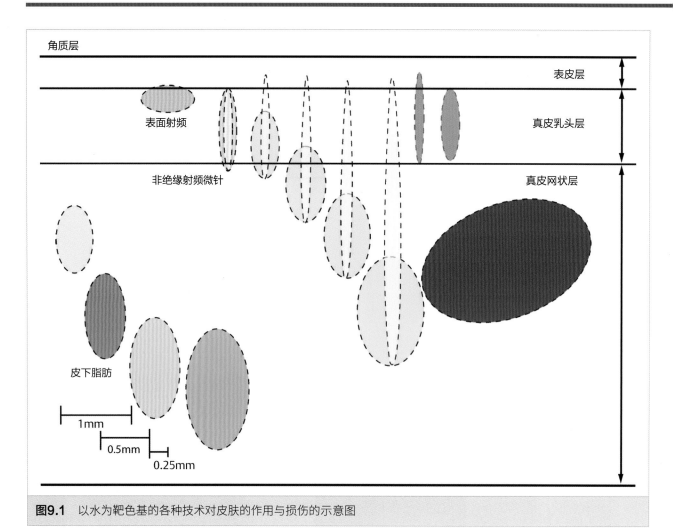

图9.1 以水为靶色基的各种技术对皮肤的作用与损伤的示意图

图9.2 以皮肤中的血红蛋白和黑色素为靶色基（This image is provided courtesy of Dr. Paul J. Carniol.）

9.3 使用穿透力较弱的激光器和能量设备时最大限度地提高安全性的要点

- 可视化术区。
- 关注皮肤表面的反应。
- 如有必要，使用放大镜来观测皮肤反馈。
- 避免在术区进行大量加热。
- 如有过度加热征象，迅速进行表面冷却。

9.4 点阵激光系统

大多数点阵激光最多只能穿透约1mm的深度，即使多次通过，也不太可能造成任何神经或灾难性血管损伤。最主要的危险是下面部和耳前区的薄皮肤过热，在这些区域应使用较低的能量密度和深度。

点阵激光的一个细微差别是，治疗是按术前预设的能量参数进行的，而不是以观测皮肤终点反应进行的。严重、即刻的水疱或组织立即极度收缩，极大地提示了操作人员应当注意潜在的过度治疗；还有一个容易被忽略的关键点是，要监测点阵激光实际造成的微束密度是否与设备上显示的微束密度一致。这些观察应在治疗区域进行表面冷却的背景下进行。一般来说，将激光能量分散作用于更大面积的组织上可以带来更好的组织冷却效果，因为能量之间会有更长的时间间隔帮助组织散热。例如，在治疗面颊上的局部瘢痕时，如果在局部小片瘢痕上快速作用4~5次，皮肤就没有机会冷却而过热，并且可能引起水疱产生（▶图9.3，面部激光治疗引起的水疱）。一般来说，随着激光治疗深度和能量密度的增加，相关副作用发生的概率会更高。此外，基于表面到体积的参数，更小的点阵激光微束光斑直径比大光斑直径更加容易冷却。

9.4.1 非剥脱性点阵激光系统

与CO_2和铒钇铝石榴石（Er：YAG）激光器相比，非剥脱性点阵激光系统包含的波长被水吸收的能

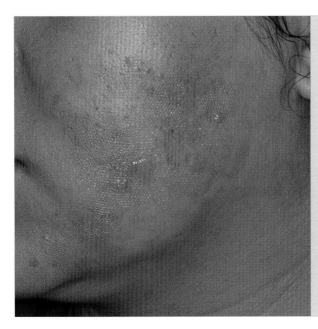

图9.3 非剥脱性点阵激光在小面积皮肤上快速反复治疗引起组织过热而产生水疱

力较差。与剥脱性点阵激光一样，非剥脱性点阵激光最主要的危险是扫描脉冲间距太近，或脉冲之间的组织冷却不足。临床上还有很多包含了（水）高吸收与低吸收的混合波长的激光器，比如1550nm和1927nm，以及1470nm和2940nm。在已经存在黄褐斑的区域，任何使表皮温度快速升高的激光，无论是剥脱性的还是非剥脱性的，都可能使黄褐斑病情恶化。

使用点阵激光时，操作医师必须了解设备的细微差别，以确保安全。这些设备大多有3个核心参数：能量密度（决定微创深度）、点间距（相邻激光创伤点之间的间距或单位面积内的创伤点密度）和相邻脉冲之间的脉冲间隔时间。初学者进行操作时，应从这3个参数的较低值开始，并在条件允许的情况下酌情增加。许多激光器也将覆盖率（创伤点面积与单位治疗面积的比率）作为参数之一。不同激光设备制造商所参考的测定方式与计算公式有所不同，因而操作医师应谨慎参考这些数值。例如，某台CO_2点阵激光在仪器界面上显示单微光束能量70mJ，密度50%，而在使用另一台CO_2激光器达到相同的临床终点反应时，在该机器上显示的能量密度和覆盖率可能仅分别只有30mJ与20%。如果操作医师没能根据特定系统的细微差别适应性地进行调整，可能会造成瘢痕（▶图9.4）。

9.4.2 微针和射频微针

许多微针与美塑治疗已经被应用于皮肤面部年轻化很长时间。单独进行美塑治疗（无论是使用手动滚针还是其他电动微针/水光设备），对大部分求美者的皮肤都比较友好，无论是使用富含血小板的血浆（PRP）还是其他经过批准的美塑产品，该过程都极少出现严重不良反应。临床观察常报道的不良反应是

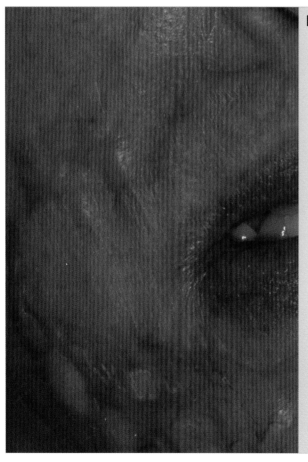

图9.4 剥脱性点阵激光治疗后产生的瘢痕（治疗参数不明）

微针在皮肤上拖拽产生的针轨痕迹，需引起操作者注意。最严重的并发症往往与将非无菌的外用产品注入真皮有关。一些供应商主张使用微针美塑的方式，将其生产的并不符合体内使用标准的外用品，促渗进入活体皮肤。我们需要对这些产品产生警惕之心，对于非注射级别的产品，感染和肉芽肿反应的发生风险确实是增加的。最合乎安全标准的方法就是，仅仅使用被批准使用的注射剂产品。

射频微针的机械损伤往往分为较深的"柱状损伤带"（600～3500μm）或较浅的"楔形损伤带"（50～500μm）（▶图9.5）。目前，全美有超过15种此类射频微针设备。在典型的射频微针设备中，往往在每平方厘米的单位面积内配置25~49根微针方阵，这些微针同时被设备推入皮肤并在停留50ms至4s后回缩。因为射频与组织的热作用原理，其损伤带除了机械损伤外，还有热损伤，损伤带的尺寸从非常细小的"楔形"或"圆柱形"（直径100μm，深度400μm，沙粒大小）到较大的"米粒状"，其损伤带大小取决于针长、脉宽，以及针的类型（绝缘或非绝缘）。

很多人对点阵激光是否对真皮软组织填充剂有影响表示担忧，但大部分填充剂填充的深度都被证明远远深于点阵激光等激光能量设备能达到的垂直深度。最近也有一些临床数据显示，较深的射频微针治疗有可能会对填充剂的体积造成影响，其中Weiss等表示较深的射频微针装置会影响一些浅层填充的透明

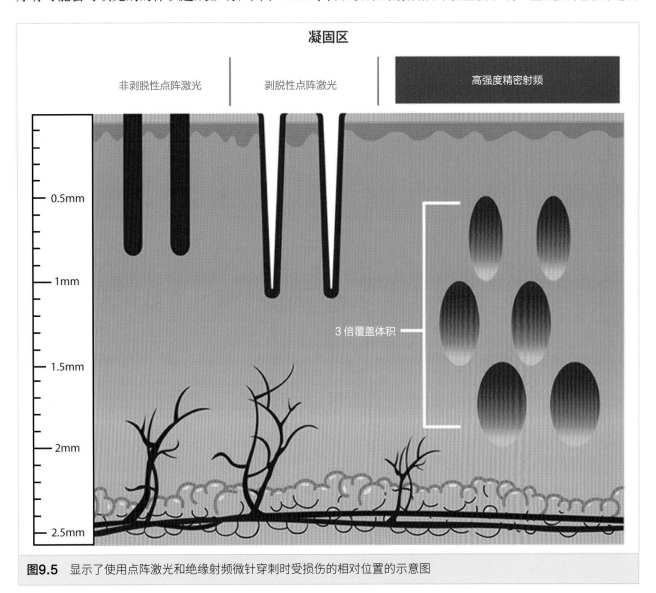

图9.5 显示了使用点阵激光和绝缘射频微针穿刺时受损伤的相对位置的示意图

质酸（HA）填充剂。然而，基于组织容量基础，点阵激光设备不太可能"溶解"填充剂，从而引起面部轮廓改变。

9.5 非点阵的剥脱性治疗

非点阵的剥脱性激光器已经在皮肤科临床应用了超过25年（视频9.1）。根据具体应用目的与局部解剖特点的不同，Er∶YAG激光与CO_2激光最初常用的损伤深度为120~400μm。在治疗过程中，密切注意皮肤的表面反应，可以避免大多数并发症。当使用CO_2激光时，在损伤的总深度（剥脱深度+热损伤深度）<100μm的情况下，求美者通常能良好地耐受，创面可以在10天以内完成再上皮化，除非是感染、接受过放射治疗或有其他系统性基础疾病的皮肤。不良反应的发生往往与治疗深度过深有很大的关系。最有可能发生延迟愈合的部位是侧面部和面颊下侧，这些区域皮肤的厚度、质地与颈部皮肤相近（▶图9.6）。使用CO_2激光，如果要避免色素减退和纹理改变这种最常见的长期并发症（▶图9.7），在前额、侧面部与面颊下侧尽量避免多次能量叠加。越往面部中间区域，对能量与深度的耐受会越强。一般来说，在口周等更加耐受能量的区域，非点阵式剥脱性激光可以进行更高程度的治疗。有很多研究对治疗过程中是否需要擦除激光治疗中被碳化的部分组织焦痂进行了讨论，多次研究都探讨了连续脉冲之间擦拭的作用，最近的一次是Niamtu的研究。他发现，擦拭或不擦拭对于不良反应的发生概率并没有明显差异，

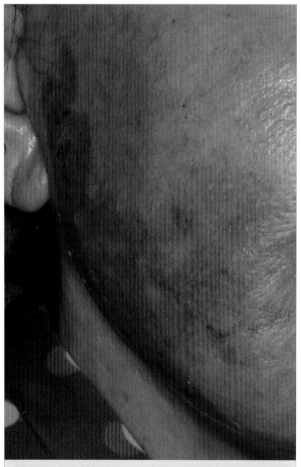

图9.6 完全剥脱性激光术后侧面部及颊中央区域延迟愈合（激光术后10天）

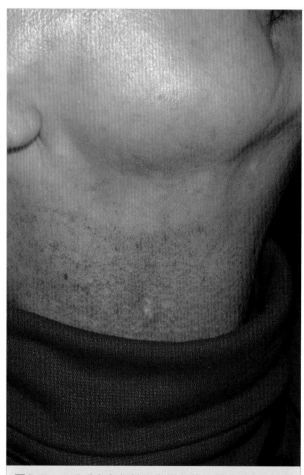

图9.7 日晒后光老化并呈古铜色的Ⅱ型皮肤在CO_2激光完全剥脱治疗后，面颊下侧与上颈部出现的长期色素减退

但可能因为这些变性的皮肤组织可以充当生物敷料，当保留这些组织时可以加速其创面的恢复。

像Niamtu博士一样，我们发现口周对完全剥脱性激光（无论是CO_2激光还是Er∶YAG激光）有其非常独特的反应。这是个非常不幸的事实，那就是在面部其他区域，点阵或非点阵剥脱性激光都在年轻化方面取得了不错的表现，但无论是使用点阵的还是非点阵的Er∶YAG激光或CO_2激光进行剥脱焕肤，即使是以6~8周的间隔进行5~6次治疗，在口周年轻化的板块上也并不能取得令人满意的结果。如果回顾过去25年来关于面部年轻化的文献，就会发现，数据表明，口周区域的皱纹有一个非常明显的损伤深度阈值，低于这个阈值的单一治疗结果通常是令人失望的，尤其是与弹性蛋白日光性变性相关的严重的口周皱纹。

对于眶周皱纹与额头皱纹来说，肉毒毒素比激光或射频等高能设备更有优势。但还是有许多求美者和患者相比起定期注射肉毒毒素或者定期进行填充来说，更加愿意选择使用激光来治疗皱纹，维持皮肤年轻状态。真诚坦率地与求美者进行设备、肉毒毒素、填充剂之间优劣关系的探讨，帮助他们认识到联合治疗时带来的互补优势，往往能够帮助求美者或者患者不再固执己见。减少对某单一干预措施的过度依赖也有助于帮助我们降低不良反应发生的总体风险。

对于Er∶YAG激光来说，其剥脱的组织总量与光的通过深度和通过量成正比。因而，我们可以以相对来说较为恒定的$3~4\mu m/(J\cdot cm^2)$为基准单次剥脱深度，可以由操作遍数乘以单次剥脱深度来计算出损伤的总深度。一些设备公司将组织渗血作为非点阵剥脱性铒激光的治疗终点。然而我们的经验是，以是否渗血作为治疗终点是不够准确的，因为光与组织之间的相互作用存在着很大的个体差异，例如面部毛细血管扩张的患者可能很快就出现渗血，而面部红肿较轻的患者在相同的剥脱深度下出血可能更少。而且，临床上那些更容易出血的患者（比如正在服用阿司匹林），剥脱深度一旦到达真皮，就会出现非常明显的渗血，以至于影响激光治疗进一步的剥脱深度，所以使用更长脉冲的Er∶YAG激光可以通过增加一些凝血治疗来减少出血。此外，在数遍治疗后可以局部使用凝血酶喷雾剂，以减少出血，以便可以达到更深的剥脱深度。

市场上还有一种相对较新的设备是氦等离子体（J等离子体），它使用RF激发氦气。流速、射频功率和操作人员手持手具的移动速度都决定了表面的热损伤程度。尽管该类设备被称为冷等离子体，但因为自由电子的能量转移到皮肤表面，该反应本质上仍是热的。制造商声称，与CO_2激光器和其他技术相比，其安全性更高，但与其他任何能量-组织相互作用的效应一样，该设备在临床使用中也已经观察到组织过热的不良反应（▶图9.8）。

9.6　最大限度地提高眼周区域安全的要点

眼周区域的安全性非常重要，必须根据眼球和周围组织的显微解剖特征考虑激光能量的分布。

此区域发生的不良反应大部分是由于保护不足或对加热分布与皮肤表面的空间和时间关系认识不足所致（▶图9.9）。

最大允许曝光量（MPE）是指被认为安全的光源的最高功率密度或能量密度（单位：W/cm^2或J/cm^2），造成损坏的可能性可以忽略不计。对于1064nm调Q激光器而言，这些值往往最小，其中短脉冲激光对视网膜的影响比长脉冲激光更大。

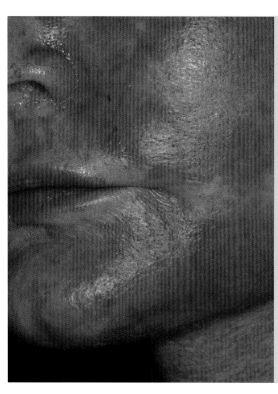

图9.8 面颊氦等离子体治疗3个月后，出现严重红斑、轻度瘢痕和皮肤质地变化

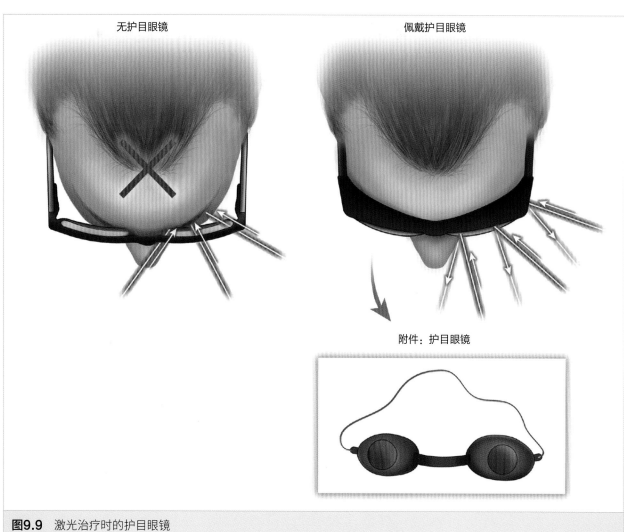

图9.9 激光治疗时的护目眼镜

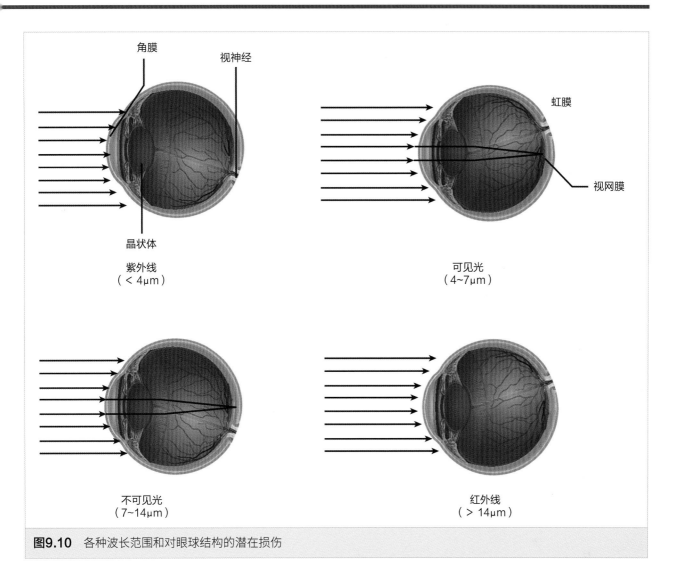

图9.10 各种波长范围和对眼球结构的潜在损伤

大部分眼部风险与可见光和近红外（NIR）可见光技术有关。这些波长可以穿透很深，很可能会损坏未受保护的视网膜。这种损伤通常是不可逆的（▶图9.10）。另外，虽然角膜损伤可能很严重，但非常浅的损伤可以自愈，较深的损伤也可以通过角膜手术得到纠正。

较短波长（400~595nm）和较小光斑尺寸的组合不太可能穿透薄眼睑皮肤。波长越长（＞755nm）、光斑越大，眼睑穿透和眼睛核心结构（虹膜、角膜和视网膜）受损的风险越大。使用激光磨削焕肤与非剥脱性点阵激光时，角膜和晶状体是最容易受到光束影响的眼部结构。

激光去除眼线文绣是临床上常常遇到的难题。基于激光光束需要作用在睑缘，在眼内佩戴保护装置是必要的保护手段。另外，为确保眼睛的安全，通常情况下建议使用近红外激光，但为了防止文绣墨水色素沉着及变暗的风险，在有内置眼盾的保护下也可以选择剥脱性激光沿着睑缘非常小心地进行操作。需要反复提醒的是，在眼周区域进行激光磨削焕肤治疗时，一定要佩戴内置眼盾（译者按：激光治疗时佩戴的内置眼盾不可与热玛吉眼周治疗时佩戴的黑色眼盾通用）。

此外，牙齿应被视为激光焕肤治疗的潜在损伤靶点。有报道称Er∶YAG激光和CO_2激光会损伤牙齿。我们通常在牙齿上包裹湿纱布（2in×2in，1in=2.54cm）。口腔科使用的湿牙蜡也可以很好地保护牙齿。

除非已经证明对眼部十分安全，否则应避免在眼部周围使用性质更接近液体，且易沿眼睑移动的局部麻醉药。许多这些化合物的pH与角膜天然的pH相差较大，可能与角膜损伤有关。对于眼睑皮肤的激光焕肤治疗，尤其是上睑，局部外用麻醉剂更有可能不慎入眼引起角膜损伤，所以如果可以，最好注射麻醉剂。我们建议使用1mL螺口注射器和30G针头，注意始终将针头保持在一个非常浅的平面上，以免无意中穿透眼睑皮肤损伤眼球。推注时，请在注射器上施加非常温和的压力，以便精确推注少量麻醉剂。碳酸利多卡因可以极大地减少利多卡因的推注疼痛。

译者按：事实上因为注射局部麻醉剂引起的疼痛和水肿等不适，临床上我们仍然使用外用的局麻药物，如复方利多卡因乳膏等，在外敷麻膏时确实需要谨慎操作，避免其导致结膜及角膜刺激。

对于大多数点阵激光和剥脱性激光来说，就激光与组织的直接相互作用（LTI）或治疗后的后遗症而言，是否有毛发覆盖并不会带来明显差异。但对于男性来说，治疗当天剃须将减少表面毛发的炭化，此外，刚剃过胡须的面部皮肤可以增强表面麻醉剂的吸收。

9.7　口周／面颊区域安全最大化的要点

侧面颊部皮肤和上颈部皮肤特别容易在激光治疗后留下瘢痕。中面部较厚，皮脂腺较多，比侧面部和下面部能耐受更强的激光能量设置。下颌边缘和耳前区的皮肤表现得更像颈部，相对来说更容易受到损伤，激光能量设置往边缘及下面部逐渐减少的"羽毛状"参数设计更加安全，便于伤口愈合。无论是在未进行任何填充治疗的患者中还是那些做过面部整形的患者中，保持侧面部及下面部能量更低都是普遍更安全的做法。

9.8　确保不同类型皮肤安全最大化的要点

不同皮肤类型进行安全性激光治疗皮肤时，表皮热损伤有两种机制：一种是基于原发性黑色素吸收的表皮直接损伤，另一种是以水为靶色基的皮肤非选择性损伤（大多数点阵激光）。皮肤过热和伤口愈合延迟会导致色素沉着和瘢痕形成。

9.8.1　少数民族皮肤或深色皮肤

有色皮肤在治疗过程中的组织表现在很大程度上与色素较少的皮肤相似，但也有一些显著的区别。在即时激光与组织的相互作用中，表皮中的黑色素会在应用可见光或近红外技术的地方产生过多的热量。但即使在以水为靶点的非选择性方法中，尽管初始反应与浅肤色患者相同，但愈合过程中可能更易发生炎症后色素沉着（PIH）和增生性瘢痕。

对于面部皮肤的损伤，深肤色患者的伤口愈合速度与程度倾向于与浅肤色患者一致，且发生炎症后色素沉着也通常会消退（▶图9.11）。另外有一种说法是深肤色的患者有更高的色素减退的风险。虽然这种并发症确实会发生，特别是如果伤口很深，发生的概率更高，但患者往往会恢复其固有的皮肤颜色，大多数色素减退的情况发生在慢性日光性着色的白人患者接受激光剥脱焕肤时（▶图9.7）。不论是深肤色的患者还是浅肤色的患者，使用点阵激光发生色素沉着的概率都比使用非点阵激光更低。

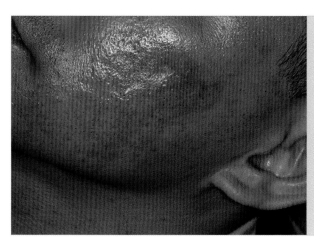

图9.11 Ⅳ型皮肤患者经钕激光剥脱术后3周出现早期色素沉着

　　为了最大限度地减少剥脱术后炎症后色素沉着改变（PIPA）和其他不良反应的发生率，我们倾向于在治疗时采用最低限度能量的方法（有必要时再根据情况酌情增加）。有多种专利药膏可帮助皮肤创面更快愈合，但每添加一种成分，也增加了一种刺激创面的风险。如果要使用这些产品中的一种，我们建议在整个治疗区域使用之前，将软膏涂抹在小区域（如耳后或耳前）一天，以确保不会产生额外的过敏或局部刺激风险。关于治疗前的皮肤准备，对于大多数激光治疗或基于能量的治疗，除了面部清洁外，无须进行特殊准备。对于PIH高危患者，我们建议进行为期10天的强力外用类固醇激素疗程（完全剥脱性治疗后皮肤完全再上皮化后，以及非剥脱性点阵激光治疗后即刻）和绝对防晒。术后护理的一个主要难题是外用润肤剂引起的皮炎和/或痤疮。这种情况最常见于颈部和胸部，即使这些部位并没有接受治疗。这种现象涉及了多种矿物质成分，甚至那些不含防腐剂的产品，在某些情况下，皮疹也会超出实际治疗的范围。人们建议使用各种替代化合物来降低这种现象发生的可能性，包括外用硅基面霜。在一些患者中，避免使用含有羊毛蜡醇或羊毛脂的产品会使创面恢复得更好。

　　术前是否使用氢醌（HQ）对皮肤进行预处理是有争议的。理论上，使用氢醌，会在激光照射之前使黑色素的形成被抑制。但唯一一项对照良好的研究显示，与对照组相比，用HQ预处理的皮肤在经过激光治疗2周后，PIH无明显统计学差异。我们通常不对皮肤进行预处理，而是依靠早期使用类固醇、HQ进行干预，然后后期使用维A酸来抑制和治疗发生在焕肤治疗7天以后的早期PIH。我们的经验是，任何激光手术都有产生炎症后色素沉着的风险，然而，我们发现只要局部伤口的深度和密度很小，Er：YAG激光就不太可能产生PIH，而在融合创面的病例中，只要剥脱深度<20~30μm，发生PIH的概率也非常小。对于CO_2激光，同样较深和较密集的损伤更可能导致PIH，但发生PIH的阈值小于钕激光。有这样一种推断，那就是PIH的发生与热量损伤到的深度并无非常强的相关性。

　　再上皮化的时间与不良反应直接相关。应尽一切努力促进伤口愈合。对于大面积的剥脱伤口，尤其是颈部和胸部，建议短期口服抗葡萄球菌抗生素，或者使用莫匹罗星等软膏。然而，与其他较老的外用抗生素如杆菌肽、多黏菌素和新霉素一样，大面积使用莫匹罗星软膏可能导致接触性皮炎的风险增加。对于涉及大面积表皮创面的剥脱治疗，除了短疗程的抗生素有助于预防细菌感染之外，使用醋酸氯己定溶液等皮肤黏膜消毒液浸泡或擦洗有助于降低手术后皮肤上的革兰阴性菌浓度。

9.8.2 晒黑 / 晒伤的皮肤

比原本就是深肤色的患者更值得关注的是晒黑的浅肤色患者。在积极甚至过于激进的剥脱治疗后，其皮肤颜色往往会恢复到浅色（未晒黑的皮肤颜色）。在阳光充足的气候下，观察到的慢性日光性烫金样着色需要几十年的时间才能形成，因此必须非常小心，不要让这样的皮肤过度剥脱。

9.8.3 X 线暴露后的皮肤

经过放射治疗的皮肤特别容易受到激光手术的伤害。通常，应将参数减少到通常接受设置的80%左右，并应考虑在治疗前先进行一次光斑测试。即使是在使用相对温和的设备如脉冲式染料激光，并使用保守参数的前提下，我们也遇到过术区出现溃疡的情况。

皮肤损伤的一些补救措施

尽管我们尽了最大努力，不良反应还是时常会发生。不良反应的管理应基于解决潜在病理学的核心逻辑的方法。不论是剥脱、非剥脱还是射频微针治疗后，痤疮样皮疹都是非常常见的并发症。包括非点阵激光也可以创造一个有利于痤疮发作的环境。通常情况下，医师会开一个2周疗程的多西环素处方，或外用局部抗痤疮的药物，如克林霉素洗剂作为首选药物，对进行过激光治疗的皮肤来说，普遍耐受良好。据推测，这种暴发性的痤疮皮疹有可能与真皮与表皮交界区结构的破坏有关。此外，在治疗过程中，定期使用封闭软膏会增加痤疮发生的可能性。

迟发性红斑也是常发生的不良反应，尤其是皮肤较薄的玫瑰痤疮患者。通常情况下，随着时间的推移，迟发性红斑往往会逐渐消退，但也可以使用氧美唑啉等药物或短期外用类固醇。

使用激进的参数进行激光剥脱焕肤治疗后，有些人的水肿可能会很严重，甚至随着时间的推移，水肿会逐渐下降至颈部。

瘢痕和色素减退都是十分令人担忧的副作用，通常在激进的CO_2、等离子或Er：YAG激光治疗后出现，我们机构接诊过非常多的激进治疗后引起瘢痕与持续性色素减退的患者。有时，患者会合并出现增生性瘢痕和持续性色素减退（▶图9.12）。我们通常采用保守的非剥脱性点阵治疗：4~6次治疗，每2次间隔4~6周。在这些患者中，我们还额外使用了他克莫司，以期诱使皮肤产生更多的色素。

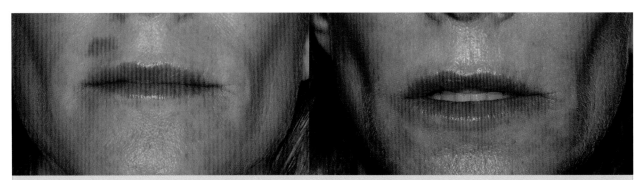

图9.12 铒激光剥脱治疗后出现增生性瘢痕，脉冲染料激光和非剥脱性点阵激光治疗一系列疗程后，增生性瘢痕得到改善，然而仍然有持续性色素缺失

联合治疗

在皮肤科，激光剥脱焕肤和其他手术的联合应用越来越常见。常见的联合是Er：YAG激光和可见光技术，或射频微针和近红外光联合应用。此外，高强度聚焦超声（HIFU）和射频加热装置也可以与剥脱性焕肤激光结合使用。不同的治疗进行战略性联合，以期在最小风险下实现最佳结果。一些设备厂商正在尝试将光动力疗法（PDT）与可见光设备相结合，还包括部分剥脱性激光器。为避免发生并发症，笔者建议应在皮肤镜或放大镜下观察皮肤发生的变化并进行相应处理（译者注：主译编译的一本《激光和IPL治疗中的皮肤镜快速指南》也很快将由辽宁科学技术出版社出版发行，可以在其中找到更详细的参考）。例如，在为同一个求美者同时进行点阵激光与可见光治疗时，在治疗间隙添加大量冷却治疗可以帮助皮肤为下一阶段的治疗做好准备。一些激光器，如点阵激光，如果散热不足，可能导致后续治疗的组织加温过度，产生损害皮肤的风险。虽然各个制造商都有一些组合方法，例如3D或360°等为我们的临床工作提供指导，但身为医师应该注意，联合使用这些高能设备分区、分层加热组织的联合方法与顺序应基于逻辑。

最后，最大限度地提高安全性是基于对所有治疗手段与基础知识的深刻理解，并在治疗过程中对组织加热与冷却之间的平衡做出不断的调整。尽管患者总是希望通过尽可能少的疗程获得好的结果，但要记住，治疗不足的患者可能会失望，需要进行额外的治疗，但过度治疗的患者更有可能用愤怒代替失望。过犹不及、物极必反，谨慎的医师应该遵守这条原则。

参考文献

[1] Anderson RR, Parrish JA. Selective photothermolysis: precise microsurgery by selective absorption of pulsed radiation. Science. 1983; 220(4596):524–527.

[2] Altshuler GB, Anderson RR, Manstein D, Zenzie HH, Smirnov MZ. Extended theory of selective photothermolysis. Lasers Surg Med. 2001; 29(5):416–432.

[3] Xu H, Fonseca M, Wolner Z, et al. Reference values for skin microanatomy: a systematic review and meta-analysis of ex vivo studies. J Am Acad Dermatol. 2017; 77(6):1133–1144.e4.

[4] Anderson RR, Margolis RJ, Watenabe S, Flotte T, Hruza GJ, Dover JS. Selective photothermolysis of cutaneous pigmentation by Q-switched Nd: YAG laser pulses at 1064, 532, and 355 nm. J Invest Dermatol. 1989; 93(1):28–32.

[5] Geronemus RG. Fractional photothermolysis: current and future applications. Lasers Surg Med. 2006; 38(3):169–176.

[6] Cohen SR, Goodacre A, Lim S, et al. Clinical outcomes and complications associated with fractional lasers: a review of 730 patients. Aesthetic Plast Surg. 2017; 41(1):171–178.

[7] Chandrashekar BS, Sriram R, Mysore R, Bhaskar S, Shetty A. Evaluation of microneedling fractional radiofrequency device for treatment of acne scars. J Cutan Aesthet Surg. 2014; 7(2): 93–97.

[8] Soltani-Arabshahi R, Wong JW, Duffy KL, Powell DL. Facial allergic granulomatous reaction and systemic hypersensitivity associated with microneedle therapy for skin rejuvenation. JAMA Dermatol. 2014; 150(1):68–72.

[9] Yadav S, Dogra S. A cutaneous reaction to microneedling for postacne scarring caused by nickel hypersensitivity. Aesthet Surg J. 2016; 36(4):NP168–NP170.

[10] Pahwa M, Pahwa P, Zaheer A. "Tram track effect" after treatment of acne scars using a microneedling device. Dermatol Surg. 2012; 38(7 Pt 1):1107–1108.

[11] Weiner SF. Radiofrequency microneedling: overview of technology, advantages, differences in devices, studies, and indications. Facial Plast Surg Clin North Am. 2019; 27(3): 291–303.

[12] Hong JY, Kwon TR, Kim JH, Lee BC, Kim BJ. Prospective, preclinical comparison of the performance between radiofrequency microneedling and microneedling alone in reversing photoaged skin. J Cosmet Dermatol. 2019.

[13] Farkas JP, Richardson JA, Brown S, Hoopman JE, Kenkel JM. Effects of common laser treatments on hyaluronic acid fillers in a porcine model. Aesthet Surg J. 2008; 28(5): 503–511.

[14] Wu DC, Karnik J, Margarella T, Nguyen VL, Calame A, Goldman MP. Evaluation of the in vivo effects of various laser, light, or ultrasound modalities on human skin treated with a collagen and polymethylmethacrylate microsphere dermal filler product. Lasers Surg Med. 2016; 48(9):811–819.

[15] Urdiales-Gálvez F, Martín-Sánchez S, Maíz-Jiménez M, Castellano-Miralla A, Lionetti-Leone L. Concomitant use of hyaluronic acid and laser in facial rejuvenation. Aesthetic Plast Surg. 2019; 43(4):1061–1070.

[16] Hsu SH, Chung HJ, Weiss RA. Histologic effects of fractional laser and radiofrequency devices on hyaluronic acid filler. Dermatol Surg. 2019; 45(4):552–556.

[17] Jasin ME. Regarding cutaneous resurfacing with Er:YAG lasers. Dermatol Surg. 2000; 26(8):811–812.

[18] Jacobson D, Bass LS, VanderKam V, Achauer BM. Carbon dioxide and ER:YAG laser resurfacing:results. Clin Plast Surg. 2000; 27(2):241–250.

[19] Grekin RC. Laser resurfacing of the face:is there just one laser? Facial Plast Surg. 2000; 8(2):153–162.

[20] Fanous N, Bassas AE, Ghamdi WA. CO_2 laser resurfacing of the neck and face: 10 golden rules for predicting results and preventing complications. Facial Plast Surg Clin. 2000; 8(2): 405–413.

[21] Dover JS, Hruza G. Lasers in skin resurfacing. Australas J Dermatol. 2000; 41(2):72–85.

[22] Niamtu J, III. Does laser history have to repeat itself? Laser resurfacing and the risk/recovery/result ratio. Dermatol Surg. 2010; 36(11):1793–1795.

[23] Niamtu J, III. To debride or not to debride? That is the question: rethinking char removal in ablative CO_2 laser skin resurfacing. Dermatol Surg. 2008; 34(9):1200–1211.

[24] Ross EV, Naseef GS, McKinlay JR, et al. Comparison of carbon dioxide laser, erbium:YAG laser, dermabrasion, and dermatome: a study of thermal damage, wound contraction, and wound healing in a live pig model: implications for skin resurfacing. J Am Acad Dermatol. 2000; 42(1 Pt 1): 92–105.

[25] Newman JB, Lord JL, Ash K, McDaniel DH. Variable pulse erbium:YAG laser skin resurfacing of perioral rhytides and side-by-side comparison with carbon dioxide laser. Lasers Surg Med. 2000; 26(2):208–214.

[26] Gentile RD. Cool atmospheric plasma (J-Plasma) and new options for facial contouring and skin rejuvenation of the heavy face and neck. Facial Plast Surg. 2018; 34(1):66–74.

[27] Israel M, Cobb CM, Rossmann JA, Spencer P. The effects of CO_2, Nd:YAG and Er: YAG lasers with and without surface coolant on tooth root surfaces: an in vitro study. J Clin Periodontol. 1997; 24(9 Pt 1):595–602.

[28] McKinlay JR, Hofmeister E, Ross EV, MacAllister W. EMLA creaminduced eye injury. Arch Dermatol. 1999; 135(7):855–856.

[29] West TB, Alster TS. Effect of pretreatment on the incidence of hyperpigmentation following cutaneous CO_2 laser resurfacing. Dermatol Surg. 1999; 25(1):15–17.

[30] Manuskiatti W, Fitzpatrick RE, Goldman MP, Krejci-Papa N. Prophylactic antibiotics in patients undergoing laser resurfacing of the skin. J Am Acad Dermatol. 1999; 40(1): 77–84.

[31] Walia S, Alster TS. Cutaneous CO_2 laser resurfacing infection rate with and without prophylactic antibiotics. Dermatol Surg. 1999; 25(11):857–861.

10 化学焕肤

Sidney J. Starkman and Devinder S. Mangat

摘要

选择合适的患者/求美者对于提高化学焕肤的安全性至关重要。为了达到理想的效果，需要针对每个患者采用适当的技术和量身定制的治疗计划。及早发现并发症可以减少瘢痕形成和长期后遗症的机会。

关键词： 化学剥脱；并发症；苯酚-巴豆油焕肤；皮肤剥脱

10.1 引言

在过去的一个世纪里，随着预期寿命和生活质量的提高，公众对皮肤年轻化治疗的需求也相应增加。预计这将导致从业者、美容师和制药公司对肤质焕新的选择激增。目前最常用的面部皮肤焕新的方法是化学焕肤、激光焕肤和皮肤磨削。这些不同类型的皮肤表面剥脱治疗已用于除皱、光老化、雀斑和色素沉着症。本章的目的是描述各种皮肤表面剥脱方法最常见的并发症，以及如何处理这些并发症。先进的焕肤技术，如果运用扎实的理论基础和良好的临床技术进行实践，可以在皮肤年轻化方面产生卓越的效果，并具有较高的安全性。

10.2 患者选择

提高面部剥脱焕肤安全性的第一步是确定最佳和次最佳患者。理想的患者必须本身是适宜进行面部剥脱焕肤，并且对术后结果有适当期望的求美者。面部剥脱焕肤后最常见的投诉是由于术前讨论不充分，患者的期望值没有得到满足所致。皮肤本身特有的变化，如光损伤、雀斑和皱纹，必须与其他变化如下颌变化或体积减小区别开来。理论上讲，拥有金发、蓝眼睛、白皙皮肤，主要诉求是改善细纹的求美者是化学焕肤最理想的求美者。当然，绝大多数求美者并不符合如此精确的理想标准。因此，我们可以使用Fitzpatrick皮肤类型量表等工具来描述患者的适合性（▶表10.1）。此外，还可以根据患者的皮肤类型、肤色、质地和光老化程度，使用Glogau皮肤分类量表（▶表10.2）。

10.3 术前指南

在面部美容整形治疗前，必须详细检查患者的身体状况。焕肤治疗的相对禁忌证包括糖尿病、吸烟、活动性或频繁的单纯疱疹病毒（HSV）感染、皮肤放射病史、增生性瘢痕或瘢痕疙瘩病史。由于色素沉着风险增加，应避免使用光敏药物、避孕药和外源性雌激素。对于育龄妇女，还应警告她们，由于妊娠期雌激素水平升高，可能导致黑素细胞活性上调，在面部焕肤术后6个月内尽量不要怀孕。

正在使用异维A酸类药物（异维A酸）是任何面部焕肤治疗的绝对禁忌证。皮肤表面的修复依赖于毛

表10.1 Fitzpatrick皮肤类型量表

皮肤类型	外观	特征
I	非常浅的肤色；红色或金色头发；蓝眼睛；雀斑	总是晒伤，从不晒黑
II	浅肤色；红色或金色头发；蓝色、淡褐色或绿色眼睛	常被晒伤，很难晒黑
III	象牙色；发色与瞳色都偏浅；最常见的肤色之一	有时轻度晒伤，可被逐渐晒黑
IV	浅棕色；典型地中海区域白种人的皮肤	很少晒伤，容易晒黑
V	深棕色；中东皮肤类型	极少晒伤，极易晒黑
VI	黑色	从不被晒伤，总是晒黑

表10.2 Glogau皮肤分类量表

第一组（轻度）	第二组（中度）	第三组（中重度）	第四组（重度）
无角化病	早期轻度光化性角化病 黄色皮肤变色	光化性角化病明显 黄色皮肤变色伴毛细血管扩张	光化性角化病和皮肤癌已经发生
轻度皱纹	平行于皮肤纹理的早期皱纹	静态皱纹	光化、重力和动力引起的皮肤松弛皱纹
无瘢痕	轻度瘢痕	中度痤疮瘢痕	严重痤疮瘢痕
极少或不化妆	很少化妆	经常化妆	总是化妆

囊和皮脂腺的再上皮化，而异维A酸可以抑制这种情况的发生。强烈建议所有患者在面部焕肤尤其是剥脱焕肤术前停止使用异维A酸12~24个月。

在治疗方案确定之前的规划阶段，就提前讨论阳光暴晒和吸烟问题至关重要。由于吸烟对微血管的损伤，慢性吸烟者面部的皮肤焕肤可能导致组织愈合不良。所有吸烟者应提前1个月戒烟，并在手术后至少6个月内继续戒烟。此外，应建议患者在皮肤表面焕肤术后6周内避免过度和直接阳光照射。如果这对患者来说是不可接受的，那么除了深部皮肤焕肤治疗之外，还应该探索其他选择。

最后，如前所述，面部皮肤剥脱焕肤的最大风险是患者感觉未达到预期的效果。患者和医师必须就手术的现实期望达成一致。一般来说，腋下或上臂内侧未接受过过多的阳光照射的皮肤，可以在一定程度上代表深度皮肤焕肤可能达到的最终结果。

10.4 并发症的预防

对于并发症来说，预防永远比处理更加重要。正确的面部焕肤前的准备工作可以极大提高焕肤术的安全性，降低治疗风险。一般建议受术者在接受治疗前3个月开始严格使用防晒霜，以防止皮肤晒黑与晒伤。防晒的另一个好处是可以在治疗前帮助降低黑素细胞的活性。

氢醌是临床上主要用于雀斑、黄褐斑或者其他色素失调的一种外用药物，对于Fitzpatrick III、IV、V和VI皮肤类型的患者，因为剥脱焕肤治疗后PIH发生率较高，氢醌也用于这种情况的预防。氢醌的作用机制是阻止酪氨酸酶将酪氨酸转化为L-Dopa，从而减少黑色素的生成。当给符合上述标准的患者开处方时，浓度为4%~8%的氢醌应在皮肤剥脱焕肤治疗前4~6周开始使用。一旦患者的皮肤准备好耐受，手术后应继续重新开始使用。

另一种用于面部皮肤剥脱焕肤术患者准备的有益药物是维A酸（Retin-A）。外用维A酸（维生素A）建议在焕肤前使用6~12周。与氢醌一样，一旦患者的皮肤可以耐受，维A酸应在焕肤术后重新开始使用。维A酸可以使黑色素分布增加，也有助于上皮化。维A酸的另一个好处是，它可以使表皮均匀增厚，这有助于帮助焕肤术后恢复皮肤厚度。

维A酸一般建议夜间使用，可以从手术前6周开始。剂量范围为0.025%~0.1%，然而，并没有研究表明，其结果与浓度增加有相关性。在开始用药之前，应告知患者维A酸可能的副作用，如片状红斑或皮肤刺激表现。如果发生这种情况，可以减少剂量，或者完全停止用药。

10.5　感染的预防

微生物感染的第一道防线是皮肤，而焕肤治疗的过程可能会导致表皮破裂，从而使微生物颗粒进入。这可能导致皮肤细菌菌群感染，如葡萄球菌或链球菌。适当的预防性抗生素药物的全疗程覆盖对于预防细菌性皮肤感染及其后遗症非常有帮助。作为资深医师，作者在剥脱焕肤治疗前1天使用头孢氨苄250mg，4次/d，术后持续使用7天。对于对β-内酰胺敏感的患者，可以服用250mg红霉素，4次/d。

即使患者否认有疱疹性水疱发作史，也应采取预防措施预防术后HSV暴发。应告知患者，即使没有任何临床病史，也可能存在潜在的疱疹感染。建议任何患者，哪怕是既往病毒阴性的患者，也建议使用预防剂量的抗病毒药物，如阿昔洛韦400mg，3次/d，在剥脱焕肤术前3天服用，焕肤术后至少持续使用5天。对于有疱疹性水疱破裂病史的患者，应使用治疗剂量的抗病毒药物，如在上述时间段内服用1g伐昔洛韦，3次/d。

10.6　并发症的处理

即使精心挑选患者并严格遵守所有准备和手术建议，面部剥脱焕肤术后仍有可能遇到一系列潜在并发症。早期发现和处理这些发展中的并发症对于最小化负面结果，并取得预期结果至关重要。因此，医师也好，任何提供皮肤修复服务的供应商也好，都必须了解所有潜在风险，以及如何快速识别这些事件，这一点至关重要。在这些病例中，早期治疗和良好的术后护理至关重要。

面部皮肤剥脱焕肤术后最常见的并发症之一是皮肤再上皮化时间延长。所谓的面部皮肤再上皮化时间延长，是指面部任何部位的术后创面在10天内未完全再上皮化。与中深度化学剥离或激光剥脱焕肤相比，这种并发症更常见于深度苯酚剥脱（贝克方案）和三氯乙酸剥脱（TCA）。在愈合时间延长的情况下，必须排除接触刺激物或潜在感染。当遇到这些情况时，重要的是让患者每天接受检查，然后进行相应的治疗，以便将瘢痕的发生风险降至最低。

10.7　瘢痕形成

面部皮肤剥脱焕肤术最严重的并发症是面部瘢痕（▶图10.1）。异维A酸使用者出现瘢痕的风险显著升高，因为这种药物对皮脂腺的上皮化有影响。在患者停止异维A酸至少12个月后，医师应检查并确认患者皮脂腺功能恢复才能进行治疗。瘢痕在口周区域、下颌骨、颧骨等薄弱、有张力、具有突出骨性结构的区域更易发生。瘢痕最常见的原因是皮肤剥脱过深或术后护理不佳。一旦发现发展中的瘢痕，应用硅胶薄膜覆盖瘢痕，并每2~3周进行瘢痕处皮质类固醇注射（曲安奈德20mg/mL）。建议注射类固醇时要谨慎，因为过量注射会导致萎缩和皮肤凹陷。此外，联合使用脉冲染料激光有助于治疗瘢痕红斑。

10.7.1　感染

细菌感染会阻碍正常伤口愈合并导致瘢痕形成。如果患者出现蜂窝织炎或感染迹象，应立即开始适当的抗生素治疗，并持续7~10天的疗程。同样，疱疹病毒感染对患者的自然康复也有不良影响。如果出现疱疹暴发，尽管预防性使用了适当的抗病毒药物，仍应使用伐昔洛韦，每次1g，3次/d，连续10天。

10.7.2　红斑和色素沉着

皮肤剥脱焕肤术后红斑在几乎所有深度焕肤患者中都很常见，其持续时间甚至比预计的更长也并不罕见。对于敏感皮肤或接触性皮炎的患者，定期使用氢化可的松（2.5%）乳膏，以帮助改善红斑。由于这种红斑最终会在剥离后的几周内持续存在，因此需要注意炎症后色素沉着的发展。发生这种情况的通常是Fitzpatrick Ⅲ~Ⅵ皮肤类型的患者，或在焕肤术后过度暴露于阳光下的患者。这可以通过0.05%维A酸、2.5%氢化可的松乳膏和4%氢醌乳膏的组合来控制。

然而比色素沉着更严重、更难处理的不良反应是色素减退，甚至色素脱失。

10.7.3　色素减退

色素减退可能是由苯酚及其对黑素细胞产生黑色素能力的影响引起的（▶图10.2）。在过去，当使用较深的化学剥离（如经典的Baker–Gordon配方），以及术后封闭敷料时，这种并发症更为常见。不幸的是，色素减退和色素脱失基本上是不可逆转的，所有患有这种并发症的患者都应被告知可能需要使用化妆品来帮助肤色看上去更加均匀。有说法称比马前列素（商品名Latisse，中译名雅睫思，是唯一经过FDA

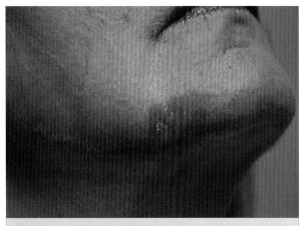

图10.1　深度化学剥离后形成瘢痕。请注意，瘢痕的位置通常位于骨性结构表面，如下颌区或颧区

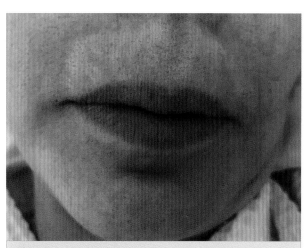

图10.2　口周皮肤剥脱焕肤治疗后色素减退

认证的睫毛生长液，是一种前列腺素衍生物，供应厂商：艾尔建）与微针装置结合可以用于改善色素沉着不足。

10.7.4 心律失常

苯酚-巴豆油（phenol–croton oil peels）焕肤术中最常见且最令人担忧的并发症是心律失常（视频10.1）。即使在开始化学剥离之前已经充分水合的患者，也可能发生可逆性心律失常，对任何未确诊的心肌敏感性患者尤其明显。常见表现为室上性心动过速，在开始剥脱后20min内发生，然后可能发展为阵发性室性收缩、阵发性心房心动过速、室性心动过快，可能还有心房纤颤。应对上述任何一种进行性心律失常，最首要的是尽可能防止其发生。一旦发现室上性心动过速或其他不规则心律，应立即停止剥脱，并继续充分水合。此时，随着苯酚的清除，应最终恢复正常窦性心律。一旦心律恢复正常，可以继续小心地进行苯酚剥脱，并注意心律监测器。在罕见的心律无法自然恢复正常的情况下，应对异常心律采取适当的医疗程序。

10.8 总结

化学剥脱焕肤、激光剥脱焕肤和皮肤磨削都是医师进行面部焕肤工具箱中的优秀工具。始终如一地实现最佳效果和最小化风险的关键是不要将皮肤焕肤视为微不足道的小事，而要将其视为一种非常值得重视的医疗程序，尽管事实就是如此。当依靠知识和技巧进行皮肤焕肤时，焕肤带来的积极结果是可预测的。在过去的1/4个世纪里，我们取得了许多进步，现在我们有能力根据患者的个人特点定制皮肤焕新疗程。通过确认每个患者的个性化治疗方案，并在术后愈合阶段保持警惕，可以将并发症降至最低，并取得良好的效果。

参考文献

[1] Brody HJ. Complications of chemical peeling. J Dermatol Surg Oncol. 1989; 15(9):1010–1019.
[2] Brody HJ. Complications of chemical resurfacing. Dermatol Clin. 2001; 19(3):427–438, vii–viii.
[3] Popp C, Kligman AM, Stoudemayer TJ. Pretreatment of photoaged forearm skin with topical tretinoin accelerates healing of full-thickness wounds. Br J Dermatol. 1995; 132(1):46–53.
[4] Hevia O, Nemeth AJ, Taylor JR. Tretinoin accelerates healing after trichloroacetic acid chemical peel. Arch Dermatol. 1991; 127(5):678–682.
[5] Szachowicz EH, Wright WK. Delayed healing after full-face chemical peels. Facial Plast Surg. 1989; 6:8–13.

11 治疗血管与色素性病变的激光及光源

Elizabeth F. Rostan

摘要

血管和色素性病变的激光治疗可能相当具有挑战性。与其他治疗一样，重要的是选择最佳技术和技巧，以优化结果和最小化风险。本章回顾了用于治疗血管和色素性病变的激光和光源。回顾了设备和治疗参数的选择、期望的治疗终点的描述，以及可能表明能量过多和并发症风险增加的一些征象。提供了避免并发症的同时最大限度提高疗效，以及管理并发症的指导。

关键词： 激光；血管；色素；理想设备；治疗终点；最大限度提高疗效；并发症

11.1 治疗血管和色素性病变的激光及光源

激光和光治疗血管和色素性病变已发展到非常具有安全性和特异性的水平，医师能够治疗各种病变，并帮助许多患者解决他们关心的问题。

11.1.1 血管病变的激光治疗

治疗血管靶点的激光包括KTP（532nm）、脉冲染料激光（585nm和595nm），以及更长的脉冲激光，包括翠绿宝石（755nm）、半导体激光（800~980nm）和Nd：YAG（1064nm）激光器，它们发射毫秒范围内的脉冲。正确选择激光或光设备，以及设备设置对于成功治疗血管病变至关重要。

11.1.2 设备的选择——波长和脉冲持续时间（脉宽）

在毛细血管扩张的治疗中，血管管径是设备选择的重要因素。对于这些病变，选择性光热效应的原理是指皮肤中色素或血管靶点的特定部位吸收激光能量后转化成热量诱导热损伤。利用选择性光热效应需要适当的波长选择、脉冲持续时间和能量大小。在血管病变的治疗中，另一个需要考虑的因素是激光脉冲的光斑大小。较大的光斑尺寸穿透更深，因此更适合用于越来越深的血管，而较小的光斑尺寸则穿透得不太深，最好用于治疗浅表的小血管。

脉冲持续时间（脉宽）的选择取决于血管大小。选择正确的脉宽对于适当的选择性加热和有效破坏血管靶点，以及避免副作用和损伤的发生至关重要。脉冲持续时间太短，由于发热过快和紫癜的副作用，可能导致血管破裂，就像一个装满水的气球爆炸。这是一种光声效应引起的空化反应，已经有证据证明，在线性血管的情况下，这种空化带来的结果并不持久，血管的修复机制可以完成封闭血管和血运的重建。但在另外的一些血管病变的治疗中，比如草莓状血管瘤、鲜红斑痣等，这种空化反应又恰恰是一个非常理想的治疗终点。脉冲持续时间过长会导致热量扩散到目标以外的周围组织，并可能导致周围结构真皮和表皮的非特异性热损伤。想象一下，一个加热盘管打开时会散发热量，融化冰或雪对冰雪外围的伤害。理想的加热时间是足够长、足以充分加热目标、不会剧烈破裂，但仍略小于允许热量扩散到相邻组织的时间。这种激光诱导热能限制在靶色基且不会传递或扩散到周围组织的理想加热时间，可以用热弛豫时间或TRT来定义。TRT是将激光目标冷却至激光冲击后立即达到的温度的50%所需的时间。通过使用此计算方法可以估算TRT：以秒为单位的TRT大约等于以毫米为单位的目标直径的平方——预计0.1mm的血管的TRT约为10ms。较大的血管需要更长的脉冲持续时间，较小的血管最好以更短的脉冲持续时间为目标。

正确选择波长对血管病变的安全有效治疗也至关重要。

必须综合考虑患者皮肤颜色、靶血管的大小和深度。浅表病变的最佳建议是选用较短波长，而波长较长的激光穿透皮肤较深，更适合血管较深的患者。治疗较大血管时必须谨慎。如前所述，大静脉的加热可以作为热传导到周围组织的管道，并损坏周围组织。伴随萎缩性瘢痕的血管在术后可能会出现水疱甚至溃疡，尤其是鼻翼等最脆弱的部位（▶图11.1a、b）。此外，激光治疗时，哪怕经过治疗的静脉没有明显的即刻损伤（起疱或溃疡），延迟性损伤也极有可能发生（▶图11.2）。为了避免发生这种并发症，请仔细选择与血管尺寸最匹配的脉冲持续时间，并缓慢增加能量，同时观察每次激光脉冲血管变暗或血管收缩后的血管反应。同时，仔细冷却皮肤对于保护覆盖血管的皮肤至关重要。我们通常采用高于激光设备本身所提供的措施（接触式或制冷剂冷却），在每次激光脉冲前后立即将手持式冰袋应用于该区域。冷风机可用于皮肤的额外冷却，但如果治疗中设备原本使用制冷剂冷却，则不能在激光脉冲发射期间使用冷风机，因为强风有可能将制冷剂吹离目标。

11.1.3　提高血管病变治疗的效果

认识治疗血管病变的临床终点至关重要。其目标是在不损伤周围结构的情况下损伤血管。治疗线性血管时，血管可能会立即消失，或者您可能会看到血管痉挛或凝固，临床上认为是血管收缩和血管颜色变暗（视频11.1）。当治疗较大的血管或较大的蓝色静脉时，尤其是在面部或颈部区域，仔细观察血管反应，不要出现太剧烈或太快的反应，也不要出现血管上的任何皮肤收缩，这一点至关重要。这种轻微的

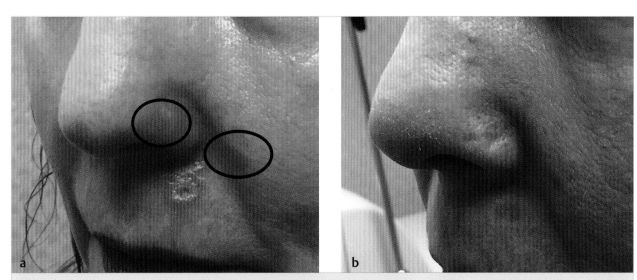

图11.1　a. 1064nm激光治疗鼻周区静脉1周后，出现明显溃疡和组织损伤迹象（圆形）——变暗和轻度结痂。b. 激光治疗6周后出现瘢痕

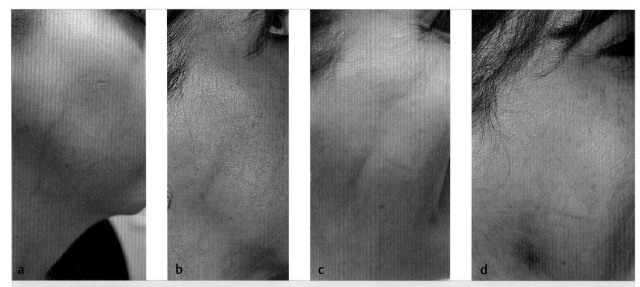

图11.2 a. 治疗前发蓝的静脉。b. 长脉冲1064nm激光治疗4个月后，静态时轻度色素沉着和萎缩。c. 动态时萎缩和缺损更明显。d. 用填充剂进行矫正

皮肤收缩可能意味着对皮肤的热量传递过多，并可能导致皮肤损伤。血管破裂也可表现为紫癜，但这并不总是一个理想的终点。

当治疗弥漫性红斑（如酒渣鼻）时，每一次激光脉冲都会使治疗部位短暂变暗，或暂时性发绀，这不会导致持续性紫癜。通常，测试脉冲是在初始设置下进行的，以寻找这种短暂的紫癜变化，并等待几秒钟，以确保变化不会持续到真正的紫色（视频11.2，▶图11.3）。如果没有发现短暂性紫癜，能量可以小幅度增加，直到观察到短暂性发绀，但没有观察到持续性紫癜（视频11.2）。人们已经提出了几种提高血管靶点激光治疗效果的方法，许多医师通常使用这些方法，特别是在治疗通常难以用激光治疗的疾病时。这些情况包括与玫瑰痤疮相关的红斑，以及所谓的红斑样底色或红肿，它使皮肤呈现"毛玻璃"样红色外观，似乎不会因压力而变白，在仔细检查每个毛孔或皮脂腺单位时，几乎可以看到皮肤颜色（▶图11.4）。有几种方法可用于提高激光效果。一种方法是通过使用加热垫或包裹物（我们使用一种称为Bed Buddy®的微波加热垫）或空气激活的暖手器（Hothands®）加热皮肤，通过诱导潮红或血管扩张来增加目标值。另一种方法是通过简单的措施增加血流量，如在激光治疗前让患者头部低于膝盖休息。应用外用烟酸诱导血管潮红/扩张已证明可提高脉冲染料激光治疗血管潮红和酒渣鼻的疗效。另一种使用595nm脉冲染料激光的方法称为脉冲叠加，是指短时间内对靶点施加亚紫外连续脉冲，以增加血管清除率（视频11.3）。

有些时候，一些比较大的血管病变，如大的草莓状血管瘤、鲜红斑痣内的结节、静脉湖或化脓性肉芽肿需要治疗。595nm激光脉冲叠加是有效的，传递到结节病变的多余热量可以帮助缩小或收缩结节（▶图11.5a、b）。长波长的激光，如755nm或1064nm激光，可用于治疗较大的血管病变，但必须谨慎，因为这些大靶点容易过热，损伤周围皮肤，导致溃疡、伤口愈合不良和瘢痕形成。另一种选择是用玻璃载玻片压迫血管病变使其中一些靶血管收缩，并在载玻片上进行脉冲激光，以避免产生过多的热量。这可能需要额外冷却，因为载玻片可能会阻碍与激光器相关的冷却（制冷剂或接触冷却）。我首选的治疗方案

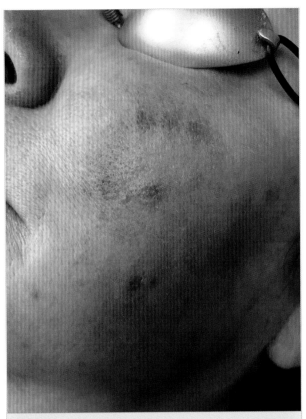

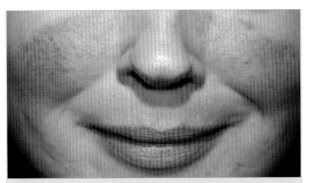

图11.4　面颊红斑的特点是激光治疗更难解决，可能需要一些技巧来提高激光治疗的效果（加热、脉冲叠加），联合使用多种治疗方法，以获得最佳效果

图11.3　视频11.3中所示的脸颊照片。激光冲击后持续存在的轻微紫色区域出现轻度紫癜。其他显示暂时性发绀的区域——紫色很快消失，激光治疗后正常，没有发生紫癜，但有轻度红斑和水肿

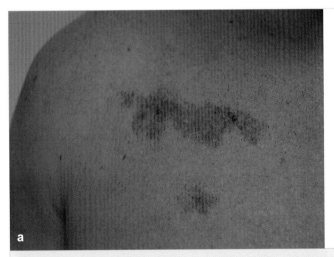

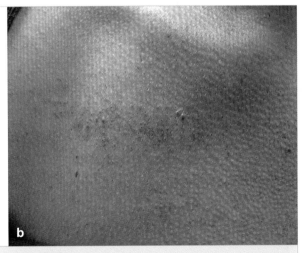

图11.5　a. 带有结节的鲜红斑痣。b. 结节脉冲堆积，脉冲染料激光治疗8周后

是从595nm脉冲染料激光开始，首先进行脉冲叠加，然后在需要时使用载玻片压缩。只有在595nm没有产生所需的终点时，才使用长波激光。当对这些较大的血管病变使用长波激光时，始终以中等脉冲持续时间（10~30ms）和较低能量开始，并逐渐增加能量，直到达到所需的终点。在脉冲之前和脉冲之间冷却目标，不要快速叠加或多次重复脉冲。

成功用激光治疗血管病变的经验总结

（1）选择正确的激光/波长：

　　a）更短的波长适用于较小的浅表血管和弥漫性红斑（532nm KTP，IPL，585/595 PDL）。

　　b）更大、更深的血管需要的波长更长（755nm长脉冲翠绿宝石、800~980nm二极管、1064nm长脉冲Nd:YAG）。

　　c）波长越长（1064nm），对肤色越深的人越安全。用波长<1064nm的激光治疗深肤色类型（Ⅴ型、Ⅵ型）患者时应保持警惕。

（2）将脉冲持续时间与血管大小匹配：

　　a）小静脉对较短的脉冲持续时间（通常为6~20ms）反应最好。小心不要完全压缩非常细的毛细血管扩张或弥漫性红色区域，否则会失去目标。

　　b）较大的静脉需要更长的脉冲持续时间。0.2~1mm的血管的TRT为20~300ms。注意，对于较大的血管，最好略低于血管的TRT，以防止热传递和对周围结构造成损坏。

（3）利用皮肤冷却：

　　a）表皮冷却至关重要，尤其是在治疗较大血管时。

　　b）在治疗较大的血管靶点时，预冷和后冷可以提高安全性，减少不良反应。当使用冷冻剂冷却与激光脉冲配合使用时，不要在治疗过程中使用强冷风机。

（4）识别治疗终点。关键目标反应表明应进行适当的治疗：短暂或一过性紫癜、轻度紫癜（浅紫色）、血管痉挛或收缩、血管立即消失、静脉/血管内血栓形成迹象或血管破裂。

（5）不要错过警告标志。立即意识到过热或传热的危险标志：激光冲击产生的巨大"砰砰"噪声、皮肤变灰或变白、过度水肿或明显起疱、暗紫癜（深灰色或黑色）或过度疼痛。

（6）在易受伤害的部位小心操作：在颈部、胸部、前额、鼻子和脚踝等薄或脆弱的皮肤部位减少10%~20%的激光能量。

（7）通过提高目标值来改善预后：通过加热、重力或烟酸诱导来增加血流量，考虑脉冲叠加，利用载玻片压缩隆起的病灶。

11.2　色素性病变的激光治疗

很多种激光可用于治疗色素性病变。黑色素和文身色素是治疗色素性病变时常见的靶色基，但靶色基的大小不同，在皮肤中的位置（表皮、真皮、混合）也不同。此外，竞争性靶色基，如本身的皮肤类型、晒黑的程度都在用激光进行色素性病变治疗的过程中扮演着重要的参与变量。

11.2.1　纳秒和皮秒激光器（1064nm，755nm，532nm）

Q开关激光器提供的纳秒级的脉冲持续时间（脉宽）可以理想地治疗许多表面色素性病变，如晒斑、雀斑，以及咖啡斑。较深的病变，如太田痣、伊藤痣，以及文身，也可以用Q开关激光进行靶向治疗，但要达到较深的靶点，需要较长的波长（755nm和1064nm）方能取得更为理想的结果。这些病变中的靶色基是黑色素小体，其大小与Q开关激光的纳秒脉冲宽度相匹配。常见的文身色素颗粒比黑色素小体更小，纳秒脉冲和超短皮秒脉冲产生光机械或光声破裂，而不是通过光热分解选择性加热。当使用Q开关激光去除色素时，治疗的视觉终点是覆盖在靶色基上的皮肤发生轻度至中度灰白，而不会引起皮肤隆起、水疱、剥脱或飞溅。激光治疗时通常会听到轻微的清脆撞击声，然而，过于响亮的激光冲击音可能表明能量过高（视频11.4）。上层皮肤组织过度吸收激光能量会导致色素减退和瘢痕形成（▶图11.6）。治疗雀斑时，532nm激光可能带来轻度紫癜或淤点，因为血红蛋白也是该波长的治疗靶点。此外，当用小光斑治疗严重雀斑时，Q开关激光可能是一项非常耗时的工作，因为每个病变都必须单独治疗。对于某些色素性病变（包括黄褐斑、炎症后色素沉着和咖啡斑）的治疗，一种有效的技术是针对整个病变区用低能量Q开关1064nm激光，间隔2~4周进行疗程化治疗（视频11.5）。

11.2.2 长脉冲激光器（532nm，595nm，755nm，800~890nm，1064nm）

脉冲持续时间为毫秒的激光可以针对较大颗粒的色素，如毛囊和痣中的色素。此外，这些长脉冲激光可用于治疗Q开关激光靶向的许多相同病变。虽然靶点是非常小的黑色素小体，但在许多病变中，如咖啡斑和雀斑，黑色素小体弥散地散布在表皮上，形成一层色素层，可以用较长的脉冲激光照射，估计TRT为2~3ms。在治疗这些色素性病变时，不需要冷却皮肤，如果是脉冲染料激光，压缩皮肤是为了压缩该区域的血管，并将血红蛋白靶点分散在这些血管中，以便所有激光能量都均匀地作用于靶色基。视觉治疗终点是靶点轻微变暗或呈浅灰色，治疗区域轻度红斑（视频11.6，▶图11.7a~c）。起疱、皮肤隆起或破裂是能量过度和组织反应过度的迹象，可能损害愈合并导致色素减退或瘢痕形成（▶图11.8）。

长脉冲激光也可用于脱毛，靶色基是毛囊内的色素。其治疗效果依赖于毛囊内的色素含量，而浅色头发——白色、灰色、金色和红色——色素含量很少或根本没有，其治疗效果不佳。

波长较长的1064nm最适合深色皮肤类型的激光脱毛治疗，应该是Ⅴ型和Ⅵ型皮肤脱毛治疗建议使用的唯一波长。设备中的各种皮肤冷却方法可以冷却皮肤上层，以便激光能量能够深入穿透，达到毛囊中的色素目标。

11.2.3 其他非激光光源

强脉冲光（IPL）是通过大晶体传输的宽光谱光（通常波长为515~1200nm）。由于波长众多，受阳光照射损伤的皮肤的各个方面都可以得到治疗，包括表浅的色素性疾病。IPL治疗最适合于弥漫性雀斑和

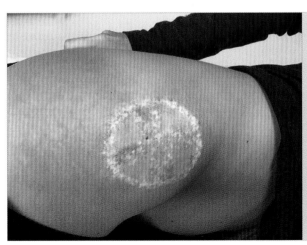

图11.6 激光去除文身后，文身处色素减退

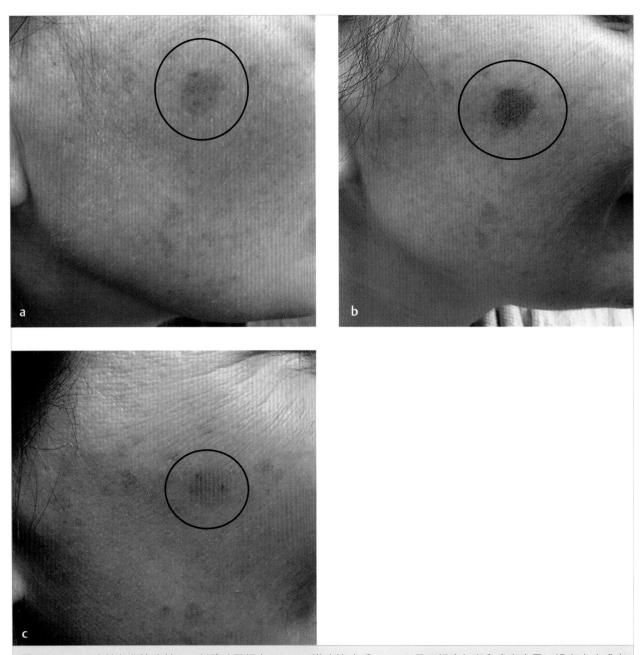

图11.7 a. 日光性角化治疗前。b. 长脉冲翠绿宝石755nm激光治疗后30min，显示轻度红斑和雀斑变黑，没有水疱或皮肤破损，这是一种理想的组织反应。c. 治疗后1周仍有轻度红斑

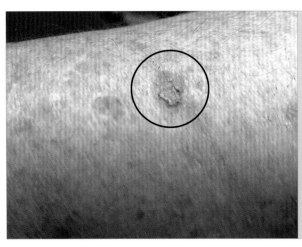

图11.8 日光性角化斑用长脉冲翠绿宝石755nm激光治疗，无制冷剂冷却。术后即刻出现皮肤水疱、轻微破裂和隆起，是组织反应过度的迹象

泛发性色素沉着异常——该疾病常见于较浅皮肤类型的晒伤皮肤。IPL不是深色皮肤类型的理想设备。IPL的一个优点是可以非常有效地治疗较大的区域，如整个手臂、胸部、面部，并针对光老化引起的一些症状如红斑和纹理变化进行治疗。使用IPL去除色素损伤时，治疗终点为轻度红斑和/或靶点轻微变暗。治疗区域与手具形状高度一致的暗红色斑片和/或过度水肿提示能量过高。在进行大面积治疗之前，应进行小范围的光斑测试，等待组织反应的发展，以确定理想能量。由于IPL是通过大的光导晶体传输的，往往对于大面积的治疗更加有效率，但同时错误的参数设置往往也会产生大面积不必要的副作用，比如水疱、持续性红斑和潜在色素沉着风险（►图11.9a~d）。

11.2.4 非色素特异性激光器

点阵激光器是一种非常有效的非色素特异性，但可用来靶向治疗浅层和中层皮肤色素的设备。大部分剥脱性激光和非剥脱性激光的靶色基是皮肤中的水。激光被水吸收产生所谓的柱状微治疗区（Microscopic Treatment Zones, MTZ）。用点阵激光处理可以产生数千个直径为70~150μm的MTZ。皮肤损伤后再修复机制将使这些热损伤区域向中央挤压，色素通过愈合被挤出皮肤（即色素通过效应）。剥脱与非剥脱点阵激光器都已证明对色素去除有效。1927nm非剥脱性点阵激光被更浅层次吸收，因此它对表面色素非常有效。完全剥脱的铒激光和CO_2激光对色素也有效，但术后的停工期与皮肤愈合问题使其在临床上应用较少。值得关注的是，由于1927nm非剥脱性点阵激光与铒激光被吸收的层次可以很浅，它们可以谨慎地用来处理面部以外的色素性病变。

11.2.5 激光器的组合使用

不同激光器的联合使用可以更有效地处理色素。在一些剥脱性或非剥脱性激光治疗之前，使用Q开

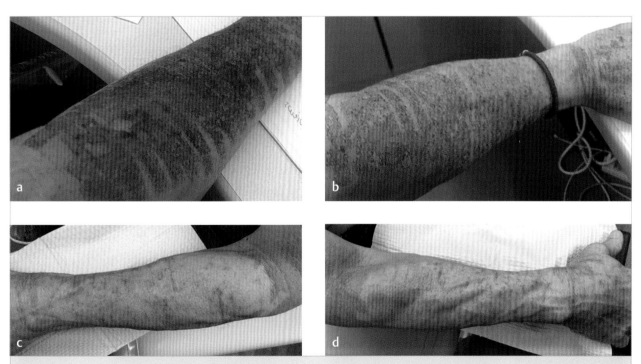

图11.9 a、b. IPL治疗光老化5天后，患者前臂照片显示过度的组织反应——明显的红斑和烫伤、结痂和水疱。c、d. IPL治疗后1个月，出现与IPL手具形状吻合的色素减退

关、长脉冲激光或IPL进行预处理，在治疗与日晒损伤相关的色素异常方面可获得更好的效果。激光联合治疗也可用于治疗其他疾病，包括咖啡牛奶斑、贝克尔痣以及文身。不同激光的治疗顺序如下：首先用所选的色素特异性激光设备进行治疗，然后进行点阵激光治疗。我的首选是先在无表面麻醉下进行色素激光治疗，然后在进行点阵激光治疗前，涂抹局部麻膏45~60min。

成功治疗色素性病变的技巧

（1）病变颜色与背景皮肤颜色：

　　a）对比度至关重要。色素性病变的治疗效果很大程度上取决于色素斑和患者肤色的对比度。理想的情况是在非常浅色的皮肤上出现非常深的色素性病变。随着靶目标颜色和背景皮肤颜色之间的对比度缩小，成功治疗的可能性减小，伴随不良反应的发生风险增加。

　　b）对于任何以色素为目标的激光，仔细检查和询问近期是否有晒黑情况对于避免皮肤灼伤至关重要。

　　c）对于深色皮肤，要小心去除文身和毛发。波长较长的1064nm激光最适合IV型和较暗的皮肤，可能是去除V型和VI型皮肤色素性病变的唯一安全选择。

（2）根据目标病灶颜色和患者皮肤颜色选择色素去除设备：

　　a）Q开关532nm激光对较浅的色素斑更有效，但更容易产生炎症后色素沉着，因其在血红蛋白上也有一定程度的吸收，因而可能导致红斑或紫癜。

　　b）长脉冲激光（595nm，755nm，IPL）更适合治疗较大面积和弥漫性阳光损伤，然而对背景肤色产生影响的风险更大。如果病变和皮肤颜色之间的对比度最小，则应在非常低的能量下使用这些设备或根本不使用。

　　c）对于弥漫性色素沉着，点阵激光装置也可以产生极好的色素效果。将点阵激光和上述激光设备（Q开光激光或长脉冲激光或IPL）的预处理相结合，可以提高治疗结果。对于较暗的皮肤类型比如IV型皮肤，或其他类型皮肤的较暗部分，非剥脱性点阵激光可能是在相对安全的前提下减少色素的唯一合适选择。

　　d）完全剥脱性激光设备，如铒激光或CO_2激光可用于去除一些浅色素和轻度纹理病变，如浅色、薄的脂溢性角化病、腿部和手臂上界限分明的雀斑，以及汗孔角化病。停工期、持续红斑和PIH会使患者和医师更难接受此类治疗。

（3）根据目标颜色的密度调整激光能量：

　　a）对于非常暗的目标——深色色素损伤、深色文身、非常厚的毛发密度区域——需要将能量调整到较低，以避免向病变附近区域传递过多热量。

　　b）在随后的治疗中，色素、毛发或文身墨水密度随着之前的治疗而降低，后续治疗的能量水平可能会增加。

（4）识别治疗终点：

　　a）当使用Q开关激光治疗包括文身在内的色素性病变时，治疗目标轻微变白、可听见轻微的爆破音，即为合适的治疗终点，也可能出现轻度紫癜。

b）当使用长脉冲激光或IPL时，目标轻微变暗或变成浅灰色，并出现非常轻微的红斑。

c）激光脱毛后毛囊周围轻度水肿。

（5）根据上面列出的症状进行初始测试，以找到理想的治疗设置。设置必须根据治疗部位进行更改，例如，从面部移动到颈部时，需要降低能量；而从较深色素（更多靶点）的靶区移动到较浅色素性病变的靶区进行治疗时，参数需要增加。始终注意能量过度和组织反应过度的迹象：

a）使用Q开关激光器时目标过度白化，使用长脉冲激光器时目标过度变暗或变灰。

b）靶色基上方皮肤发生水疱、隆起或破裂。

c）红斑或水肿加剧，尤其是使用IPL设备时。如果治疗后的皮肤上可以看到矩形手具的痕迹，则可能是能量过高，或者患者不适合接受IPL治疗。此外，激光脱毛过程中出现超出毛囊周围水肿的广泛性水肿，可能是该区域过度热沉积的迹象，易导致不良反应。

d）经过治疗，疼痛程度超过中度。可以预见激光治疗一定会带来轻微的不适，但剧烈疼痛应成为激光治疗医师立即停止治疗并评估皮肤是否被过度治疗的一个危险信号。建议尽量不要使用局部或表面麻醉，因为这会掩盖过度疼痛的迹象。

（6）文身治疗：

a）使用尽可能大的光斑进行深穿透。

b）理想的治疗间隔为8～12周。

c）注意一些化妆文身（红色或肉色）和白色文身——这些文身色料中可能含有氧化铁，在激光冲击下颜色可能会变暗。白色文身墨水有时会与其他颜色混合，以形成较浅的色调，这些颜色经过激光治疗有可能会变得更黑。因此请注意进行光斑测试。

d）除黑色、蓝色和红色以外的其他颜色文身，激光治疗效果不佳。

e）激光治疗文身时要警惕文身内有过敏反应的迹象。据报道，在出现过敏反应的情况下，使用Q开关激光和高能脉冲激光（CO_2）去除文身会导致局部甚至全身过敏反应。

f）激光治疗前，在皮肤上涂抹外用制剂，比如甘油或水溶性凝胶（例如Surgilube®，一种医用无菌水溶性润滑剂）可以减少激光光子的表皮散射，增加到达皮肤深处文身色素的激光能量，从而提高疗效。

11.3　激光治疗血管和色素性病变的并发症管理

激光治疗血管和色素性病变后，预期的治疗后变化包括轻度水肿、紫癜、静脉变暗、个别色素斑点变暗，或类似咖啡粉外观的针尖状色素反应，随后这些色素性病变会轻度结痂并逐渐剥落。炎症后色素沉着有时是一种可预见的结果，尤其是在治疗较深色的皮肤类型时。此外，当治疗较密集的血管病变或下肢血管病变时，血管破裂引起的含铁血黄素沉积可导致持续数周至数月的棕色色素沉着。

激光治疗血管和色素性病变的并发症可能包括过度红斑和水肿，以及起疱和更严重的结痂，甚至形成溃疡和糜烂。当最先出现激光能量过大的迹象时，立刻改变参数设置可以将并发症降至最低。早期识别和治疗并发症可以降低色素减退、增生或萎缩性瘢痕等远期甚至不可逆的不良反应发生概率。

促进皮肤糜烂愈合的伤口护理，以及保护区域免受摩擦和创伤至关重要。一旦糜烂或溃疡的上皮完成愈合，就可以开始使用硅基瘢痕凝胶。早期对红斑或硬结区域进行低能量的脉冲染料激光治疗，可以加快红斑的清除，并尽量减少后续瘢痕增生的形成。有许多治疗瘢痕的干预措施，一旦瘢痕产生，应尽早进行干预。

11.4　总结

血管和色素性病变的激光治疗成功的关键，是需要选择正确的设备和参数，以及识别适当的靶组织重点反应。一旦发生能量过高的迹象，早期调整参数和早期干预并发症可以预防更严重的后遗症和永久性瘢痕。在合理的条件下进行血管和色素性病变的治疗将为患者和临床医师带来满意的结果。

参考文献

[1]　Fitzpatrick R, Goldman M, eds. In Cutaneous Laser Surgery. 2nd ed. St. Louis, MO: Mosby; 1999.

[2]　Kashlan L, Graber EM, Arndt KA. Hair dryer use to optimize pulsed dye laser treatment in rosacea patients. J Clin Aesthet Dermatol. 2012; 5（6）:41–44.

[3]　Cho SB, Lee SJ, Kang JM, et al. Treatment of facial flushing by topical application of nicotinic acid cream followed by treatment with 595-nm pulsed-dye laser. Clin Exp Derm. 2009; 34（7）:e405–e406.

[4]　Kim TG, Roh HJ, Cho SB, Lee JH, Lee SJ, Oh SH. Enhancing effect of pretreatment with topical niacin in the treatment of rosacea-associated erythema by 585-nm pulsed dye laser in Koreans: a randomized, prospective, split-face trial. Br J Dermatol. 2011; 164（3）:573–579.

[5]　Rohrer TE, Chatrath V, Iyengar V. Does pulse stacking improve the results of treatment with variable-pulse pulseddye lasers? Dermatol Surg. 2004; 30（2 Pt 1）:163–167, discussion 167.

[6]　DierickxC. Laser treatment of pigmented lesions. In: Goldberg D, ed. Laser Dermatology. Berlin, Germany: Springer; 2005.

[7]　Yue B, Yang Q, Xu J, Lu Z. Efficacy and safety of fractional Qswitched 1064-nm neodymium-doped yttrium aluminum garnet laser in the treatment of melasma in Chinese patients. Lasers Med Sci. 2016; 31（8）:1657–1663.

[8]　Sim JH, Park YL, Lee JS, et al. Treatment of melasma by lowfluence 1064 nm Q-switched Nd:YAG laser. J Dermatol Treat. 2014; 25（3）:212–217.

[9]　Choi JE, Lee DW, Seo SH, Ahn HH, Kye YC. Low-fluence Q-switched Nd:YAG laser for the treatment of melasma in Asian patients. J Cosmet Dermatol. 2018; 17（6）:1053–1058.

[10]　Choi M, Choi JW, Lee SY, et al. Low-dose 1064-nm Q-switched Nd:YAG laser for the treatment of melasma. J Dermatol Treat. 2010; 21（4）:224–228.

[11]　Brown AS, Hussain M, Goldberg DJ. Treatment of melasma with low fluence, large spot size, 1064-nm Q-switched neodymium-doped yttrium aluminum garnet（Nd:YAG）laser for the treatment of melasma in Fitzpatrick skin types II-IV. J Cosmet Laser Ther. 2011; 13（6）:280–282.

[12]　Ghannam S, Al Otabi FK, Frank K, Cotofana S. Efficacy of lowfluence Nd:YAG 1064 nm laser for the treatment of postinflammatory hyperpigmentation in the axillary area. J Drugs Dermatol. 2017; 16（11）:1118–1123.

[13]　Cho SB, Park SJ, Kim JS, Kim MJ, Bu TS. Treatment of post-inflammatory hyperpigmentation using 1064-nm Q-switched Nd:YAG laser with low fluence: report of three cases. J Eur Acad Dermatol Venereol. 2009; 23（10）:1206–1207.

[14]　Kim S, Cho KH. Treatment of procedure-related postinflammatory hyperpigmentation using 1064-nm Q-switched Nd:YAG laser with low fluence in Asian patients: report of five cases. J Cosmet Dermatol. 2010; 9（4）:302–306.

[15]　Kim HR, Ha JM, Park MS, et al. A low-fluence 1064-nm Qswitched neodymium-doped yttrium aluminium garnet laser for the treatment of café-au-lait macules. J Am Acad Dermatol. 2015; 73（3）:477–483.

[16]　Kono T, Shek SY, Chan HH, Groff WF, Imagawa K, Akamatsu T. Theoretical review of the treatment of pigmented lesions in Asian skin. Laser Ther. 2016; 25（3）:179–184.

[17]　Manuskiatti W, Fitzpatrick RE, Goldman MP. Treatment of facial skin using combinations of CO_2, Q-switched alexandrite, flashlamp-pumped pulsed dye, and Er:YAG lasers in the same treatment session. Dermatol Surg. 2000; 26（2）:114–120.

[18]　Chan CS, Saedi N, Mickle C, Dover JS. Combined treatment for facial rejuvenation using an optimized pulsed light source followed by a fractional non-ablative laser. Lasers Surg Med. 2013; 45（7）:405–409.

[19]　Weiss ET, Geronemus RG. Combining fractional resurfacing and Q-switched ruby laser for tattoo removal. Dermatol Surg. 2011; 37（1）:97–99.

[20]　Bernstein EF. A widespread allergic reaction to black tattoo ink caused by laser treatment. Lasers Surg Med. 2015; 47（2）: 180–182.

[21]　Yorulmaz A, Onan DT, Artuz F, Gunes R. A case of generalized allergic contact dermatitis after laser tattoo removal. Cutan Ocul Toxicol. 2015; 34（3）:234–236.

[22]　Stephan F, Moutran R, Tomb R. Hypersensitivity with angioedema after treatment of a tattoo with Nd:YAG laser. Ann Dermatol Venereol. 2010; 137（6–7）:480–481.

[23]　England RW, Vogel P, Hagan L. Immediate cutaneous hypersensitivity after treatment of tattoo with Nd:YAG laser: a case report and review of the literature. Ann Allergy Asthma Immunol. 2002; 89（2）:215–217.

[24]　Zemtsov A, Wilson L. CO_2 laser treatment causes local tattoo allergic reaction to become generalized. Acta Derm Venereol. 1997; 77（6）:497.

[25]　Ashinoff R, Levine VJ, Soter NA. Allergic reactions to tattoo pigment after laser treatment. Dermatol Surg. 1995; 21（4）:291–294.

[26]　Vargas G, Chan EK, Barton JK, Rylander HG, III, Welch AJ. Use of an agent to reduce scattering in skin. Lasers Surg Med. 1999; 24（2）:133–141.

[27]　McNichols RJ, Fox MA, Gowda A, Tuya S, Bell B, Motamedi M. Temporary dermal scatter reduction: quantitative assessment and implications for improved laser tattoo removal. Lasers Surg Med. 2005; 36（4）:289–296.

12　射频治疗和射频微针治疗

Steven F. Weiner

摘要

　　射频已在医学和美学领域应用了50多年。它的适应证是改善肤色、松弛和改善瘢痕，尤其是痤疮瘢痕的外观。与激光不同，传递到皮肤或深层结构的能量不依赖于靶色基，而是依赖于电极之间的能量流动。虽然被宣传为"所有皮肤类型"都是安全的，但深色皮肤类型相比浅色皮肤类型仍然更容易出现并发症，最主要的不良反应是PIH。本章将讨论与射频治疗相关的各种并发症、预防这些并发症所需的预防措施，以及如何治疗这些并发症。

　　关键词：射频；射频微针；皮肤紧致；射频的安全；非侵入性美容治疗；二度灼伤；脂肪容量流失；射频消融；炎症后色素沉着；瘢痕

12.1　引言

　　射频（RF）用于微创面部年轻化可追溯到2002年，在这一年FDA批准了第一台用于眼周皱纹治疗的射频设备。2004年和2006年，该适应证分别扩展到面部和身体［译者按：这里提到的设备就是美国SOLTA索塔公司生产的热玛吉Thermage，对于这台设备，相信广大中国的皮肤美容及微整形医师都不陌生，译者主编、辽宁科学技术出版社出版的《热玛吉抗衰操作指南》一书里对其有非常详尽的介绍］。自那时至今，已有数十种、具备不同形式能量传送方式的射频设备获得批准，这些设备已被证明可以改善皮肤松弛、皮肤质地、肤色、皱纹、痤疮瘢痕、痤疮、多汗症、毛孔粗大和细纹。

12.2　射频科学

　　射频产生振荡电流（每秒数百万次循环），导致带电分子之间的振动和碰撞，从而产生Belenky等所述的热量。当组织中的电阻满足时，电能转换为热能。能量转换公式：能量（J）$=I^2 \times R \times T$（其中I为电流，R为组织阻抗，T为作用时间）。阻抗取决于皮肤水合程度、电解质组成、胶原蛋白含量、温度和其他变量。与使用光热能量（选择性光热效应）的激光器不同，射频能量独立于色素分布/皮肤类型，严格来说是一种电热效应。美学治疗中使用的射频设备的频率范围为0.3~10MHz。穿透深度与所用频率成反比。

12.3　胶原蛋白再生

　　因为胶原蛋白链三螺旋结构中一些分子键对热能敏感，RF产生的热量会使胶原蛋白纤维产生即刻的收缩。温度低于65℃会导致不同程度的胶原蛋白变性，继而出现级联的炎症反应，包括热休克蛋白和新的胶原蛋白形成（即热变性）。如果温度超过65℃，皮肤组织可能会凝固，随后会产生更强烈的反应（即热凝固），导致胶原蛋白、弹性蛋白、透明质酸和其他细胞外基质替换RF热损伤区（RTZ）。

RF不像激光那样依赖靶色基，因此理论上来说，RF对所有皮肤类型都是安全的。当深色皮肤类型中存在相互竞争的色素靶点时，如果进行激光治疗有困难，RF可以根据阻抗（而非皮肤类型）、电流和时间变量将能量传输到皮肤组织。然而，深色皮肤相较浅色皮肤更容易发生并发症，如炎症后色素沉着（PIH）。

12.4 射频传输的方式

有单极射频与双极射频这两种通过皮肤传输射频能量的方法。

单极射频：能量从操作手具内的有源电极流向位于患者身体远端的负极板（无源电极）。早期的射频设备多使用单极射频，它至今仍然是当前设备中的一项普遍技术。它的优点是能量可以从电极经表皮传输至真皮和真皮下纤维间隔，有更深的治疗深度。

双极射频：能量在两个相邻电极之间流动，所有电极都包含在操作手具内。穿透深度（对于经皮电极装置）大约为电极之间距离的1/2。与单极射频相比，双极射频舒适感更好，可以提供更高的能量，但深度较浅。

译者按：事实上还有一种多极射频被广泛应用在皮肤年轻化领域，如感兴趣可查阅译者主编、辽宁科学技术出版社出版的《热玛吉抗衰操作指南》一书。

射频治疗的不良反应及治疗方式见表12.1。

表12.1 射频治疗的不良反应及治疗方式

不良反应	治疗方式
持续性肿胀 / 红斑	低强度激光治疗、类固醇口服 / 外用、观察
炎症后色素沉着	化学剥脱、维 A 酸、氢醌、激光
灼伤 / 瘢痕	硅酮凝胶封闭敷料、局部敷料、激光、微针
脂肪容量减少	填充、脂肪移植、皮下剥离
纹理异常	观察、激光、再次治疗时避开该区域
感觉异常或感觉减退	观察——大部分情况可以完全恢复
痤疮发作 / 感染	口服和 / 或外用抗生素

12.5 安全措施

表皮灼伤的临界温度为44~45℃，同时也存在时间依赖性，即温度并未达到临界温度但作用时间过长也易致低温烫伤。难题在于，真皮胶原蛋白纤维收紧与再生的最佳刺激温度是在65~70℃。表皮和皮下脂肪的阻抗本质上高于真皮，因此能量自然会传递到阻力最小的区域。因而，需要采取特别措施来保护表皮不过热。其中包括：

（1）冷却——最常用的保证安全治疗的方法（包括制冷剂、冷却板、强力冷风机等）。

（2）移动热源——通过移动热源，可以创建场效应，避免单点热量过高。

（3）温度/阻抗反馈——限制/控制达到临界极限时发送射频能量，以提供更安全的治疗。

（4）红外摄像头监测皮肤温度。

（5）外用类固醇、生长因子、富血小板血浆（PRP）、抗生素、自体血清等可以加快愈合并减少停工期。

（6）低能量激光治疗（LLLT）——已证明可改善肿胀、红斑等导致求美者停工的不良反应外观，并降低灼伤风险。

（7）绝缘射频微针——有助于保护表皮免受加热。

（8）合理的参数设置——低能量、多遍数的治疗也会产生相似的治疗结果，但风险和不适程度更低。此外，对于深色皮肤类型，建议减少能量，以避免发生PIH的风险。

12.6 患者/求美者的选择

术前良好的沟通是达到患者满意度的关键，尤其是在网上评论如此普遍的情况下。停工时间因患者而异，必须解释几乎所有射频类治疗都会出现不同程度的肿胀和红斑（以及侵入性射频治疗如射频微针术后的淤伤）。此外，可能需要长达3个月才能看到最终结果，并且很多时候需要足疗程多次治疗才能达到满意的治疗效果。医师必须与求美者就预期结果的理解达成一致，甚至需要求美者（尤其是年长的求美者）理解治疗效果可能很微弱甚至无效。不得过度宣传某一特定射频技术而绝口不提及激光、磨削、填充和手术等替代方案。射频皮肤紧致治疗有其局限性，外科手术的适应证患者很可能不会欣赏与感谢RF所提供的变化。最合适的是那些使用射频作为衰老预防措施（"抗初老"），或者那些还没有做好填充及手术准备并且希望有轻微收紧效果的患者/求美者。

射频的治疗效果，是人体对治疗中接受的热量给出其相应反应之后的结果。这需要免疫反应来修复和产生胶原蛋白和弹性蛋白。患有以下情况的患者应谨慎治疗：

（1）免疫功能受损。

（2）服用免疫抑制药物。

（3）极度光老化皮肤。

（4）先前接受放射治疗的区域。

（5）负代谢状态。

（6）瘢痕体质。

12.7 不良反应

射频的不良反应通常很少见，在一项大型单极装置研究报告中，不良反应的发生率为2.7%。

12.7.1 持续性的肿胀、红斑及不适感

肿胀、红斑和不适感可被视为大多数射频治疗的普遍现象。根据使用的技术与设备不同，这可能持续1~7天，甚至更长时间。患者对停工时间和这些副作用的耐受性有不同的看法。良好的术前沟通可以极大地改善患者/求美者对于这些问题的不满。建议高枕睡眠至少2天，以加速水肿消退。极低能量激光治

疗（LLLT）已被证明可以加快愈合过程，并且极大减少不良反应。使用外用药物（镇静凝胶或类固醇）可以改善红斑。如果有持续性的肿胀及红斑，针对血管疾病的一些激光治疗可以帮助加快恢复。必须消除深肤色患者的任何长期皮肤炎症，以最大限度地降低色素沉着风险，可能需要采取包括类固醇和/或Nd：YAG激光在内的积极措施。患者/求美者主观上的不适感需要评估其他并发症，如感染，术中与术后的疼痛大多可以使用对乙酰氨基酚进行管理。RF的治疗结果依赖于炎症反应，因此作者建议非必要情况下尽量避免使用非甾体抗炎药，并尽可能减少类固醇的使用。

12.7.2　炎症后色素沉着（PIH）

当皮肤持续处于炎症反应中时，黑素细胞会产生过量的黑色素，这个过程更容易发生在深肤色类型如Ⅲ~Ⅵ型中。如果皮肤表面红斑、炎症反应持续1周或更长时间，必须考虑采取措施降低PIH的风险：LLLT（低能量激光治疗）、类固醇、防晒、激光（532nm、585nm或1064nm）和氢醌。事实上，对于已经预见到有色素沉着风险的患者/求美者，术前3周和术后1个月用维A酸（0.5%）和氢醌（4%~8%）预防PIH将大大降低治疗后色素沉着的风险。对于深色皮肤，建议使用低至中等参数设置，以减少术后不良反应。由于侵入式射频和射频辅助吸脂（RFAL）的插入点存在创伤风险，因此必须避免使该创口过小或在这个区域积聚太多热量。

12.7.3　二度灼伤

二度灼伤是射频嫩肤治疗中最可怕的并发症，因为它有可能造成永久性瘢痕。在de Felipe等对290名患者（共计755次治疗）进行的回顾性研究中，二度灼伤的发生率为2.7%。超过表皮温度44℃的阈值仅仅几分钟就可能会导致烧伤，而温度越高，所需时间越短。如果表面冷却机制出现故障或操作人员操作错误，例如脉冲叠加、过多重叠或冷却不当，则可能达到超临界温度。如果手具未与皮肤齐平，或者皮肤上有血液/液体妨碍触点的最佳接触，那么使用回路板作为返回电极的近消融射频设备可能会发生形成电弧的风险。同样，负极板附近皮肤也有烧伤的情况，很可能与负极板与接触皮肤之间的电弧反应有关。如果侵入式射频或射频微针电极位置太浅，即使有集成的温度反馈，也可能会有表皮灼伤甚至皮肤全层灼伤的风险。在侵入式射频中，内部电极温度超过44℃，如果放置过浅的同时，并没有红外测温仪帮助监测皮肤表面温度，也会有表皮灼伤风险。如果电极位置不正确，侵入式射频也有可能会起电弧反应。如果发现水疱或尼氏征阳性，需要立即冷却。必须检查设备是否有任何故障，并决定是继续治疗、更换治疗尖端，还是终止治疗。一旦出现上述不良反应，应立即进行烧伤伤口护理：外用、封闭敷料、清创、LLLT、PRP和细胞外基质治疗。如果有瘢痕，激光、微针、PRP和手术切除可能都是有益的。

12.7.4　脂肪容量流失

单极射频治疗的另一个并发症是皮下脂肪过热导致的脂肪容量流失。热量会随着深入组织而消散，也可能穿过纤维间隔，继而加热周围的脂肪。因为脂肪的阻抗很高，而脂肪细胞凋亡需要长时间的温度升高，因而这种并发症很少见。一般在治疗几周后，脂肪萎缩导致的体积减小变得更加明显。补救措施包括皮下剥离、适当填充或脂肪移植。

12.7.5 纹理异常

如果操作人员对治疗细节把控不当，比如手具未贴紧、跳过区域、脉冲不完整、压力不一致等，则会有治疗区域不规则、皮肤擦伤、网格标记/标注与最终治疗结果不均匀的风险。使用非绝缘的射频微针时，也存在愈合时间延长和瘢痕的风险。治疗这些问题，建议进行观察（时间往往能解决大部分问题），局部治疗（生长因子、维A酸），激光或在有必要时进行重复治疗。

12.7.6 痤疮复发 / 感染

痤疮病情恶化并不罕见，尤其是在易患痤疮的患者中。如果事先预见到这种风险，治疗前后预防性地局部和口服抗生素是有用的。使用射频微针（RFM）设备，可能会通过微针通道引起继发感染，因此必须严格遵循无菌原则。RFM治疗后，很多求美者会暴发一种类似于痤疮的小脓包，但通常来说这其实是一种表面感染，需要口服抗生素。RFM治疗后的皮肤护理选择非常重要，已经有一些因为使用不合适的外用药物而导致肉芽肿和感染的病例报道。

12.7.7 感觉障碍 / 神经麻痹

射频治疗可能会造成神经损伤，从而导致麻木、疼痛或感觉异常。这些不适几乎总是会在几周内痊愈。一般只有使用侵入式射频微针设备，才有可能出现下颌支神经麻痹，但无须治疗也能逐渐改善。

12.7.8 血清肿 / 囊肿

使用侵入式射频治疗，可能会出现血肿或血清肿。有一些非常罕见的情况，射频治疗后会形成皮脂腺囊肿，需要切除或引流。

12.8 总结

RF治疗广泛用于面部和颈部松弛、皱纹、痤疮瘢痕和纹理异常，不良反应的发生虽然少，但也确实存在。上面列出了一些措施来最小化风险并优化结果。不断地学习和临床实践对于操作医师了解导致并发症的原因至关重要。

参考文献

[1] Belenky I, Margulis A, Elman M, Bar-Yosef U, Paun SD. Exploring channeling optimized radiofrequency energy: a review of radiofrequency history and applications in esthetic fields. AdvTher. 2012; 29(3):249–266.
[2] Gold MH. The increasing use of nonablative radiofrequency in the rejuvenation of the skin. Expert Rev Dermatol. 2011; 6 (2):139–143.
[3] Schepps JL, Foster KR. The UHF and microwave dielectric properties of normal and tumour tissues: variation in dielectric properties with tissue water content. Phys Med Biol. 1980; 25(6):1149–1159.
[4] Beasley KL, Weiss RA. Radiofrequency in cosmetic dermatology. DermatolClin. 2014; 32(1):79–90.
[5] Clementoni MT, Munavalli GS. Fractional high intensity focused radiofrequency in the treatment of mild to moderate laxity of the lower face and neck: a pilot study. Lasers Surg Med. 2016; 48(5):461–470.
[6] Weiss RA, Weiss MA, Munavalli G, Beasley KL. Monopolar radiofrequency facial tightening: a retrospective analysis of efficacy and safety in over 600 treatments. J Drugs Dermatol. 2006; 5(8):707–712.
[7] Calderhead RG, Kim WS, Ohshiro T, Trelles MA, Vasily DB. Adjunctive 830 nm light-emitting diode therapy can improve the results following aesthetic procedures. Laser Ther. 2015; 24(4):277–289.
[8] Davis EC, Callender VD. Postinflammatory hyperpigmentation: a review of the epidemiology, clinical features, and treatment options in skin of color. J ClinAesthetDermatol. 2010; 3(7):20–31.
[9] de Felipe I, Del Cueto SR, Pérez E, Redondo P. Adverse reactions after nonablative radiofrequency: follow-up of 290 patients. J CosmetDermatol. 2007; 6(3):163–166.

[10] Abraham JP, Plourde B, Vallez L, Stark J, Diller KR. Estimating the time and temperature relationship for causation of deeppartial thickness skin burns. Burns. 2015; 41(8):1741–1747.

[11] AlNomair N, Nazarian R, Marmur E. Complications in lasers, lights, and radiofrequency devices. Facial PlastSurg. 2012; 28 (3):340–346.

[12] Dawson E, Willey A, Lee K. Adverse events associated with nonablative cutaneous laser, radiofrequency, and light-based devices. SeminCutan Med Surg. 2007; 26(1):15–21.

[13] Willey A, Anderson RR, Azpiazu JL, et al. Complications of laser dermatologic surgery. Lasers Surg Med. 2006; 38(1):1–15.

[14] Soltani-Arabshahi R, Wong JW, Duffy KL, Powell DL. Facial allergic granulomatous reaction and systemic hypersensitivity associated with microneedle therapy for skin rejuvenation. JAMA Dermatol. 2014; 150(1):68–72.

13 富血小板血浆（PRP）与微针美塑的并发症

Amit Arunkumar, Anthony P. Sclafani, and Paul J. Carniol

摘要

富血小板血浆（PRP）和微针治疗通常耐受性良好，尽管有一些严重的和潜在的并发症，但大部分不良反应可以避免，整体来说不良反应的发生率不高。

PRP治疗直接输送生长因子用于面部年轻化、面部手术后恢复和伤口愈合，包括脱发和面部容量调整。不良事件发生率通常较低且轻微，包括注射期间和注射后不久的短暂疼痛、注射部位红斑、肿胀、淤伤、瘙痒、炎症后色素沉着和皮肤干燥。罕见但严重的并发症包括全身过敏反应和眼周注射PRP后的不可逆失明。

微针，也称为经皮胶原蛋白诱导疗法，涉及用细针反复刺穿皮肤，以诱导内源性胶原蛋白的生成，用于治疗寻常痤疮、瘢痕、光损伤、色素异常、皮肤年轻化、多汗症和雄激素性脱发。不良反应包括红斑、疼痛、水肿、头皮瘙痒和轻微的浅表出血，在数小时到数天内就会消失。较少报道的副作用包括暂时性淋巴结肿大、休止期脱发、痤疮发作、粟粒疹、淤伤、结痂、潮红、渗出、在缺乏普遍预防措施的情况下传播血源性病原体，以及局部和全身过敏反应。

并发症通常可以通过适当的患者和治疗区域选择、适当的技术选择，以及严格遵守良好的临床实践和普遍预防措施来避免。深入了解这些问题对于确保安全使用和最大限度地提高治疗效果至关重要。

关键词：经皮胶原蛋白诱导；血小板血浆；富血小板纤维蛋白

13.1 富血小板血浆简介

基于血小板的治疗，通常统称为富血小板血浆（PRP）治疗，将血浆内的生长因子直接输送，用于面部年轻化、面部手术后恢复和伤口愈合。这种基于自体血清的PRP治疗，因为能够为术后创伤提供功能性的伤口愈合效果，并在没有创伤、仅仅为了美容手段的前提下帮助血管新生、帮助脂肪存活、帮助胶原新生，成为皮肤美容及美容外科医师很喜欢用的治疗方式。在面部整形手术中，PRP的常见适应证包括脱发治疗和面部容量调整，包括真性皱纹、凹陷瘢痕和较深的鼻唇沟的治疗。PRP也被描述用于面部提升、面部植入和截骨术中的伤口愈合。这些制剂中最常见的生长因子包括血小板衍生生长因子、转化生长因子β、血管内皮生长因子、表皮生长因子和胰岛素样生长因子。这些生长因子对单核细胞、成纤维细胞、干细胞、内皮细胞和成骨细胞具有趋化作用，对成纤维细胞、平滑肌细胞、成骨细胞、内皮细胞和角质形成细胞具有促进有丝分裂作用。

自体PRP可以通过多种手动或全自动方式方便地在治疗室内制备，这些方案通常从用抗凝剂在真空密封收集管中收集外周血开始，然后用或不用分离凝胶进行多次离心，以分离富含血小板的部分，并根据需要，用30G针头注入真皮、皮下或骨膜前平面。对于特定的PRP制剂和方案，外科医师应考虑纤维蛋白

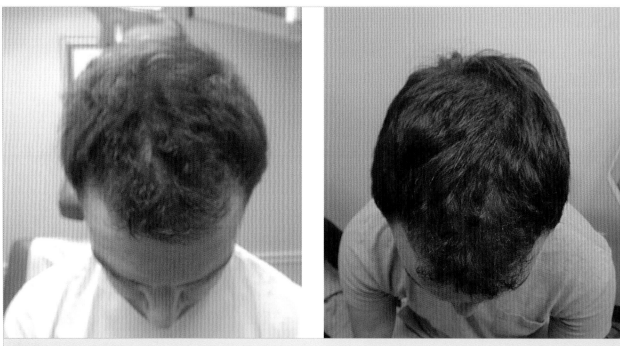

图13.1 脱发的PRP治疗（Source: Platelet-Rich Plasma Principles and Practices. In: Hausauer A, Jones D, ed. PRP and Microneedling in Aesthetic Medicine. 1st Edition. Thieme; 2019.）

密度、白细胞含量和制备程序的标准化程度。PRP可分为4种类型：纯PRP、富含白细胞的PRP、纯富血小板纤维蛋白，以及富含白细胞的血小板纤维蛋白。基于白细胞产生血管内皮生长因子（对促进血管生成很重要），PRP中是否需要富集白细胞是存在争议的，白细胞还与基质金属蛋白酶的产生有关，基质金属蛋白酶对包括胶原蛋白在内的细胞外基质蛋白具有分解代谢作用。纤维蛋白网络可保护生长因子免受蛋白水解，作为创伤修复的更坚固的支架结构，并有助于延长注射部位血小板产品的持久性和耐洗脱性。

PRP可用于头皮皮下或皮内注射来治疗脱发（▶图13.1）。痤疮瘢痕或凹陷瘢痕进行皮下剥离后立即皮下/皮内注射PRP（▶图13.2）。也可用于真皮下注射，以改善更深的真性皱纹和容量不足的区域。需要显著改善容量的区域可以注射到深层脂肪（如中面部）或骨膜前（如眶下凹陷）。PRP的外科应用包括辅助脂肪移植，其中PRP在脂肪注射前与脂肪混合［通常为1∶（2~3）］，以提高受区脂肪存活率；鼻整形术，可以沿着耳软骨或肋软骨植入部位外侧注射PRP；面部拉皮手术，其中PRP在手术切口关闭前放置在皮瓣床的薄层上。

PRP可以在对患者没有实质性不便的情况下进行容量恢复，并且创伤小，相关恢复时间可以忽略不计。与PRP材料相关的并发症很少，更常见的原因是患者或治疗区域、注射技术选择不当或未能遵循良好的临床实践和普遍预防措施。深入了解这些问题对于确保安全使用和最大限度地提高治疗效果至关重要。

13.2 富血小板血浆并发症的避免、识别和处理

PRP引起的不良反应较少，且程度一般都较轻微，这些不良反应包括注射期间和注射后不久的短暂疼痛、注射部位红斑、肿胀、淤伤、瘙痒、炎症后色素沉着和皮肤干燥（▶图13.3）。治疗后，在最初的几

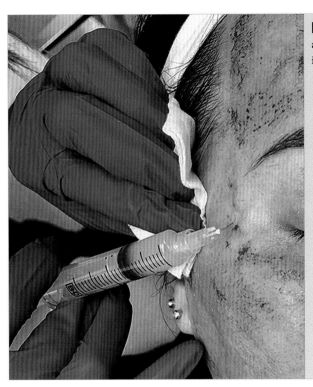

图13.2 微针后注射PRP（Source: Platelet-Rich Plasma Principles and Practices. In: Hausauer A, Jones D, ed. PRP and Microneedling in Aesthetic Medicine. 1st Edition. Thieme; 2019.）

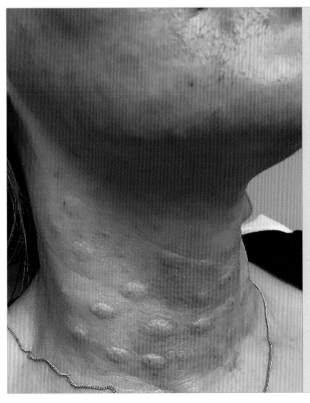

图13.3 注射PRP后出现肿胀和淤斑的患者（Source: Other Considerations, Combinations, and Complica-tions. In: Hausauer A, Jones D, ed. PRP and Microneedling in Aesthetic Medicine. 1st Edition. Thieme; 2019.）

个小时内，在注射部位间歇性给予冷敷可减少肿胀、淤伤和不适。应避免在最初的几小时内按摩注射部位，因为这可能会导致PRP的移位。

虽然注射合成填充剂后常出现肉芽肿和结节，但已报道的PRP填充引起的肉芽肿和结节只有2例，且都发生在2名已知或疑似有亚临床结节病的患者身上。结节病是一种全身性肉芽肿病，大部分以亚临床形式出现，患有这种疾病的患者可在皮肤注射部位发生肉芽肿。因此，如果考虑PRP的患者疑似结节病，必须进行进一步检查。尽管在美容应用方面尚未报道，但已有PRP注射治疗胫骨骨囊肿与全身过敏反应的发生有关，这种过敏反应被认为是基于对制备注射剂时使用的柠檬酸钙抗凝剂的反应。关于PRP用于雄激素性脱发是医学美容领域研究最多的课题，大量的临床报道中，没有关于细菌、病毒或分枝杆菌感染、毛囊炎、脂膜炎、过敏反应、血肿或浆膜瘤形成的报道。然而，与任何侵入性手术一样，良好的临床实践和普遍预防措施势在必行。正确标记和处理血样、一次只处理一名患者的血液，以及遵循普遍预防措施，对于确保患者的安全非常重要。

严重不良事件并不常见。虽然合成填充剂引起的视力改变已经常有报道，但PRP通常不是用作物理填充剂，而是利用它所含的生长因子起到促进组织胶原再生的效果，达成容量充盈的目的。然而，据报道，一名未经许可的医师在进行眼周和眉间区域的PRP皮肤年轻化治疗后，发生一例不可逆失明，并在磁共振成像（MRI）上观测到脑梗死。作者假设，在眶上动脉和滑车上动脉附近区域使用的技术可能导致动脉内注射血小板凝块逆流，从而导致眼动脉和大脑中动脉区域闭塞。在这个病例中，患者在接受治疗后的第二天接受眼科医师的检查，发现眉间注射部位皮肤坏死、眼球运动受限和眼底扩张检查中的眼动脉阻塞。MRI显示眼外肌缺血、视神经梗死，以及右额、顶叶和枕叶梗死。血栓栓塞和血管评估均为阴性。由于患者已经超过了组织纤溶酶原激活剂治疗的窗口时间，治疗仅限于眼部按摩、外用0.2%溴莫尼定、外用0.5%噻吗洛尔、口服类固醇和经验性使用抗生素，以治疗眼眶周围肿胀，预防可能发生的感染。经过治疗后，患者眼球运动恢复正常，但1年后，其视力仍然没有光感。而且1年后，右侧眉间瘢痕组织中出现残留瘢痕和硬结。

熟悉面部血管解剖，并在适当的情况下将注射层次保持在真皮内而不是真皮下，可以降低血管受损的风险。对血管并发症的认识、早期识别和紧急治疗至关重要。为了最大限度地降低血管并发症的发生风险，实际可行的做法是注射尽可能小的体积，并在小剂量的叠加中达成所需的效果，并确保每次注射前有效回抽，避免PRP制剂与未经批准的填充剂混配，并使用工艺更精细、压力更敏感的较小针头（30~32G）。

13.3　微针美塑简介

微针，也称为经皮胶原蛋白诱导疗法，涉及用细针反复刺穿皮肤，以诱导内源性胶原蛋白的生成，用于治疗寻常痤疮、瘢痕、光损伤、色素异常、皮肤年轻化、多汗症和雄激素性脱发。微针刺穿角质层和真皮乳头层，通常使用带有多个尖针的滚轮样微针或印章式微针。机械损伤引发炎症反应和伤口愈合级联反应，可以促进生长因子释放，诱导胶原蛋白新生。

13.4　微针美塑并发症的避免、识别和处理

一般来说，微针治疗不良事件的发生率低，最常见的是暂时性红斑和炎症后色素沉着。微针可以作为一个独立的治疗单独进行，也可以联合射频一起进行，这种联合治疗有一个非常典型的设备，那就是射频微针。第12章也讨论了射频。射频微针可以利用单极或双极射频进行。视频13.1中可以看到射频微针

治疗。几篇综述文章表明，轻微并发症包括红斑、疼痛、水肿、瘙痒和轻微的浅表出血，根据所用针头的大小，一般在数小时到数天内逐渐改善。较少报道的不良反应包括暂时性淋巴结肿大、休止期脱发、痤疮发作、粟粒疹、淤伤、结痂、潮红和渗出。红斑大多是暂时性的（3~5天），皮肤干燥通常会在1~2周后改善。在一系列纳入210例PRP微针治疗脱发的临床研究中，14%的患者出现头皮瘙痒（$n=30$），1.4%的患者在术后4~6周出现短暂脱发，6~8周症状改善（$n=3$），1.9%的患者发生暂时性颈部淋巴结肿大（$n=4$）。尽管尚未报道，但与任何侵入性治疗一样，理论上该治疗也存在感染风险。微针美塑治疗的再上皮化的速度很快，一般在治疗后24h的组织学检查即显示表皮完整。

微针治疗的禁忌证包括使用抗凝药物或凝血障碍，这可能会导致出血过多；对有活动性或复发性疱疹感染/唇疱疹感染病史的患者，可能在微针的轻微创伤后，引起疱疹复发甚至瘢痕形成；禁忌证还包括存在皮肤感染、皮肤癌、疣或太阳角化病等；有严重瘢痕疙瘩倾向的患者，每次针刺创伤也都可能引起瘢痕增生（这些患者通常可以通过手掌或脚底出现瘢痕疙瘩来识别）。译者按：在亚洲人群中，我们一般通过其胸前、肩背部是否出现自发性瘢痕疙瘩来判断。

炎症后色素沉着（PIH）是皮肤的一种反应性色素沉着症，一般由于皮肤炎症介质刺激黑素细胞增加黑色素的生成并将其转移到周围的角质形成细胞，从而呈现出治疗区域在术后一段时间内出现色素沉着。微针引起的PIH案例很少有人报道，通常也都能自行消退。通常建议在微针治疗后进行严格防晒，以将PIH的风险降至最低。一项与PIH相关的术后防晒不足的单一研究观察到，当随治疗实施严格的光保护时，部分患者的PIH逐渐改善。总的来说，PIH的自然病史决定了其改善缓慢，所以并非所有患者都需要进行药物治疗。药物治疗的目的无非是加速其缓解，常用的药物治疗包括外用氢醌、维A酸、壬二酸和/或适当进行化学剥脱。

有2个系列的临床病例报道提到了用滚轴式微针进行美塑治疗后出现的针轨效应，指的是沿着滚针行进痕迹出现的呈线性轨道分布的丘疹样瘢痕皮损。作者注意到，3个月后，使用0.025%的凝胶外用维A酸，这些瘢痕改善了20%~30%，但未描述长期随访结果。将这种并发症风险降至最低的预防措施包括使用针尖长度小于2.0mm的滚针，在发现这种影响时及时调整对皮肤施加的压力，以及在骨突处进行微针治疗时要更谨慎。虽然在目前的文献中没有很好的描述，但射频微针造成瘢痕的可能影响因素包括实际的针头长度或射频能量的影响。

在目前的技术条件下，在射频微针操作过程中，必须使针尖垂直于皮肤表面，而不是倾斜插入。如果它们以一个角度进入皮肤，可能会导致针轨痕迹的形成。这些痕迹可能更短，但与报道的使用滚针产生的针轨效应相似。

已有2例报道出现局部和全身过敏反应，一例是同时使用未经批准用于微针皮内注射的外用产品，另一例是为一名已知的镍敏感接触性皮炎患者使用由8%镍制造的外科级不锈钢合金的针进行微针注射。在第一组病例中，活检证实其面部肉芽肿反应和一例全身性超敏反应的致病原因是免疫原性颗粒进入真皮，从而增强持续性迟发型超敏反应。在这3名患者中，最初使用外用和口服皮质类固醇治疗无效，而使用盐酸多西环素和盐酸米诺环素治疗导致部分或完全缓解。皮质类固醇的无效性加上四环素抗生素的成功治疗，提示在本例中可能存在感染。在第二组中，全身抗生素无效，对硫酸镍斑贴反应阳性，住院接受口服和外用皮质类固醇治疗2周后逐渐好转。这2组案例提示我们，避免使用未经批准的外用药物进行微针治疗是非常重要的，并须确保使用药物与微针成分不包括有接触性皮炎病史或疑似接触性皮损患者的已知过敏原。

2名患者在新墨西哥州一家未经许可的水疗中心进行所谓的"吸血鬼面部护理"（结合微针和局部PRP）时感染了艾滋病病毒。考虑到PRP属于血液制品，所有血液制品的使用都要严格消毒，以确保不会产生传染性疾病的交叉感染，因而需要极度强调严格的医师培训、良好的临床实践和普遍预防措施。

总之，PRP、微针和微针射频治疗通常是微创、耐受性好、相对安全的治疗方法，相关的恢复时间可以忽略不计，不良事件偶有发生，但非常有限。通过适当的患者和区域选择、适当的技术选择，以及严格遵守良好的临床实践和普遍预防措施，可以避免大多数并发症。

参考文献

[1] Sclafani AP, Azzi J. Platelet preparations for use in facial rejuvenation and wound healing: a critical review of current literature. Aesthetic Plast Surg. 2015; 39(4):495–505.

[2] Sclafani AP, Saman M. Platelet-rich fibrin matrix for facial plastic surgery. Facial Plast Surg Clin North Am. 2012; 20(2): 177–186, vi.

[3] Sclafani AP. Safety, efficacy, and utility of platelet-rich fibrin matrix in facial plastic surgery. Arch Facial Plast Surg. 2011; 13(4):247–251.

[4] DohanEhrenfest DM, Rasmusson L, Albrektsson T. Classification of platelet concentrates: from pure platelet-rich plasma (P-PRP) to leucocyte- and platelet-rich fibrin (L-PRF). Trends Biotechnol. 2009; 27(3):158–167.

[5] Werther K, Christensen IJ, Nielsen HJ. Determination of vascular endothelial growth factor (VEGF) in circulating blood: significance of VEGF in various leucocytes and platelets. Scand J Clin Lab Investigation. 2002; 62(5):343–350.

[6] Kobayashi Y, Saita Y, Nishio H, et al. Leukocyte concentration and composition in platelet-rich plasma (PRP) influences the growth factor and protease concentrations. J Orthop Sci. 2016; 21(5):683–689.

[7] Cui N, Hu M, Khalil RA. Biochemical and biological attributes of matrix metalloproteinases. Prog Mol Biol Transl Sci. 2017; 147:1–73.

[8] Badran KW, Sand JP. Platelet-rich plasma for hair loss: review of methods and results. Facial Plast Surg Clin North Am. 2018; 26(4):469–485.

[9] Koenig D. Two test positive for HIV after "Vampire Facial." https://www.webmd.com/hiv-aids/news/20190430/two-testpositive-for-hiv-after-vampire-facial. Published April 30, 2019. Accessed May 1, 2020.

[10] New Mexico Department of Health. Free testing for persons who received any injec-tions.https://nmhealth.org/news/ alert/2019/4/?view=762. Published April 29, 2019. Accessed May 1, 2020.

[11] Gupta AK, Carviel JL. Meta-analysis of efficacy of platelet-rich plasma therapy for androgenetic alopecia. J Dermatolog Treat. 2017; 28(1):55–58.

[12] Hesseler MJ, Shyam N. Platelet-rich plasma and its utility in the treatment of acne scars: a systematic review. J Am Acad Dermatol. 2019; 80(6):1730–1745.

[13] Sclafani AP. Platelet-rich fibrin matrix for improvement of deep nasolabial folds. J Cosmet Dermatol. 2010; 9(1):66–71.

[14] Serizawa N, Funasaka Y, Goto H, et al. Platelet-rich plasma injection and cutaneous sarcoidal granulomas. Ann Dermatol. 2017; 29(2):239–241.

[15] Izhakoff N, Ojong O, Ilyas M, et al. Platelet-rich plasma injections and the development of cutaneous sarcoid lesions: a case report. JAAD Case Rep. 2020; 6(4):348–350.

[16] Latalski M, Walczyk A, Fatyga M, et al. Allergic reaction to platelet-rich plasma (PRP): case report. Medicine (Baltimore). 2019; 98(10):e14702.

[17] Chen JX, Justicz N, Lee LN. Platelet-rich plasma for the treatment of androgenic alopecia: a systematic review. Facial Plast Surg. 2018; 34(6):631–640.

[18] Kalyam K, Kavoussi SC, Ehrlich M, et al. Irreversible blindness following periocular autologous platelet-rich plasma skin rejuvenation treatment. Ophthal Plast Reconstr Surg. 2017; 33 (3S) Suppl 1:S12–S16.

[19] Sclafani AP, Fagien S. Treatment of injectable soft tissue filler complications. Dermatol Surg. 2009; 35 Suppl 2:1672–1680.

[20] Badran KW, Nabili V. Lasers, microneedling, and B plateletrich plasma for skin rejuvenation and B repair. Facial Plast Surg Clin North Am. 2018; 26(4):455–468.

[21] Hou A, Cohen B, Haimovic A, Elbuluk N. Microneedling: a comprehensive review. Dermatol Surg. 2017; 43(3):321–339.

[22] Doddaballapur S. Microneedling with dermaroller. J Cutan Aesthet Surg. 2009; 2(2):110–111.

[23] Hartmann D, Ruzicka T, Gauglitz GG. Complications associated with cutaneous aesthetic procedures. J Dtsch Dermatol Ges. 2015; 13(8):778–786.

[24] Epstein JH. Postinflammatory hyperpigmentation. Clin Dermatol. 1989; 7(2):55–65.

[25] Mujahid N, Shareef F, Maymone MBC, Vashi NA. Microneedling as a treatment for acne scarring: a systematic review. Dermatol Surg. 2020; 46(1):86–92.

[26] Stojadinovic O, Morrison B, Tosti A. Adverse effects of plateletrich plasma and microneedling. J Am Acad Dermatol. 2020; 82 (2):501–502.

[27] AlQarqaz F, Al-Yousef A. Skin microneedling for acne scars associated with pigmentation in patients with dark skin. J Cosmet Dermatol. 2018; 17(3):390–395.

[28] Cohen BE, Elbuluk N. Microneedling in skin of color: a review of uses and efficacy. J Am Acad Dermatol. 2016; 74 (2):348–355.

[29] Fabbrocini G. Complications of needling. In: Tosti A, Beer K, De Padova MP, eds. Management of complications of cosmetic procedures: handling common and more uncommon problems. Springer; 2012:119–124.

[30] Pahwa M, Pahwa P, Zaheer A. "Tram track effect" after treatment of acne scars using a microneedling device. Dermatol Surg. 2012; 38(7 Pt 1) 7pt1:1107–1108.

[31] Gadkari R, Nayak C. A split-face comparative study to evaluate efficacy of combined subcision and dermaroller against combined subcision and cryoroller in treatment of acne scars. J Cosmet Dermatol. 2014; 13(1):38–43.

[32] Tomita Y, Maeda K, Tagami H. Mechanisms for hyperpigmentation in postinflammatory pigmentation, urticaria pigmentosa and sunburn. Dermatologica. 1989; 179 Suppl 1:49–53.

[33] Dogra S, Yadav S, Sarangal R. Microneedling for acne scars in Asian skin type: an effective low cost treatment modality. J Cosmet Dermatol. 2014; 13(3):180–187.

[34] Saedi N, Dover J. Postinflammatory hyperpigmentation. UptoDate. Wolters Kluwer; 2020.

[35] Soltani-Arabshahi R, Wong JW, Duffy KL, Powell DL. Facial allergic granulomatous reaction and systemic hypersensitivity associated with microneedle therapy for skin rejuvenation. JAMA Dermatol. 2014; 150(1):68–72.

[36] Pratsou P, Gach J. Severe systemic reaction associated with skin microneedling therapy in 2 sisters: a previously unrecognized potential for complications? J Am Acad Dermatol. 2013; 68(4):AB219.

第四部分

减脂治疗：并发症的预防

与处理

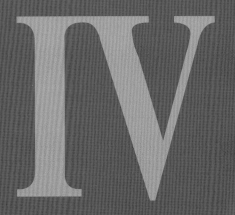

14 吸脂术

Brandon Worley and Murad Alam

摘要

通过增加或去除脂肪组织来塑形的能力是美容外科医师满足患者的需求的有力工具。对于面部和颈部脂肪塑形，需要遵守一些特殊的注意事项，以确保最佳效果，同时将风险降至最低。以下章节描述了面部、颏下区、颈部和其他解剖区域的吸脂技术，以及出现并发症时如何处理。

关键词：吸脂术；身体塑形；脂肪移植；面部；颈部；并发症

14.1 引言

吸脂术可去除局部堆积的脂肪，改善局部身体轮廓。传统上，吸脂术需要用真空辅助下经皮套管抽吸皮下脂肪，使用交叉或三角测量模式和多个进针点，并在全身麻醉或清醒镇静下进行。1987年，Jeffrey Klein开创了肿胀技术，使用极稀的利多卡因和肾上腺素溶液，仅需在局部麻醉下就可以进行吸脂。这减少了术中失血相关的并发症，总体上提高了安全性。吸脂技术的其他最新发展提高了这项手术的易用性、速度和多元性。

然而，消费者数据显示，吸脂手术的总体数量减少与无创性的塑身方式的普及有关，包括射频、超声波、冷冻脂肪分解和激光减肥治疗等。患者似乎更喜欢恢复时间较短、副作用较少的项目，即使与单次吸脂术后的明显效果相比，通过无创性治疗，患者只能获得轻度至中度的效果。

在术前和术后围术期考虑患者的偏好和需求，并在最适合患者的时间点规划手术，有助于确保患者的术后依从性，从而获得最佳的治疗效果。术者应该熟悉与身体轮廓相关的改变技术和患者选择，以便他们能够最好地处理局部皮肤松弛和多余脂肪组织。预防、减少和管理不良事件至关重要。在本章中，我们将重点介绍如何通过吸脂术在确保患者安全的同时，塑造面部和颈部的轮廓。

14.2 术前评估

与任何外科手术一样，术前评估对于降低风险和确保良好结果至关重要。医师应该准备一份详尽的病史，包括寻求治疗的原因，患者对治疗的期望，既往病史，当前服用的药物和补充剂，导致伤口愈合不良的任何潜在因素（如糖尿病、慢性肾功能不全、甲状腺功能不全、控制不佳的甲状腺功能减退、营养状况差、瘢痕外观差），出血风险评估，以及遵守术后指导的可能性。

虽然使用胰岛素泵的糖尿病患者最近被证明在非侵入性冷冻溶脂术治疗区域可能出现反常的脂肪肥大，但吸脂术尚未报道类似不良反应。但糖尿病患者发生感染和伤口愈合不良的风险通常更大。

吸脂术前避免使用的药物包括抗凝剂、非甾体抗炎药（NSAIDs）和具有抗凝特性的补充剂，如银杏、金盏花、大蒜、锯棕榈、白芍和鱼油。植物香豆素类药物（Phytocoumarins）和抗凝剂及其他抗凝血药物发生反应也会增加出血风险。吸脂前2周，应停止使用可能加剧出血的药物和补充剂。酒精也应该避免使用。

对该过程的风险和益处，以及要避免的物质的讨论进行细致的记录是知情同意程序的重要组成部分。此外，确保患者了解术后轮廓改善的可能性对患者满意度也至关重要。

吸脂术的绝对禁忌证包括严重肥胖，患者寻求吸脂术作为减肥手段，躯体变形障碍（即体象障碍），以及既往手术后该区域留下瘢痕或改变的解剖结构。考虑到早期瘢痕疙瘩、出血、对利多卡因的过敏反应、伤口愈合不良的发生率和不稳定的精神状况，术者可能会决定不进行治疗，从而避免不良事件的发生和患者不满。

选择合适的患者大大增加了患者满意度。对手术可能带来的美容效果没有合理预期、要求手术保证成功或认为手术是解决生活问题的一种方式的患者，都不是理想的选择。应建议所有患者可能需要进行补充治疗。术前讨论应确定那些无论结果如何都不满意或不愿意接受额外辅助治疗以达到所需美学目标的患者。在某些情况下，非侵入性的减肥方式可能是更合适的替代治疗途径。

通常会向患者提供书面的术前和术后指导，并且口头交流最常见和最主要的不良反应。提供有关营养和锻炼的建议有助于维持术后效果。必要时，可向这些领域的专家咨询。在手术前可能需要改变生活方式。最好的治疗效果出现在那些达到或略高于稳定体重的人身上。在术前进行极端节食是非常不可取的，因为患者在术后很可能会发生体重反弹，即使不是在吸脂的解剖部位。从术前咨询到术后恢复，为患者提供情感支持可以提高患者满意度。

14.2.1 体格检查和实验室检查

对于面部和颈部吸脂，外科医师会定义其手术范围的高位和低位边界，以及游离边缘和美学亚单位。主要关注区域是耳前沟、鼻唇沟、颧骨脂肪垫、颈部和颏下脂肪（▶图14.1）。使用皮肤标记可能会有所帮助。

确定、充分设计并与患者确认主要关注区域。应确定可能限制术后皮肤收缩的瘢痕或创伤，并向患者展示。对于颏下丰满、皮肤松弛、颈阔肌松弛、前二腹肌营养不良和脂肪收集的评估有助于制订治疗这些不同因素的完整计划。咬肌和上覆的颧骨脂肪垫在很大程度上决定了颧骨和下颌的轮廓。鼻唇沟受下层解剖结构的影响较小。皮肤松弛度可以通过"快速测试"来评估，在颈部或拟改善的区域轻轻拉动然后释放皮肤，表明皮肤能够轻松恢复到原来的位置。长时间恢复到原来的位置（即snap试验阳性）预示着吸脂术后持续性松弛的可能性增加。

外科医师了解患者的种族背景、性别、角度（如颈颏角）和凹陷，这些角度和凹陷被认为是年轻的和自然的。例如，西方文化更喜欢女性的椭圆形脸型，更喜欢男性的下巴呈方形的脸型，而亚洲文化则更喜欢下巴呈V形的椭圆形脸型。超出这些标准的纠正可能会导致效果不佳，使患者不满意。

术前照片是在没有颈部延伸的情况下拍摄的侧面照片，倾斜45°使鼻尖投影落在脸颊上，并以肖像视图显示所有相关的轮廓和凹陷，以供以后比较。有一些软件可用于模拟效果，有助于术前讨论。认识到颈阔肌成形术、部分切除前二腹肌或联合行颈提术加吸脂术的必要性，也可能有助于选择最佳治疗方法。术前颈部超声检查有助于区分皮肤或脂肪异常与肌肉功能障碍引起的问题。虽然没有数据支持前二

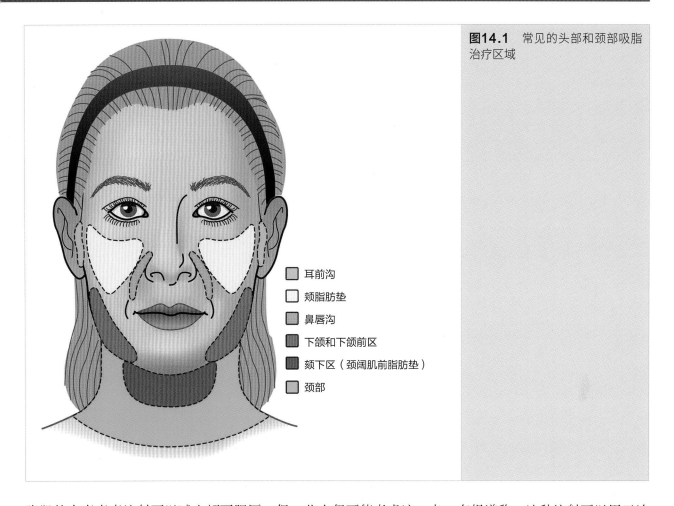

图14.1 常见的头部和颈部吸脂治疗区域

- 耳前沟
- 颊脂肪垫
- 鼻唇沟
- 下颌和下颌前区
- 颏下区（颈阔肌前脂肪垫）
- 颈部

腹肌的肉毒毒素注射可以减少颏下肥厚，但一些人仍可能考虑这一点。有报道称，这种注射可以用于治疗外伤性过度咬合带来的肥大。如果试图通过手术减少前二腹肌的体积，则应谨慎操作，因为该肌肉参与说话和咀嚼。任何管理肌肉体积，以及通过激光手术修复瘢痕的尝试，都需要在纠正脂肪沉积之前完成。对于脸颊或颧骨脂肪垫，咬肌肥大通常是在评估吸脂患者是否适合之前，通过肉毒毒素注射优先进行处理。术前计划的其他方面包括获取生命体征、评估要切除的组织体积、测量体重和BMI、测试局部神经肌肉功能，以及检查血管灌注水平。如果存在神经损伤的问题，记录一份神经肌肉基线的评估可以在术后进行比较。记录手术区域变异及非典型的血管解剖。虽然外科技术希望避免血管损伤，但不典型的解剖结构会在手术过程中增加血管损伤的风险。建议进行基本的实验室血液检测，包括CBC、电解质、肌酐、INR、PTT、乙型和丙型肝炎、β-hCG和HIV。如果吸脂量较大，则更应该完善以上检查。心电图和其他心血管或肺系统检查可能与特定患者的并发症有关。

14.2.2 麻醉方案

选择麻醉方案是关键的准备步骤。无全身麻醉的肿胀麻醉被认为是最安全的麻醉方法，因为它可以避免与全身麻醉相关的风险和并发症。当手术层次太浅或能量设备导致潜在的热损伤时，患者还可以保留一定程度的疼痛反馈来帮助外科医师。如果由于需要同时进行其他手术而选择全身麻醉，则应就心血管问题、静脉血栓形成和血管并发症、皮肤损伤和延迟愈合等增加的风险对患者进行术前交代。清醒镇痛中，使用55mg/kg体重的局麻在吸脂术的肿胀麻醉中是安全的。该剂量由美国皮肤外科学会根据文献中现有的安全数据推荐。Klein和Jeske建议控制在45mg/kg体重，以增加安全性。然而，没有证据表明超过55mg/kg体重的剂量都是不安全的，而不使用这些剂量更多是因为缺乏确证性安全数据，而不是因为出现高剂量不良事件的报道。每100mL肿胀溶液通常含有1g利多卡因、1mg肾上腺素加上10mEq（毫当量）的8.4%碳酸氢钠10mL，加入1000mL 0.9%生理盐水中。在糖尿病或低蛋白血症的情况下，使用大环内酯类药物（给予相关的CYP3A4或CYP1A2抑制）、氟喹诺酮类药物或选择性血清素再摄取抑制剂进行治疗，并在不使用肾上腺素或全身麻醉的情况下使用利多卡因（▶表14.1），可能也需要更大的安全域度。在这些情况下，有人建议肿胀液中利多卡因剂量最大为45mg/kg体重。计算最大安全容量的简化方法是：[利多卡因剂量×体重（kg）/10]×1/利多卡因浓度。对于平均体重（约70kg）的患者，约4L 0.1%利多卡因肿胀液被认为是安全的。溶液的输送通常通过动力辅助输液套管，或于较小的区域使用60mL注射器。注射器通常适用于面部和颈部。

尽管容量可能会有所不同，但脸颊和颈部通常需要每侧125~150mL的肿胀液体。耳后区和后隐窝每侧需要125mL。因此，典型的双侧面部手术，大约需要600mL的肿胀利多卡因溶液（▶图14.2）。如果只有耳屏前区和鼻唇沟需要改善，只需要通过注射器注射少量肿胀麻药。

一些患者可能需要术前口服止痛药、轻度镇静药、抗焦虑药和止吐药来耐受手术。在腹部脂肪抽吸术中服用额外药物应该是个性化的。对于对吸脂术感到紧张的患者，可以安慰和分散他们的注意力。

14.2.3 选择正确的工具，以优化美学效果

几十年来，随着人们对减少脂肪和收紧邻近皮肤及肌肉之间区别的重新认识，身体塑形术经历了一个范式转变。允许外科医师处理所有相关软组织层的技术已经可以获得更好的超额收益。在许多情况下，结合各种模式可能是获得最佳结果的最佳方式。

表14.1 药物与利多卡因肿胀麻醉的相互作用

	酶		
	CYP3A4 抑制剂（增加毒性）	**CYP1A2抑制剂（增加毒性）**	
药物	HIV 蛋白酶抑制剂	抗痉挛药	烟草
	唑类抗真菌剂	巴比妥类药物	甲氰咪胍
	非二氢吡啶类钙通道阻滞剂	利福平	环丙沙星
	H2 抗组胺药（如雷尼替丁、西咪替丁）	口服类固醇	红霉素
	胺碘酮	HIV 逆转录酶抑制物	罗哌卡因
	喹诺酮类抗生素	圣约翰麦芽汁	R–华法林
	SSRI		
	西地那非		
	西柚		

注意：CYP3A4 抑制剂的种类广泛。表格提供了在临床中遇到的相关药物

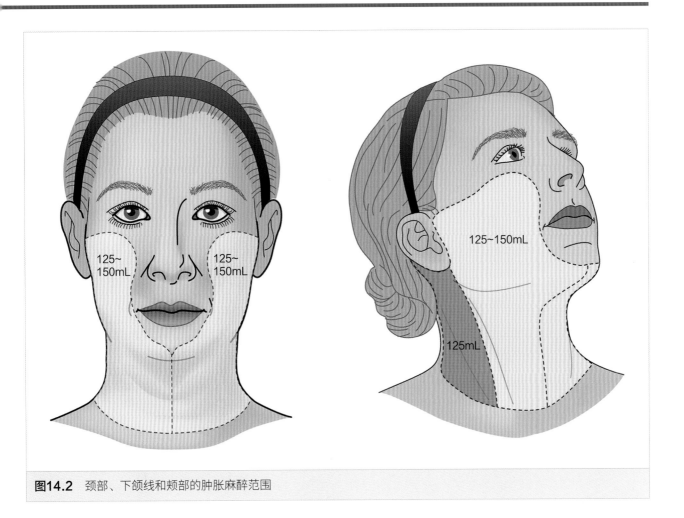

图14.2 颈部、下颌线和颊部的肿胀麻醉范围

传统的套管吸脂和真空辅助吸脂仍然是身体塑形的主流。吸引套管是中空的金属管，末端朝向患者，末端附近有孔。套管有不同的孔和不同的长度，并且在数量、形状、配置和孔的大小上也不同。特殊套管可能有一个周边的孔阵列用于脂肪收集，或有分叉的刀片用于筋膜或皮下粘连的松解。通过套管进行的脂肪减少通常通过手动机械隧道或动力辅助纤毛来实现。机械切除是通过物理方式将脂肪结构破坏成小叶，如果使用肿胀麻醉，还有水切割的优势。外科医师需要保持足够的手术平面和足够的力量来去除脂肪。应使用抽吸套管以扇形小范围移动，避免小面积过度扩张。振动套管的振动作用有助于传导至皮下组织，从而为手术节省一些体力。振动还可以加速对纤维区域的治疗，提供振动感官刺激，以分散患者的注意力，增加舒适度，并可能降低损伤邻近组织的风险。

据报道，利用射频、超声波、1064nm激光或1470nm激光进行能量辅助吸脂可以通过吸脂前脂肪液化或破坏而加快吸脂速度。此外，在此类纳入高能治疗的吸脂手术中，使用能量设备一方面可能会带来皮肤组织收缩和美学亚单位的重塑，另一方面也有可能会灼伤底层肌肉。因此，在一定程度上，脂肪减少与皮肤紧致可能在单一手术中实现。能量装置和吸脂器结合使用，可以通过热作用或冲击波使脂肪小叶破裂。为了收紧覆盖的皮肤，局部皮肤温度需要达到大约46℃。因此，非热超声可能无法达到射频、红外激光或热超声那样的皮肤紧致效果。吸脂过程中传递热量的缺点是增加了皮肤和真皮血管网受到热损伤的风险。一些热电偶设备可向操作人员提供实时温度反馈，以降低受伤风险。如果考虑在吸脂术的同时进行脂肪移植，则可以考虑传统或非热超声辅助吸脂术，因为它们可以保留较高比例的活性自体脂肪和干细胞用于移植。在使用能量设备时，操作人员需要熟悉其优点和风险，并能够防止皮肤和血管的热损伤。

不适当的浅层吸脂会增加皮肤损伤的风险。有一些所谓的"高频"技术通过使用套管吸脂的同时，通过热能的局部作用来"雕刻"皮肤或肌肉，突出美学标志和肌肉边界，同时保护下神经丛。但因为热能设备有相关不良反应，建议医师在对该方法更加熟悉后再用于患者。

通过辅助使用无创或微创方式，如能量装置驱动的皮肤收紧，可以在很大程度上增加与吸脂相关的身体轮廓的整体益处。对于那些手术条件较差或希望恢复时间较短的患者，可以使用无创或微创方式作为单独治疗方式，尽管预期效果不太明显或者可能需要增加治疗次数。利用物理模式（即热、冷、冲击波）非手术切除脂肪组织可以通过冷冻溶脂、外部和内部射频加热、热和非热（冲击波）超声脂肪分解，以及红外线（通常为Nd：YAG 1064nm）激光带来的脂肪分解来实现。临床研究的间接比较表明，使用这些方法进行一系列治疗后，脂肪组织体积可显著减少20%~25%。对于有局部脂肪堆积且BMI<30的患者，效果最好。

有趣的是，尽管缺乏热量传递，冷冻溶脂似乎能够改善皮肤松弛。据推测，由于该设备的牵拉和抽吸或冷刺激，真皮成纤维细胞可能会在皮肤中启动胶原合成，促进胶原沉积。热基激光、射频和超声波设备利用长波能量诱导足够的温度来破坏脂肪，同时避免导致皮肤热损伤。外部超声或射频设备可以达到真皮和筋膜的深层，有时可以与热吸脂设备一起使用。除了作为主要治疗方法外，无创和微创减肥方法也可能有助于微调、调整或润色减肥与吸脂术的结果。

额外的辅助技术可以在吸脂前后改善身体轮廓。具体而言，术后对底层肌肉进行电磁刺激（EMS）有助于皮肤紧致。EMS在减少腹部下垂和缩小腹直肌纵裂方面显示出有效性。临床研究使用了4种治疗方案，分2周进行，每年2次腹部维护计划。早期数据表明，如果在手术后48h内开始EMS治疗，则会增加女性的吸脂效果。很多面部的数据仍处在研究与观察的初期阶段，还有待更多案例与数据的充实。

面部和颈部的松弛也可以通过其他方式治疗。下颌线的定义可能与肉毒毒素在下面部的应用相一致。由于颈阔肌松弛或二腹肌肥厚可能导致颏下充盈和颈部轮廓不理想，当存在颈阔肌带时，应用神经调节剂可减少颈部皱纹。颈阔肌可以通过颈阔肌成形术或微创经皮入路手术治疗。没有关于这些手术的对照研究。

14.3 手术程序

14.3.1 吸脂针

套管的长度为3~14in，孔径为10~18G。钻孔、套管孔特征和尖端结构与套管可提供的侵袭性与损伤程度相关。中至低侵袭性套管（▶表14.2）对于精细雕刻具有小范围脂肪堆积的区域最为有用，以确保可控、精确地去除少量脂肪。非面部的、身体较大部位的脂肪大量积累时，像Keel Cobra这样的侵袭性、损伤性较强的套管设计就更加适用。一个有用的规则是，吸脂力度更大的套管往往尺寸更加大，在尖端更像锥形，并且在尖端附近有更大的孔。在吸脂过程中，确保套管孔保持在腹侧有助于减少皮肤凹陷的发生机会。在面部和颈部，通常使用短而细的套管，如3in 18G的套管。由于需要清除的脂肪量很小，这种套管就足够了，并且有助于将对丰富的重要浅表神经血管结构的创伤降至最低。

表14.2　有创与无创身体塑形技术的比较

形式	作用机制	优点	缺点
有创			
手动吸脂	剪切＋/－振动分离脂肪小叶	·邻近组织损伤程度最低 ·设备成本最低	·时间长 ·不能紧致皮肤
射频辅助吸脂术	基于热量的液化和皮肤紧张	·皮肤紧致 ·改进的无创吸脂 ·缩短治疗时间	·需要谨慎避免组织损伤
激光辅助吸脂术	基于热量的液化	·皮肤紧致 ·改进的无创吸脂 ·缩短治疗时间	·需要谨慎避免组织损伤
超声辅助吸脂术	脂肪的超声波破碎和裂解	·改进的无创吸脂 ·缩短治疗时间	·需要谨慎避免组织损伤 ·不能紧致皮肤
无创			
冷冻溶脂	水结晶致脂肪细胞死亡	·皮肤紧致 ·停工期短 ·无创 ·不需要操作者	·多次治疗 ·需要多周期 ·依赖耗材
高强度超声	冲击波	·停工期短 ·无创	·多次治疗 ·需要操作者
Nd-YAG 激光溶脂	激光介导的液化	·停工期短 ·无创 ·一个周期内覆盖整个区域	·与其他疗法的疗效不同 [a]
射频	热介导液化	·皮肤紧致 ·停工期短 ·无创 ·一个周期内覆盖整个区域	·可能烧伤
EMS 电磁刺激	仅用于诱导肌肉肥大	·需要健美外观的人吸脂效果更佳	·脂肪无减少

a 无直接对照研究

14.3.2　外科操作的基本原则

　　头部和颈部各区域的抽吸技术相似，然而，在选择合适的抽吸套管时，存在细微的特定部位差异（▶表14.3）。在手术过程中处理多个相邻部位可防止出现明显的切割或分界线，并可使面部或颈部形态融合。类似地，三角测量或从2个或3个不同的入针点进行局部的细节治疗，有助于将轮廓变形的风险降至最低，并有助于形成整体均匀的轮廓。

　　拍照后，标记治疗区域，并对患者进行无菌消毒和铺单。对于颈部和颏下区，应采用颈部过度伸展的体位。一些外科医师倾向于将头部抬高至45°，以便于从颏部到颈部形成一条自然的套管插入线。在容易隐藏的区域或沿着松弛的皮肤张力线，通过切口或打孔工具（1mm、1.5mm或2mm打孔）形成操作孔。对于颈部，切口的位置通常比耳廓低2.5cm，在乳突以下、下颌末端边缘以外的凹陷处。肿胀麻醉是通过连接在30mL或60mL注射器上的钝针或细小套管进行的。虽然在面积较大的吸脂病例中，可将肿胀液加热至接近体温，来降低体温过低的风险，但在头部和颈部通常不需要这样做。加温也可能引起血管扩张而导致出血风险增加。首选使用毯子对患者进行被动加温，或使用热风机等进行主动加温。肿胀液的输注速度通常为100mL/min，输注后至开始手术前，延迟30~45min。当麻醉剂充分发挥作用时，局部皮肤就会变白。皮下区域、中层脂肪和深层脂肪都应注入肿胀麻药。最后，吸脂区域周围约2.5cm的区域也应该进行肿胀麻醉，皮肤苍白后开始吸脂。

首先垂直插入脂肪抽吸套管，然后迅速调平至20°~30°，以避免对深部结构造成伤害。在套管安全插入后，径向推进，形成隧道，就像车轮的辐条一样（▶图14.3），进入预先标记待处理的区域。用非手术手捏住皮肤和皮下组织，可以保持一致的深度。外科医师应该用双手控制吸脂针，而引导手将皮肤折叠在套管上。捏紧皮肤并引导吸脂针穿过捏紧的组织，可减少抽吸深度；另一方面，用手捏起，然后将套管引导到被捏组织下方，可以增加治疗的深度。这样操作可以引导吸脂针尖端的深度，以去除不同深度的脂肪。握力的改变对于躯干和臀部区域更为重要，对于头部和颈部脂肪密度增加的区域也很有用。在脆弱区域打隧道时，减小吸力，应避免使用任何基于能量的辅助设备。一旦隧道打通，就可以开始更果断地抽吸移除脂肪。一般来说，应避免过度矫正，因为这会造成轮廓变形和骨骼化外观或表面皮肤上的波纹和凹陷。如果对进一步去除脂肪有疑问，建议术者暂停并评估手术的进度。更多的脂肪总是可以后期再吸出。像羽毛的外形一样在中央区域进行更多的治疗、在边缘区域减少抽吸量，或在美学单位或亚单位边缘更保守地去除脂肪，有助于调和整体效果，而不会在美学单位之间留下分界线。

在手术过程中，外科医师应注意要取出的抽吸物的性质。浅黄色、淡黄色的抽吸物是理想的。抽吸物中混合一些血清液是可以接受的。如果抽吸物中血液较多，应重新评估抽吸套管位置并积极探查，以确保没有损伤大血管。当反复调整抽吸套管角度和方向的大力抽吸几乎不会产生额外脂肪时，在该部位的操作可能就完成了。

表14.3 抽吸套管

侵袭性	类型	规格
高	Capistrano	10G 或 12G
	Keel Cobra	3G 或 3.7mm
	Mercedes	10G 或 12G
	Pinto	10G 或 12G
	Toledo	10G 或 12G
中	Capistrano	14G
	Klein	12G
	Accelerator/Triport	3mm
	Dual Port	2.5mm
	Fournier	2.5mm
	Keel Cobra	2.5mm
	Texas	2.5mm
低	Capistrano	16G
	Klein	14~18G
	Spatula	2~3mm

译者注：上表中所有的套管类型皆基于国外常用的品牌与型号，国内市场通用型号未做额外列举，请各位外科医师以实际规格为主进行参考。

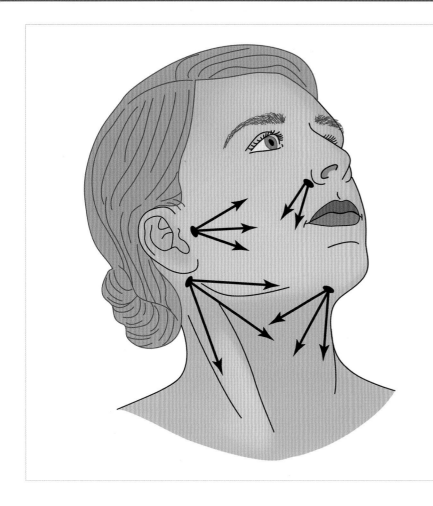

图14.3 头颈部吸脂术的相关外科解剖
下颌缘颌下神经和颏下神经随面动脉走行，这些结构在不同患者之间有不同的走行
术前需评估颏下饱满度，因为它可能是由脂肪、前二腹肌肥大、皮肤松弛和颈阔肌松弛共同导致的

14.3.3 颧脂肪垫和面颊轮廓

存在典型的颧脂肪垫肥大与有面颊轮廓问题的患者可能会跟医师抱怨他们不断增加的脸颊肿大感，这会导致他们显得臃肿或超出自己的原本体重。这种脸颊肿大的表现可能有多种原因，有正常的人际关系发生变化而导致的一些心理因素，但也可能与体重增加、有代谢性疾病或症状有关。在考虑吸脂术之前，适当考虑任何可以通过减肥、行为改变或药物管理那些在无须手术的情况下可以改变的负面因素。咬肌肥大可能会降低吸脂术的益处，可通过注射肉毒毒素进行治疗。

面部吸脂的进针点通常是在耳前和鼻周，也可以直接针吸皮下脂肪。保持入针点远离中面部可以最有效地隐藏瘢痕。术者应谨慎操作，避免过度纠正面颊凹陷，去除自然结构支撑，否则会导致面部凹陷，并可能导致面部老化。如果需要去除更多的脂肪，一旦观察到没有术后水肿的稳定状态，则可以在几个月后进行再次治疗。头颈部的典型吸脂套管类型为低至中等侵袭性，通常为直径1~2mm的Capistranoor Klein（即抹刀）尖端。较小的套管用于向脂肪垫边缘柔化线条，并雕刻凹陷区域，如脸颊沟、鼻唇沟等附近。当出现明显的皮肤松弛下垂和下颌下垂时，可选择联合除皱术治疗。联合除皱术治疗可以直观地改善颧部脂肪垫侧面的状态。

14.3.4 鼻唇沟和耳屏沟的处理

鼻唇沟和耳屏沟可使用1~2mm的套管进行处理，以改善因脂肪积聚而加重的鼻唇沟等皱襞。需要逐渐去除脂肪，并经常检查术中结果，以防止过度矫正。这些区域的治疗经常与附近其他区域的治疗相结合，例如颧脂肪垫。精雕鼻唇沟上隆起的部分，以弱化和平滑鼻唇沟的台阶感，也可以通过这个过程中的钝性分离，使皮肤组织与下层肌肉组织之间的联结弱化，从而改善鼻唇沟本身。必要时，应考虑使用透明质酸注射或除皱术纠正鼻唇沟容量缺失。在进行鼻唇沟附近区域吸脂之前，应小心不要吸脂过深。

14.3.5 颏下脂肪治疗

术前评估可以确定双下巴是由于脂肪过度沉积还是由于中面部与年龄相关的容积减少所致。一般来说，应首先在最浅层通过软组织填充（非吸脂）纠正体积损失，然后对深层进行微调。这种方法有助于提升中、下面部结构，突出面部的V形，这是年轻人的标志。透明质酸填充可以重新定义下颌线。注射过程中，在下颌骨后界前方1.5cm处进针，退针给药。此后，可以考虑使用额外的填充剂沿下颌骨进行注射，纠正其他凹陷。一些医师使用25G长套管沿下颌后缘进行填充剂注射，但套管孔径和长度的选择以及使用钝针还是锐针，不同的专家有不同的选择。

如果颏脂肪垫中存在过多的脂肪，但这种过多的脂肪在体积上是适度的，那么可以考虑使用非侵入性的方式，如使用脱氧胆酸的化学脂肪细胞溶解术或使用专门为颈部设计的先进的冷冻溶脂术，而不是侵入性的吸脂术。目前还没有关于吸脂与肌肉化学脂肪细胞溶解或冷冻溶脂对侧面部有效性的对比研究。对于皮肤松弛严重的患者，可以同时进行除皱术。

译者按：此处及本章后文提及的除皱术应指各种光电类无创紧致技术如热玛吉，以及小切口手术去除相对多余的皮肤组织等联合手段。

如果首选吸脂术，术中注意深层的解剖结构将降低下颌边缘神经和沿下颌边缘走行的面动脉损伤的风险（▶图14.4）。面动脉位于咬肌粗隆前约3cm处。下颌边缘神经走行很复杂，可以在左右两侧，以及患者之间变化。其位置差异于下颌缘下方2cm至上方0.2cm。其穿过下颌缘的最常见点是咬肌缘前2.8cm。在吸脂过程中，应注意避免在预期神经交叉点垂直于下颌线抽吸操作。神经可能会被套管缠住，导致单侧瘫痪的神经麻痹可能会持续数周。注意保护重要的神经血管结构，谨慎去除下颌缘脂肪组织，适当去除下垂的颊脂肪垫能够得到最佳的美学效果（▶图14.5b）。与其他部位不同，下颌区域可以进行浅层吸脂，安全性较高。

14.3.6 颏下吸脂术

颏下吸脂术首先通过穿刺活检工具或手术刀在颏下折痕后方1mm处创建一个入口。在愈合过程中，该部位切口的解剖位置对于防止瘢痕挛缩形成颏下褶皱至关重要。一些外科医师支持使用2~3mm的套管，而另一些外科医师则使用1~2mm的套管，因为在有限的脂肪抽吸中，较小的损伤是有利的。切口大的优点是可以进行颈阔肌成形术，或者在极少数情况下，可以切除颈阔肌后脂肪垫。值得注意的是，颈阔肌成形术可能会使深层脂肪垫升高，从而不需要切除。无论采用何种方法，切口都应略大于套管的直径，以减少对皮缘的创伤。

无吸引的皮下套管隧道通常开始于下巴边界、胸锁乳突前缘和甲状腺切迹。另一种方法是用Metzenbaum剪刀进行钝性分离。组织剥离后开始吸脂。在整个手术过程中需间断性观察以确保恢复到平滑、均匀的轮廓。吸脂不均匀会导致凸凹不平，吸脂过度会导致局部凹陷。

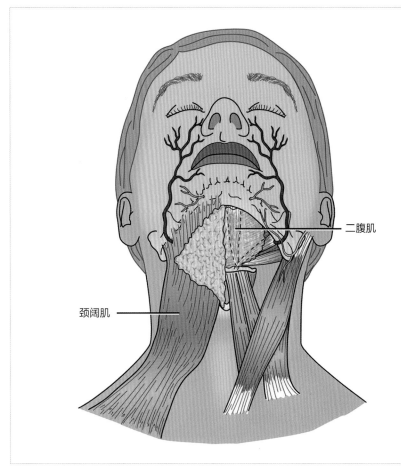

图14.4 面部和颈部进入和治疗的入路。放射状、辐轮状的治疗模式在预防轮廓畸形方面更受青睐。一个治疗区域使用多个入口有助于增加整体效果

二腹肌

颈阔肌

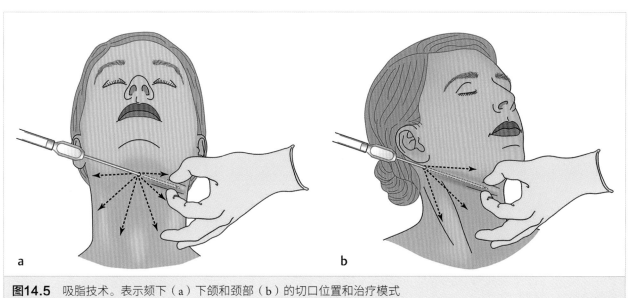

a   b

图14.5 吸脂技术。表示颏下（a）下颌和颈部（b）的切口位置和治疗模式

　　由于颏下的位置位于其手术主入路下方，应小心防止多次通过远端部位造成过度治疗。过度去除颏下软组织，可能会形成"眼镜蛇"样畸形，表现为过度吸脂的隧道中浅表组织缩窄形成无效腔。避免吸脂过度的一种方法是，在取出和重新插入套管时，暂停负压吸脂；或者在扇形吸脂时应及时调整吸脂套管的位置，而不必一直向后拉。通常使用2mm的套管来帮助定位下颌缘。吸脂套管旋转平行于下颌缘进行适当的抽吸。由于一些患者的下颌缘支和面动脉走行浅，或走行不典型，因此应特别小心。下颏吸脂

的目标是下颌缘下方的脂肪，而不是下颌缘上方（►图14.5a）。在下颌缘上方吸脂会降低下颌清晰度。额外在耳前或耳后部位进行，有助于形成更平滑、更清晰的下颌轮廓，并减少"眼镜蛇"畸形的发生风险。这也有助于在皮肤周围形成继发性纤维化，使皮肤收缩紧致。

增强颏下吸脂术效果的方法包括：下颌吸脂或填充、除皱。对于一些皮肤松弛严重或广泛光损伤的患者，除皱术可能需要与吸脂术结合使用。非侵入性溶脂（如冷冻溶脂）可以解决吸脂术后少量的脂肪堆积。在决定矫正下颌突出的程度时需要考虑是否存在下颌前突、下颌后缩、小颌畸形。根据临床情况可以进行透明质酸注射或其他手术治疗。

14.3.7　面部及眶周自体脂肪填充

眼眶周围出现骨骼吸收或广泛的脂肪萎缩的患者，如果不希望用透明质酸或聚L-乳酸增加软组织容量，可以选择自体脂肪移植。脂肪移植的总体目标是恢复面部年轻的轮廓和丰满度。了解面部脂肪垫的3D解剖结构能帮助指导修复随时间推移而减少的脂肪容量。根据最近的解剖学研究，现在可以获得面部浅层和深层脂肪垫的图谱，其中主要区域包括眶上缘和眼睑、眶颧沟、面颊和鼻唇沟。由于高加索人、非裔美国人、拉丁美洲人、亚洲人、印度次大陆人和种族混合人群中衰老和脂肪萎缩情况不同，脂肪填充也应该根据人种做出相应的调整。

创伤小的收集脂肪的方法可以增加移植脂肪的存活率。生产最具活力和功能的注射用脂肪细胞的理想方法，目前仍存在争议。获取要移植的脂肪的主要技术有负压抽吸、注射器抽吸和手术切除。相比于吸脂术，最近的实验和一些临床研究更支持直接脂肪切除术。Qin等认为，块状脂肪移植有助于保留移植物的结构，以提供最自然的体积矫正。较大的移植物可以制成较小的等份，用于需要移植的区域。一些研究人员发现，与新鲜脂肪或低负压吸出的脂肪相比，传统吸脂的脂肪细胞的存活率达90%。脂肪移植的存活率受吸脂套管孔径影响。与孔径小的套管相比，孔径大的套管细胞损伤更小。由Coleman提出的获取脂肪的现代技术是使用3mm宽度的两孔钝针连接10mL注射器。肿胀麻醉的应用提升了患者的舒适度，减少了出血量。将吸脂套管置入吸脂区后，手术医师通过外拉注射器柱塞适当给予负压。适合吸脂的区域有腹部、转子间区域、大腿内侧。用直径为0.7~1mm的小套管采集的微脂肪和纳米脂肪移植物可用于治疗眼睑、嘴唇或其他适量、少量移植物的区域。相对缺乏脂肪组织的纳米脂肪提供增加脂肪存活率的作用机制尚不清楚，可能与保留大量脂肪源性干细胞（ASC）有关。这些多能干细胞能够在植入部位分化为脂肪组织，在那里它们提供体积，促进组织再生。研究还发现，ASC可以提高移植物的存活率，同时减少纤维化、钙化和假性囊肿。

脂肪植入前，自体脂肪或ASC移植物可用晶体溶液冲洗，并无论是否离心均通过过滤或沉淀进一步清除杂质。纯化的目的是清除胶原蛋白、血液和细胞碎片，避免杂质留存导致体积的虚假增加和我们不希望看到的炎症。<50g的离心法优于其他方法，术后效果更佳，移植后产生的结节更少。3000r/min离心3min可以使脂肪组织和血液分离。脂肪上清液可从注射器中倒出或被无菌棉垫吸收。在脂肪重新植入之前，将血液从注射器中排出。

对于再植入，在相关拟器官的边缘或植入移植物的隐藏区域创建一个小切口或入口。需要使用<14G的套管来降低中枢坏死和移植失败的风险。此外，考虑到植入后血运重建从周围开始，进展缓慢，多次

连续植入少量脂肪可以避免大量脂肪植入后中心的脂肪坏死。18~25G的微量注射套管适用于小体积移植。脂肪移植物的再植入类似于软组织填充剂的放置，因为在拔管期间进行注射，并且可以使用扇形模式进行均匀且羽状的放置。在多个层次的皮下组织中进行注射，以形成均匀的轮廓。证据表明，当将可能发生中枢缺血的较大移植物放置在腋下、脸颊等部位时，将所需体积高估25%~50%可能会导致更好的美容效果。在进行脂肪移植之前，应与患者讨论肿胀、淤伤、血管内注射（尤其是使用注射针时）和潜在移植失败的风险，可能进行相应治疗的风险，以及随着年龄增长或体重下降而发生脂肪流失的可能性。

14.3.8　身体其他部位的吸脂术

吸脂术适用于腹部、腋窝、手臂、小腿、乳房、上背部、躯干和臀部。吸脂的医学适应证包括腋下多汗症、女性乳房肥大症、淋巴水肿和代谢性疾病引起的上背部脂肪沉积。其他部位吸脂的指导原则通常与面部和颈部吸脂相同，但其他身体部位的潜在解剖结构不会因年龄而发生改变。在吸脂量较大的区域如腹部、大腿，术中进行三角测量和羽化式治疗来使结构过度柔和十分重要。除了常见的潜在并发症，术后皮肤松弛是面颈部吸脂更需要担心的问题。在躯干上，脂肪的去除量更大，皮肤收缩也不足以补偿容量的缺失。腹部有多个筋膜层和脂肪隔室，在腹部吸脂时，调整深度以处理深层、中层、浅层脂肪很重要。外科医师应该记住，躯干中自浅到深0.5~1.0cm可能是皮肤，而不是脂肪或皮下组织。如果将这一点传达给患者，可以将患者的期望值调整至适当，因为腹部吸脂术不能达到肌肉切除和皮肤切除这种腹部成形术可能达到的紧致轮廓。

在手臂和大腿吸脂术中需仔细反复检查，受益于保守治疗。从手臂上去除过多的脂肪会使表面的皮肤更加松弛，并导致骨骼化的外观，实际上比吸脂前更不美观。

14.4　术后注意事项

缝合吸脂切口或者使其自然愈合，是医师的个人选择。非常小的吸脂切口，例如用1.5mm或2mm针头形成的口径，可能无法用可吸收缝线进行皮下闭合。如果吸脂切口可以自然愈合，局部使用抗生素软膏是有益的。

肿胀开始于术后2天，约2周达到峰值。淋巴水肿从发生到软化需要2个月。预计3个月内组织完全愈合并恢复到原本的柔软度。持续明显疼痛和肿胀超过6周可能是过度吸脂的标志，可能增加出现逐渐增生的深部瘢痕和不平整外观的风险。没有前瞻性研究明确评估吸脂术后所需的加压时间。对于躯干、腿部和四肢，许多外科医师建议加压包扎4~6周，减少活动，以防止液体积聚，并使皮肤收缩，以形成新的粘连。下颌吸脂术后，通常需要在家和睡觉时至少佩戴2周下颌弹力带。长期使用6~8周可能会更好，因为这段时间所有水肿都已自然消退。长时间穿戴弹力衣也可能有助于真皮黏附到下面的深层脂肪和筋膜。因此，对于能够耐受加压并有动力朝着最佳结果努力的患者，外科医师可能建议穿更长时间的弹力衣。

14.5 风险控制

肿胀吸脂是安全的。大多数并发症是暂时性的和轻微的。一些不良事件是面部和颈部特有的，但在任何吸脂术后都可能发生。常见的并发症包括吸脂切口附近皮肤红斑、弥漫性红斑和淤伤、水肿、轻度压痛。应告知患者，淤青和肿胀可能持续数周。吸脂口可能会形成针尖样，色素脱失，色素沉着。在Fitzpatrick Ⅳ~Ⅵ型皮肤中，瘢痕色素沉着是最不可预测的，它们可能相对更容易发展成肥厚性瘢痕或瘢痕疙瘩。在这类患者中，甚至在其他患者中，术前瘢痕评估有助于估计吸脂术后出现皮肤瘢痕的风险。在极少数情况下，过于激进的浅表吸脂会导致皮瓣过薄，这些皮瓣灌注不良，可能会坏死和脱落。其他并发症可能与次优的手术技术相关，如患者体温过低，由于非灭菌技术或器械清洁不足导致术后感染。

并非所有不良事件都可以预防。然而，了解待治疗的脂肪组织的位置、其随年龄的变化，以及相关的周围解剖结构，有助于确保良好的结果，同时将手术风险降至最低。吸脂时应使用无菌技术，术中应尽可能对患者进行检测，以确保功能和生命体征稳定。常见和罕见但严重的副作用应在手术前与患者讨论，并在知情同意书上列出。医师通过回答相关风险的问题也可以使患者设定合理的期望。

即使吸脂术后效果显著，可能也不是完全对称的，因为很少有患者在手术前是对称的。患者应该知道好的结果也并不完美。可以考虑进行进一步的补充吸脂治疗，以弱化脂肪沉积或凹陷的边界区域，这些脂肪沉积或边界区域的羽毛状凹陷在手术后立即不可见，但在数周或数月后变得明显。事先应与患者讨论这种可能性。

14.6 并发症的处理

14.6.1 疼痛和水肿

疼痛和水肿是吸脂术最常见的两种并发症。疼痛通常在1~2天内缓解。当疼痛明显时，除了穿弹力衣、紧身衣或其他类似塑身装置可以缓解之外，同时使用70%酒精擦拭消毒，冰袋冷敷，服用对乙酰氨基酚和布洛芬进行多模式治疗，对疼痛管理会非常有效。阿片类药物可依据特定临床环境和程序酌情使用。使用时，根据阿片类药物减量方案，应规定片剂的最小数量，以平衡有效性与移植和意外过量的风险。随机对照试验的荟萃分析表明，使用作用于不同受体或通过一种以上途径的止痛药组合可以显著减轻阿片类药物的消耗。尽管之前存在担忧，但未观察到使用非甾体抗炎药（如布洛芬）治疗的住院患者发生出血事件的风险增加。具体来说，对整形手术中可用试验的荟萃分析表明，术后使用布洛芬没有显著增加出血风险。如果可能，应在术前阶段实施针对患者的疼痛管理计划。外科医师应该考虑患者的偏好、先前的不良反应，以及可能修改疼痛管理策略的任何安全问题。

吸脂后的下颌带和其他压迫性包扎物可降低术后过度水肿的发生风险。还建议在术后早期减少活动、抽吸过多的渗液和提供淋巴引流按摩。对于腹部来说，如果选择不缝合切口使切口自然愈合，可以通过保持开放的引流以减少液体积聚。实施减轻术后水肿的策略可以加速愈合，提高患者的舒适度，并促进残余脂肪和上覆皮肤之间形成新的附着物。在一些其他手术和美容手术中，术后5天内使用溴氰菊酯来减轻肿胀。关于该药物在吸脂、整形手术或非侵入性皮肤外科手术中的使用，目前尚无具体研究。提前对患者术后肿胀缓慢消退的可能性进行预期管理可以减少他们的焦虑。

14.6.2 血管并发症

接受抗凝剂和抗血栓药物治疗的患者有术中出血的风险，应在吸脂前由内科或心脏科医师进行指导停药。非必要的血液稀释剂，以及所有容易导致出血的草药和替代药物，都应在手术前停用。

在吸脂过程中，保留真皮血管网和附近的血管可以最大限度地减少大面积擦伤、网状青斑反应、退行性紫癜和皮肤坏死的风险。淤青几乎是不可避免的。更严重的血管并发症可以通过在真皮下保持3~4mm的薄脂肪层来预防，以避免真皮损伤。层次过浅或粗暴的吸脂操作最有可能导致血管损伤。风险最高的解剖区域是分水岭区域，也就是两条大动脉或命名动脉的细小、脆弱的毛细血管吻合处。腹侧是前循环和后循环交会的地方，就是一个例子。有能量辅助的吸脂术会带来额外的风险，因为超声波、激光和射频设备所产生的热量会导致小血管的热凝。当能量装置在真皮附近表面使用时，以及当皮肤的同一区域重复或长时间治疗时，这个问题就会放大。较新的设备中的热电偶提示旨在通过向操作人员提供关于覆盖层温度的实时反馈来帮助克服这一缺陷。降低损伤风险的其他策略包括确保吸脂套管持续运动，在侵入性手术之间留出足够的恢复时间，以及在患者清醒的情况下进行肿胀吸脂术，以便与患者沟通感受到的疼痛。术中疼痛是一种敏感的指标，可以预示血管阻塞或吸脂过浅引起的相关皮肤损伤。浅表淤青很常见。在没有干预的情况下，淤伤在术后1周达到高峰，并在手术后2~4周消失。为患者提供脉冲染料激光治疗，可缩短痊愈时间。参数设置建议为7.5J/cm²，光斑10mm，脉冲持续时间6ms，延迟20ms，制冷剂30ms，在淤青开始后24~48h单次治疗。对于密集的淤青，一些人主张增加一个持续时间为10μs的治疗，或者在多个治疗区域中使用脉冲持续时间更长、影响更低的策略。在术后24~48h内的紫色淤青反映效果更好。局部使用山金车花凝胶也可以减轻术后淤青。一项小规模的随机对照试验显示，局部应用20%浓度（该浓度大于大部分市售剂型）可起到适当的作用。手术后，顺势疗法剂量的影响混合在一起。在推荐将其作为治疗吸脂术后淤青的常规治疗方法之前，需要更多的标准化剂量和使用方法研究。静脉栓塞症（VTE）是最常见的死亡原因（23%），然而，风险远低于1%，所有报道的病例都发生在全身麻醉下的手术后。早期下床活动是预防静脉栓塞的最重要的干预措施。VTE的标准预防措施可用于大容量或全身麻醉的病例，患者需要入院治疗，术后将不能行走。然而在患者清醒的肿胀吸脂后，很少需要预防。头部和颈部吸脂术不太可能出现严重出血，体重过重、吸脂量超过1500mL、手术时间延长、使用抗凝剂和主动脉损伤与出血程度有关。报道的死亡病例符合这些参数，并仅限于腹部。

对腹部吸脂过程中失血量的估计表明，平均每升吸出物出血量为10mL（±5mL）。最大允许失血量计算表明，血红蛋白每减少1g/dL（10g/L）或红细胞比容下降3%与至少失血250mL相关。然而，第三间隙会由于血液浓缩而导致血红蛋白的假性升高，这可能导致在较大的手术中对出血量造成低估。在无症状的患者或那些没有表现出贫血的患者中，安全且不需要输血的血红蛋白水平通常为8g/dL（80g/L）。

肿胀液中含有肾上腺素，可引起局部血管收缩，从而将出血的风险降至最低。机械吸脂术和能量辅助吸脂术在出血风险方面是相同的，通常风险较低。一些手术中可以看到一些征象提示正在发生异常出血。围术期应完善检查，以排除低血容量血症或贫血。伴有或不伴有弥漫性紫癜的腹壁紧张或其他器官紧张可提示出血。注射完肿胀液后腹部变得僵硬，不如常规柔软也可能提示出血。

当发现出血时，需要积极的心脏生命支持程序，并辅以容量补充。随机对照试验表明，在急诊治疗中，生理盐水和胶体在容量矫正方面没有差异。实施急救后立即转移到急救机构。幸运的是，吸脂相关出血是一种罕见的事件。

另一个罕见但严重的不良事件是脂肪栓塞症。文献中至少报道了17个病例。典型的发病在手术后24～72h。症状一般包括快速发作的呼吸急促、呼吸困难和低氧血症。小的脂肪液滴可能穿过肺到达中枢神经系统。脂肪栓子形成的作用机制尚未完全确定，但它被认为是脂质进入创伤静脉和手术后处于促炎状态的C-反应蛋白形成栓子的组合。一般而言，C-反应蛋白被认为使脂肪栓塞症发病延后。脂肪栓子事件后的总死亡率为10%～15%，并与呼吸损害的严重程度有关。治疗是支持性护理，生存率依赖于快速识别和转诊到有能力进行综合救治的医院。

译者按：译者的校友就职于某医科大学附属医院的急诊及重症中心，曾接到接受面部脂肪移植术中发生脂肪栓塞而转诊的急诊患者，经查发现脂肪移植术中将注脂针刺入颈内动脉并推入大量脂肪而导致颅内大面积脂肪栓塞。这种极度严重的并发症相当罕见，但应当为广大从事医学美容医疗行为的医师与从业者敲响警钟，对待任何治疗与手术，都应心存敬畏。

14.6.3　次优美学结果

术前和术后的照片对于追踪美容效果和管理患者的期望至关重要。系列照片还可供记录并发症，然后展示随着时间的推移并发症改善的细节。这种跟踪并发症进程的能力对瘢痕和其他轮廓不规则特别有帮助。

瘢痕形成是愈合过程中的一个自然过程。短时间的皮下粘连与僵硬是必然的，以便将松弛的皮肤紧绷而平滑地覆盖在深层脂肪和筋膜上。吸脂口我们希望以最小的瘢痕愈合。在某些情况下，尤其是在非白种人的患者中，愈合可能伴随着色素沉着、肥大或瘢痕疙瘩。这种不太理想的结果可能与以前的伤口愈合情况最相关。

在深度不足的情况下过度激进吸脂可能会导致真皮损伤，最终会形成与吸脂套管推进位置一致的管状瘢痕。瘢痕治疗包括局部注射曲安奈德、磨削、微针、脉冲染料激光和焕肤术。成熟瘢痕的持续性色素沉着可通过氢醌局部漂白、浅层化学剥脱或低能量调Q开关Nd：YAG激光手段治疗。值得注意的是，抑制酪氨酸酶的局部疗法，如曲酸、对苯二酚或维生素C，通常不能针对深度色素沉着。由于色素沉着也经常在不治疗的情况下消失，患者可以放心，不需要任何特定的干预，改善也会自然发生，尽管可能需要几个月到几年的时间。色素减退更难治疗，可以尝试使用准分子激光和激光传递的前列腺素等不同治疗方法。在Ⅳ～Ⅵ型皮肤的患者中，瘢痕或色素改变最好由可以治疗有色皮肤的专家来处理。

吸脂术后的轮廓不均匀可能是由于局部或全身性过度吸脂造成的，这些区域是轮廓畸形的高危区域。在头部和颈部，这种危险区域包括下巴后1cm处和颏下区域，过度吸脂可能导致"眼镜蛇"畸形或S形凹陷。身体上类似的高危区域是大腿外侧大转子附近区域和内侧区域。

一般来说，过度去除脂肪会产生骨架化的外观，表现为波纹或皱纹的皮肤覆盖在部分可见的结缔组织、静脉、肌肉和边界上。在自体脂肪移植过程中，脂肪移植物坏死同样可能导致不规则的轮廓或恢复到患者手术前的外观。脂肪移植失败后的体积损失可通过注射聚L-乳酸、羟基磷灰石钙、透明质酸或重复进行脂肪移植来矫正。坚持选择适当的技术和保守的治疗方法，无论是在吸脂术或脂肪移植中，都可能有助于避免产生不规则的轮廓。

吸脂后未解决的皮肤松弛是另一个导致不良的美学效果的因素。所谓的"软性皮肤",是指在吸脂后更松弛、更不容易收缩的松弛皮肤,应该在治疗前确定,以便对患者进行适当的警告和预期管理。如果吸脂术后皮肤松弛明显,可以使用能量设备进行治疗,如超声或射频、线雕术或手术去除多余皮肤。

14.6.4 穿孔损伤

肠穿孔死亡是吸脂术中第二常见的死亡原因。肠、胆、胰腺和脾的损伤也有报道。这些都不是头颈部吸脂时的相关风险。然而,脂肪或肌肉疝气,实性或空腔脏器损伤,或大动脉损伤都是可能发生的。所有这些事件都极为罕见。在头颈部,关键的颈部结构损伤在理论上是可能的,如果相对较薄的颈阔肌被刺穿,就可能发生这种危险。确保吸脂针在正确的平面上,尖端有适当的角度,避免插入肌肉或肌腱引起穿孔。当使用适当的技术时,潜在结构受到损害的可能性很低。即刻疼痛、血压的非典型变化、精神状态改变、肌肉出现空气(如气腹)或相关区域的快速淤伤可能表明损伤已经发生。在这种情况下,需要紧急转诊到普通外科或头颈外科并住院进行进一步检查。

14.6.5 血管内容量再分配

为了补偿吸脂过程中去除的脂肪,身体会转移液体以占据吸脂术留下的空间。使得血容量向第3间隙转移,4L或更大容量吸脂可能引起第3间隙显著,导致明显的低血压,在极端情况下会导致低血压休克。一项对4534名患者的大型回顾性研究发现,每单位BMI去除超过100mL脂肪与增加并发症的发生率独立相关(OR 4.58)。即使吸脂量小,液体移位和脱水也可能引起轻度头痛。最初的体征可能很轻,或者只有在直立时才能被察觉。应在吸脂过程中对患者进行监测,并根据需要提供口服补液。手术前的水合作用尚未被研究,但在吸脂量较大的病例操作之前,这是一种合理的预防措施。理想情况下,外科医师应该能够在大容量手术期间监测心率和血压,以确定可能需要进一步干预的患者。在罕见的心血管急症中,医师需要熟悉先进的心脏生命支持程序。如果发生这种情况,稳定和转移到急救机构至关重要。如果尝试进行大容量(>4L抽脂)吸脂手术,应在有麻醉师的控制室环境中进行,并有足够的监测,以评估明显的血流动力学变化。

14.6.6 神经损伤

吸脂术后常因小神经直接机械性或牵拉性损伤而导致感觉减退。感觉通常在1年后恢复到接近正常。筋膜或肌肉损伤会导致肌肉粘连,可能需要松解。神经瘤或感觉过敏也很少发生。两者都可以通过口服加巴喷丁、三环类抗抑郁药或局部麻醉剂进行治疗。神经瘤可以接受手术。慢性疼痛可能标志着出现粘连或神经损伤。

14.6.7 感染

软组织感染很少见,报道的发病率不到1%。控制不佳的糖尿病和免疫抑制是重要的危险因素,患有这些疾病的患者不是理想的吸脂对象。血糖控制或血糖检测的充分性应该是术前评估的一部分。一些外科医师选择在手术前使用抗生素。对于所有吸脂量较大的病例,建议预防性口服针对革兰阳性菌的抗生素7天,一些外科医师在所有病例中都预防性使用抗生素。可以选择覆盖耐甲氧西林金黄色葡萄球菌,以及革兰阴性菌和厌氧菌的抗生素，具体选择取决于临床情况、患者特征和耐药模式。正确的手术技巧，包括洗手、维护无菌区和器械的适当清洁是确保手术安全的关键。

红斑、压痛、水疱或体温升高应引起关注，开始可以经验性使用抗生素，后续治疗可根据细菌培养结果和药敏结果进行调整。吸脂针进针口可以引流积液，但局部积液或分隔可能需要额外的切口切开和引流。也需要通过超声波或其他成像来定位脓肿。如果彻底清创或引流后仍有空洞或溃疡，可采用负压或伤口填塞的方法来治疗。

严重的坏死性感染的危险因素包括年龄＞50岁、糖尿病、静脉用药、免疫抑制、营养不良和外周血管疾病。内脏穿孔不是这种感染进展所必需的损伤条件。快速发展的红斑、剧烈的疼痛和水肿会导致青紫和坏死。需要紧急清创、转入ICU、抗生素治疗和支持性护理。A组链球菌或金黄色葡萄球菌的外毒素所致的中毒性休克综合征也已被描述，这需要住院和给予抗生素（即经验性抗生素：万古霉素和克林霉素）治疗。静脉注射免疫球蛋白已被用于治疗严重的疾病。如果抗生素治疗无效，或者治疗部位形成溃疡、脓疱斑或结节，也应考虑非结核性分枝杆菌或真菌感染。

14.6.8 血清肿

过度的组织创伤会导致淋巴损伤，可能会形成浆液瘤。由于相关的第三间隙增加，中到大容量吸脂术的常规病例发生血清肿块的风险也较高。由于头部和颈部的脂肪去除量往往要小得多，所以头部和颈部很少出现血清肿块。为了最大限度地降低浆液瘤的发生风险，在躯干或四肢吸脂后的第1周，应坚持穿着加压服，并在颈部吸脂后尽可能长时间地穿着下颌缘及颈部专用的加压带。一项更早的美国全国性调查研究发现，吸脂后血清肿的总体发生率为1.2%。这主要是涉及腹部的较大手术。事实上，下腹部和大腿后外侧风险最大。当出现浆膜肿胀时，在浆膜肿处加压绷带下放置一层厚厚的敷料可以促进浆膜肿块的消退。一些外科医师在较大的手术后放置敷料止血或球形引流管引流，以预防任何血清肿。在许多情况下，特别是在头部和颈部等吸脂量较小的病例中，这可能是不必要的，因为立即使用敷料或绷带可以防止多余的液体积累。仅使用超过所需的最低肿胀液体量可能有助于避免过度肿胀和最大限度地减少持续积液的发生风险。

尽管预防浆液瘤和通过额外压迫等保守方法减少其复发很重要，但急性浆液瘤通常不能保守地处理并积极清除。浆液瘤降低了美观结果的可能性，如果允许浆液瘤持续存在、纤维化，并逐渐成为实性结节，通常会导致不良后果。治疗方法包括针吸或放置引流管，这两种方法都可以产生大量的稻草色水溶液。去除后应预防性使用抗生素。血清在引流后可能会积聚，可能需要每隔几天重复引流，直到空腔封闭。持续4周以上为慢性浆液瘤。局部注射曲安奈德40mg/mL已用于治疗大型皮瓣重建或吸脂术后形成的血清肿。在生理盐水中使用四环素250mg/mL被报道用于治疗。顽固性病例导致的假性囊肿需要手术切除。

14.6.9 延迟性愈合

虽然传统上我们不认为延迟性愈合是一种不良事件，但延迟性的美学效果对患者和外科医师来说可能是并不期待看到的。患者应该在手术前得到建议，吸脂后皮肤松弛的改善，以及新的皮肤附着物的形成可能需要6个月或更长的时间。当结合使用能量设备与传统的吸脂术时，残留的肿胀可能会特别缓慢地消退。连续摄影和随访可能会让患者放心。通过频繁的接触和沟通以支持患者的术后感受也可以减少焦虑。

14.6.10 利多卡因的毒副作用

只要使用建议的吸脂量和剂量，利多卡因中毒的危险就很小。这一点已在多项研究中得到证实。尽管如此，药物和膳食补充剂可能会干扰利多卡因的代谢（▶表14.4），这类药物是否是患者术前甚至更早服用的，应在术前咨询期间了解。在咨询了患者的内科医师或其他相关医师后，这些禁忌药物可以在手术前使用，或者其他一些非侵入性的减脂方法可能被认为更适合患者。

利多卡因中毒的最常见症状之一是口周麻木，它会进展为面部麻木、耳鸣、躁动、说话含糊、强直-阵挛发作、血流动力学紊乱、昏迷和死亡。如果出现这些症状或体征，应立即进行手术并积极监测患者。此外，在这种情况下，立即转诊到急诊科也是必不可少的。实施吸脂术的人员也应该接受高级心脏生命支持的培训，并拥有相关的设备。在较大的吸脂术中，作为额外的预防措施，能够在吸脂过程中连续或时断性地监测患者的心率和血压也是有利的。利多卡因中毒的治疗包括支持性治疗，对于有中到重度毒性体征的患者考虑静脉注射脂肪乳剂。

表14.4 吸脂术步骤概述

- **获得同意**
  - 查看同意书，确保所有问题都得到了回答
  - 确保知情同意，并解释常见和罕见的副作用
  - 标记过度肥胖和关键的部位。与患者照镜子确认
  - 术前应提供必要的止痛、镇静或缓解焦虑的药物
- **准备无菌手术室及敷料**
- **注射肿胀麻醉液**
  - 麻醉并创建适合治疗区域的切口（例如，打孔工具）
  - 注射适量麻醉液于治疗部位及治疗区域外 1~2cm
  - 对任何其他吸脂区重新定位并重复该过程
- **吸脂**
  - 根据身体部位的不同，插入带或不带预埋隧道的吸脂针；在吸脂口打开后，打开吸脂机和能量辅助设备
  - 放射状吸脂，并使用多个吸脂口入路的交错方法；双侧吸脂
  - 为确保轮廓平整，对吸脂区边缘进行羽化处理
  - 观察和规避危险区
- **结束**
  - 轻柔吸出多余的肿胀液。拔出吸脂针前关闭吸脂机和能量辅助设备
  - 清洁吸脂口并覆盖吸水敷料。于颏下线形缝合吸脂切口
  - 穿戴紧身衣或下颌带
  - 给予患者术后指导并提供书面总结。予以患者必要的止痛药或抗生素
  - 安排随访，以回顾其术后恢复情况。建议术后打电话给患者

14.7　结论

总体来说，吸脂是一种安全、有效、耐受性好的手术。头部和颈部的吸脂比身体吸脂更安全，因为抽吸的脂肪体积较小，因此不存在大剂量吸脂的风险。然而，在头颈部吸脂应特别小心，以避免损伤神经和血管结构，并使瘢痕最小化，这可能对面部具有高度的美学意义。

吸脂术可以与其他年轻化治疗方法结合使用，包括将吸出的脂肪转移到凹陷和容量缺失的区域，以及联合使用肉毒毒素、注射填充剂、激光和能量设备。

参考文献

[1]　Di Minno A, Frigerio B, Spadarella G, et al. Old and new oral anticoagulants: food, herbal medicines and drug interactions. Blood Rev. 2017; 31(4):193–203.

[2]　Wang CZ, Moss J, Yuan CS. Commonly used dietary supplements on coagulation function during surgery. Medicines (Basel). 2015; 2(3):157–185.

[3]　Samizadeh S, Wu W. Ideals of facial beauty amongst the Chinese population: results from a large national survey. Aesthetic Plast Surg. 2018; 42(6):1540–1550.

[4]　Rhodes G. The evolutionary psychology of facial beauty. Annu Rev Psychol. 2006; 57:199–226.

[5]　Mashkevich G, Wang J, Rawnsley J, Keller GS. The utility of ultrasound in the evaluation of submental fullness in aging necks. Arch Facial Plast Surg. 2009; 11(4):240–245.

[6]　Svedman KJ, Coldiron B, Coleman WP, III, et al. ASDS guidelines of care for tumescent liposuction. Dermatol Surg. 2006; 32(5):709–716.

[7]　Klein JA, Jeske DR. Estimated maximal safe dosages of tumescent lidocaine. Anesth Analg. 2016; 122(5):1350–1359.

[8]　Walsh K, Arya R. A simple formula for quick and accurate calculation of maximum allowable volume of local anaesthetic agents. Br J Dermatol. 2015; 172(3):825–826.

[9]　Tiryaki KT, Aksungur E, Grotting JC. Micro-shuttle lifting of the neck: a percutaneous loop suspension method using a novel double-ended needle. Aesthet Surg J. 2016; 36(6): 629–638.

[10]　Wang J, Huang J. Surgical softening of the nasolabial folds by liposuction and severing of the cutaneous insertions of the mimetic muscles. Aesthetic Plast Surg. 2011; 35(4):553–557.

[11]　Montes JR, Santos E, Chillar A. Jowl Reduction With Deoxycholic Acid. Dermatol Surg. 2020; 46(1):78–85.

[12]　Carruthers J, Humphrey S. Sodium deoxycholate for contouring of the jowl: our preliminary experience. Dermatol Surg. 2019; 45(1):165–167.

[13]　Hazani R, Chowdhry S, Mowlavi A, Wilhelmi BJ. Bony anatomic landmarks to avoid injury to the marginal mandibular nerve. Aesthet Surg J. 2011; 31(3):286–289.

[14]　Anthony DJ, Oshan Deshanjana Basnayake BM, Mathangasinghe Y, Malalasekera AP. Preserving the marginal mandibular branch of the facial nerve during submandibular region surgery: a cadaveric safety study. Patient Saf Surg. 2018; 12:23.

[15]　Al-Qahtani K, Mlynarek A, Adamis J, Harris J, Seikaly H, Islam T. Intraoperative localization of the marginal mandibular nerve: a landmark study. BMC Res Notes. 2015; 8:382.

[16]　Matarasso A. Superficial suction lipectomy: something old, something new, something borrowed.... Ann Plast Surg. 1995; 34(3):268–272, discussion 272–273.

[17]　Pu LL, Coleman SR, Cui X, Ferguson RE, Jr, Vasconez HC. Autologous fat grafts harvested and refined by the Coleman technique: a comparative study. Plast Reconstr Surg. 2008; 122 (3):932–937.

[18]　Fagrell D, Eneström S, Berggren A, Kniola B. Fat cylinder transplantation: an experimental comparative study of three difffferent kinds of fat transplants. Plast Reconstr Surg. 1996; 98(1):90–96, discussion 97–98.

[19]　Qin W, Xu Y, Liu X, Xu S. Experimental and primary clinical research of core fat graft. Zhongguo Xiu Fu Chong Jian Wai Ke Za Zhi. 2012; 26(5):576–582.

[20]　Pu LL, Cui X, Fink BF, Cibull ML, Gao D. The viability of fatty tissues within adipose aspirates after conventional liposuction: a comprehensive study. Ann Plast Surg. 2005; 54(3): 288–292, discussion 292.

[21]　Ozsoy Z, Kul Z, Bilir A. The role of cannula diameter in improved adipocyte viability: a quantitative analysis. Aesthet Surg J. 2006; 26(3):287–289.

[22]　James IB, Bourne DA, DiBernardo G, et al. The architecture of fat grafting II: impact of cannula diameter. Plast Reconstr Surg. 2018; 142(5):1219–1225.

[23]　Coleman SR. Structural fat grafting: more than a permanent filler. Plast Reconstr Surg. 2006; 118(3) Suppl:108S–120S.

[24]　Dasiou-Plakida D. Fat injections for facial rejuvenation: 17 years experience in 1720 patients. J Cosmet Dermatol. 2003; 2(3–4):119–125.

[25]　Mazzola RF. Fat injection: from filling to regeneration. St. Louis, MO: Quality Medical Publishing; 2009:373–422.

[26]　Matsumoto D, Sato K, Gonda K, et al. Cell-assisted lipotransfer: supportive use of human adipose-derived cells for soft tissue augmentation with lipoinjection. Tissue Eng. 2006; 12 (12):3375–3382.

[27]　Strong AL, Cederna PS, Rubin JP, Coleman SR, Levi B. The current state of fat grafting: a review of harvesting, processing, and injection techniques. Plast Reconstr Surg. 2015; 136(4): 897–912.

[28]　Botti G, Pascali M, Botti C, Bodog F, Cervelli V. A clinical trial in facial fat grafting: filtered and washed versus centrifuged fat. Plast Reconstr Surg. 2011; 127(6):2464–2473.

[29]　Pfaffff M, Wu W, Zellner E, Steinbacher DM. Processing technique for lipofilling influences adipose-derived stem cell concentration and cell viability in lipoaspirate. Aesthetic Plast Surg. 2014; 38(1):224–229.

[30]　Ferraro GA, De Francesco F, Tirino V, et al. Effffects of a new centrifugation method on adipose cell viability for autologous fat grafting. Aesthetic Plast Surg. 2011; 35(3):341–348.

[31]　Mojallal A, Foyatier JL. The effffect of diffffferent factors on the survival of transplanted adipocytes. Ann Chir Plast Esthet. 2004; 49(5):426–436.

[32] Nguyen PS, Desouches C, Gay AM, Hautier A, Magalon G. Development of micro-injection as an innovative autologous fat graft technique: the use of adipose tissue as dermal filler. J Plast Reconstr Aesthet Surg. 2012; 65(12):1692–1699.

[33] Coleman WP III, Flynn TC, Coleman KM. Liposuction. In: Bolognia J, Schaffffer JV, Cerroni L, eds. Dermatology. 4th ed. China: Elsevier; 2018: 2628–2629.

[34] Shiffffffman MA. Prevention and treatment of liposuction complications. In: Shiffffffman MA, Di Giuseppe A, eds. Liposuction: Principles and Practice. 1st ed. New York: Springer; 2006:333–341.

[35] Elia N, Lysakowski C, Tramèr MR. Does multimodal analgesia with acetaminophen, nonsteroidal antiinflammatory drugs, or selective cyclooxygenase-2 inhibitors and patient-controlled analgesia morphine offffer advantages over morphine alone? Meta-analyses of randomized trials. Anesthesiology. 2005; 103(6):1296–1304.

[36] Chou R, Gordon DB, de Leon-Casasola OA, et al. Management of postoperative pain: a clinical practice guideline from the American Pain Society, the American Society of Regional Anesthesia and Pain Medicine, and the American Society of Anesthesiologists' Committee on Regional Anesthesia, Executive Committee, and Administrative Council. J Pain. 2016; 17(4):508–510.

[37] Kelley BP, Bennett KG, Chung KC, Kozlow JH. Ibuprofen may not increase bleeding risk in plastic surgery: a systematic review and meta-analysis. Plast Reconstr Surg. 2016; 137(4): 1309–1316.

[38] Singh T, More V, Fatima U, Karpe T, Aleem MA, Prameela J. Effffect of proteolytic enzyme bromelain on pain and swelling after removal of third molars. J Int Soc Prev Community Dent. 2016; 6 Suppl 3:S197–S204.

[39] Urdiales-Gálvez F, Delgado NE, Figueiredo V, et al. Treatment of soft tissue filler complications: expert consensus recommendations. Aesthetic Plast Surg. 2018; 42(2):498–510.

[40] DeFatta RJ, Krishna S, Williams EF, III. Pulsed-dye laser for treating ecchymoses after facial cosmetic procedures. Arch Facial Plast Surg. 2009; 11(2):99–103.

[41] Karen JK, Hale EK, Geronemus RG. A simple solution to the common problem of ecchymosis. Arch Dermatol. 2010; 146 (1):94–95.

[42] Mayo T T, Khan F, Hunt C, Fleming K, Markus R. Comparative study on bruise reduction treatments after bruise induction using the pulsed dye laser. Dermatol Surg. 2013; 39(10): 1459–1464.

[43] Leu S, Havey J, White LE, et al. Accelerated resolution of laser-induced bruising with topical 20% arnica: a raterblinded randomized controlled trial. Br J Dermatol. 2010; 163(3):557–563.

[44] Stevinson C, Devaraj VS, Fountain-Barber A, Hawkins S, Ernst E. Homeopathic arnica for prevention of pain and bruising: randomized placebo-controlled trial in hand surgery. J R Soc Med. 2003; 96(2):60–65.

[45] Seeley BM, Denton AB, Ahn MS, Maas CS. Effffect of homeopathic Arnica montana on bruising in face-lifts: results of a randomized, double-blind, placebo-controlled clinical trial. Arch Facial Plast Surg. 2006; 8(1):54–59.

[46] Mangubat EA, Harbke C. Blood loss in liposuction surgery. In: Shiffffffman MA, Di Giuseppe A, eds. Liposuction: Principles and Practice. 1st ed. New York: Springer; 2006:347–352.

[47] Carson JL, Guyatt G, Heddle NM, et al. Clinical practice guidelines from the AABB: red blood cell transfusion thresholds and storage. JAMA. 2016; 316(19):2025–2035.

[48] Karmo FR, Milan MF, Silbergleit A. Blood loss in major liposuction procedures: a comparison study using suction-assisted versus ultrasonically assisted lipoplasty. Plast Reconstr Surg. 2001; 108(1):241–247, discussion 248–249.

[49] Lewis SR, Pritchard MW, Evans DJW, et al. Colloids versus crystalloids for fluid resuscitation in critically ill people. Cochrane Database Syst Rev. 2018; 8(8):CD000567.

[50] Wang HD, Zheng JH, Deng CL, Liu QY, Yang SL. Fat embolism syndromes following liposuction. Aesthetic Plast Surg. 2008; 32(5):731–736.

[51] Hulman G. Pathogenesis of non-traumatic fat embolism. Lancet. 1988; 1(8599):1366–1367.

[52] Massaki AB, Fabi SG, Fitzpatrick R. Repigmentation of hypopigmented scars using an erbium-doped 1,550-nm fractionated laser and topical bimatoprost. Dermatol Surg. 2012; 38 (7 Pt 1):995–1001.

[53] Iverson RE, Lynch DJ, American Society of Plastic Surgeons Committee on Patient Safety. Practice advisory on liposuction. Plast Reconstr Surg. 2004; 113(5):1478–1490, discussion 1491–1495.

[54] Chow I, Alghoul MS, Khavanin N, et al. Is there a safe lipoaspirate volume? A risk assessment model of liposuction volume as a function of body mass index. Plast Reconstr Surg. 2015; 136(3):474–483.

[55] Teimourian B, Rogers WB, III. A national survey of complications associated with suction lipectomy: a comparative study. Plast Reconstr Surg. 1989; 84(4):628–631.

[56] Bhave MA. Can drains be avoided in lipo-abdominoplasty? Indian J Plast Surg. 2018; 51(1):15–23.

[57] ood A, Kotamarti VS, Therattil PJ, Lee ES. Sclerotherapy for the management of seromas: a systematic review. Eplasty. 2017; 17:e25.

[58] Taghizadeh R, Shoaib T, Hart AM, Weiler-Mithofffff EM. Triamcinolone reduces seroma re-accumulation in the extended latissimus dorsi donor site. J Plast Reconstr Aesthet Surg. 2008; 61(6):636–642.

深入阅读

[1] Chou R, Gordon DB, de Leon-Casasola OA, et al. Management of postoperative pain: a clinical practice guideline from the American Pain Society, the American Society of Regional Anesthesia and Pain Medicine, and the American Society of Anesthesiologists' Committee on Regional Anesthesia, Executive Committee, and Administrative Council. J Pain. 2016; 17 (2):131–157.

[2] Hanke CW, Sattler G, Sommer B. Textbook of liposuction. Arbingdon: Informa Healthcare;2007.

[3] Massry GG, Azizzadeh B. Periorbital fat grafting. Facial Plast Surg. 2013; 29(1):46–57.

[4] Nairns R. Safe liposuction and fat transfer. New York: Marcel Dekker; 2003.

[5] Shiffffffman MA, Di Giuseppe A. Liposuction: principles and practice. 1st ed. New York: Springer; 2006.

15 冷冻溶脂

Aria Vazirnia and Mathew M. Avram

摘要

冷冻溶脂和脱氧胆酸注射是有效的、普遍安全的、耐受性好的非侵入性脂肪清除方法。冷冻溶脂涉及使用控制性冷却以无创靶向的方式破坏皮下脂肪。ATX-101是指合成的脱氧胆酸（胆汁酸），用于破坏脂肪细胞膜。两者常见的术后副作用可能包括暂时性红斑、淤伤、肿胀、麻木和/或触痛/疼痛。然而，重要的是，医疗工作者要注意与这两种手术相关的罕见并发症。

关键词： 不良事件；ATX-101；并发症；轮廓术；冷塑形；冷冻溶脂；脱氧胆酸；脂肪；无创性；脂膜炎；副作用

15.1 引言

在过去的10年里，身体塑形和无创脂肪清除术的流行程度越来越高。美国皮肤外科学会（ASDS）2019年对皮肤科手术的消费者调查显示，58%的消费者对身体塑形手术感兴趣。越来越多的患者寻求无创的身体塑形和脂肪去除手术，这些治疗方式与吸脂术相比，包括感染、麻醉并发症和死亡的风险都极低。冷冻溶脂和脱氧胆酸注射是去除多余皮下脂肪的两种有效的无创技术。虽然这些通常被认为是安全有效的治疗方式，但医疗人员仍然必须了解相关的不良事件和潜在并发症。

15.2 冷冻溶脂的作用机制

冷冻溶脂是指局部应用可控的冷却技术，非侵入式地靶向破坏皮下脂肪组织的技术。可控制的冷却体系促进脂肪细胞内脂质结晶，从而引发局部脂膜炎。这种炎症反应导致脂肪细胞通过细胞凋亡而选择性地减少，同时不会损伤周围组织。凋亡细胞逐渐被巨噬细胞清除，这一过程在大约2周时达到峰值，在大约3个月时消失。酷塑（CoolSculpting，设备厂商：艾尔建）已获得美国FDA的批准，以减少侧腰区域（2010年）、腹部（2012年）、大腿（2014年）、颏下区域（2015年）和手臂/背部/胸部/臀部下方区域（2016年）的脂肪，截至2019年8月，全球范围内，酷塑已经在不同身体部位进行了700多万次治疗。治疗时会在皮下脂肪过度堆积区域放置负压手握把，帮助拟治疗区域与两个冷却板完全接触。最初的单点位治疗时长为60min，但较新的治疗探头如Cool Ad-vantage系列治疗探头有助于将治疗时间缩短至35min。

15.3 冷冻溶脂的安全概况

冷冻溶脂通常被认为是一种安全且耐受性良好的身体塑形手术，在所有有效减少脂肪细胞数量的医学手段中，相关的不适和不良反应最少。研究表明，治疗后血清总胆固醇、低密度脂蛋白（LDL）、高密度脂蛋白和甘油三酯没有显著变化。术后副作用包括治疗区域暂时性麻木、感觉异常、红斑、水肿、硬结、淤伤和/或压痛，通常在14天内自行消除。大约2/3的患者在手术后2个月内可能会在治疗区域出现麻木感。Stevens等于2013年对528例患者进行了回顾分析，这些患者在1785个解剖部位接受了2729点位的冷冻溶脂治疗，未发生严重不良事件，只有3例出现轻度或中度疼痛。Ingargiola等2015年进行的一项系统性研究强调了冷冻溶脂术后可能会出现以下并发症：暂时性红斑、淤伤、肿胀、感觉异常/麻木和疼痛，这些症状在几周内消失。未发现瘢痕、溃疡、水疱、出血、感染或色素沉着等不良的病例。然而，作者注意到1例反常脂肪增生（PAH），这是一种罕见但严重的不良事件，将在本章稍后详细讨论。2015年对FDA制造商和用户设备体验（MAUDE）数据库的审查列出了2011—2013年报道的62例冷冻溶脂不良事件。MAUDE数据库记录了患者在使用各种医疗设备后自愿报道的所有不良事件。MAUDE数据库中的不良事件包括脂肪异常增生、硬肿、疼痛/感觉异常、疝气、凹陷、皮肤松弛、筋膜松弛、色素沉着和水肿。目前尚不清楚所报道的疝气是在冷冻溶脂治疗之前还是之后出现的。MAUDE数据库的一个局限性是，它是基于医师、其他医疗服务提供者和患者的自愿报道。因此，MAUDE数据库中并未阐明不良反应的实际发生率。相比之下，行业报道的强制性要更高一些。

颏下冷冻溶脂术的副作用通常较身体其他较大部位更轻微、更自限性。副作用虽然不常见，但有肿胀、淤伤、触痛和感觉异常。Kilmer等重点介绍了2例持续2～3周的长时间红斑，1例在4周时色素沉着消失，1例患者在颏下冷冻溶脂术后因肿胀而产生咽喉异物感，并持续了1～2个月。Lee等讨论了1例罕见的下颌边缘神经麻痹病例，该症状在使用酷塑（CoolSculpting，设备厂商：艾尔建）的CoolMini手具进行颏下冷冻溶脂术后发生，2个月后得到缓解。Gregory等重点介绍了2例罕见的与颏下冷冻溶脂所致下颌神经损伤相关的颏下神经病理性疼痛病例。1例患者治疗后左侧颏下区突然剧烈疼痛，疼痛向左耳延伸。第二个病例描述了从治疗区域延伸到口腔的亚急性严重不适，主观感受表述为牙痛。

15.4 冷冻溶脂的反常脂肪增生

虽然与冷冻溶脂相关的大多数副作用都是轻微的，且耐受良好，大多都在手术后数小时到数天内发生，但仍有一些罕见且更严重的迟发性不良反应。PAH（Paradoxical Adi-pose Hyperplasia）是冷冻溶脂术最常见、最重要的并发症。PAH是指在治疗2~6个月后，在冷冻溶脂治疗区域内形成的边界清晰、无痛、坚硬的大肿块。报道的病例大多出现在腹部、胸部、背部、侧腰和大腿。Jalian等于2014年首次在2名患者中描述了PAH，此前认为PAH的估计发病率为1∶20000；然而，根据最近的数据，发病率估计为0.029%或1∶3500。一些学者仍然认为，发病率可能更高，Singh等的一项研究表明，PAH的发病率可能高达2%。

关于PAH的组织学研究并不一致，一些样本显示组织血管减少和脂肪细胞减少，也有一些样本显示高血运和脂肪细胞增多。Jalian等的报道称，活检组织标本显示脂肪间隔增厚，脂肪细胞数量减少，血管增生。然而，Seaman等报道，与对照组相比，脂肪组织显示出细胞减少与血管减少。间隔增厚和血管增多可能表示脂肪细胞缺氧损伤（低温损伤）导致的反应性纤维化和血管生成。人们对PAH的病理生理学知之甚少，但似乎涉及遗传和激素因素。Ho和Jagdeo的系统综述研究表明，反向脂肪增生在男性，以及具有西班牙裔和拉丁裔背景的患者中更为常见，尤其是在使用大尺寸手具的情况下。此外，在假性乳房肥大治疗后，男性中有几例PAH发生，建议在治疗男性胸部时必须小心。冷冻溶脂治疗中，手具的负压吸引与脂肪细胞的刺激和增殖有关。具体而言，负压吸引不足可能导致靶组织冷却不理想，从而不会使靶区域的脂肪发生脂膜炎。因此，如果因负压不足而未达成相应的脂膜炎结果，可能反而会刺激脂肪组织增生。这一想法已通过隆胸装置（BRAVA, Biomecanica, Inc, Miami, FL）得到证实，该装置使用低吸力来增加乳房内的纤维腺组织和脂肪组织。迄今为止，尚未发现PAH自发消退的证据，因此反向脂肪增生的首选治疗方法是吸脂。建议在冷冻溶脂治疗后6~9个月内进行吸脂治疗，以确保新增生组织在坚实的炎症阶段后有足够的时间可以软化。已发生PAH的患者严禁继续接受冷冻溶脂治疗，否则PAH的情况可能进一步加重。在11名患者的一系列病例中，Kelley等描述了1名患者在超声辅助吸脂术后2个月PAH复发，但动力辅助吸脂术后未发现复发案例。Ward等描述了另一种非侵入性脂肪清除方式ATX-101（脱氧胆酸）在PAH治疗中的应用。

15.5　冷冻溶脂的迟发性疼痛

PAH在男性中更常见，而冷冻溶脂治疗后迟发性疼痛的风险在女性中更多。迟发性疼痛是指神经性疼痛、夜间疼痛加剧、扰乱睡眠和/或镇痛药物不能缓解的不适。病理生理学尚不清楚，但认为女性与男性之间可能存在感觉神经差异，感觉神经可能会受到治疗区域内强烈炎症的影响而提示剧烈疼痛。Keaney等对125名患者（27名男性和98名女性）进行了回顾性研究，他们使用酷塑（CoolSculpting，设备厂商：艾尔建）的4个小型的治疗手具、一个大手具或平口手具中的一个，对下腹部、上腹部、侧腰、背部、大腿和/或胸部共接受了554个冷冻溶脂点位治疗。共有19名患者（15.2%）出现治疗后迟发性疼痛，所有患者均为女性。疼痛平均在冷冻溶脂后3天出现，平均持续时间为11天。疼痛最常见的部位是腹部，这也是最常见的治疗部位。治疗后迟发性疼痛可通过穿着塑身衣、利多卡因透皮贴片、低剂量加巴喷丁和/或含可待因的对乙酰氨基酚来控制。

译者按：在酷塑的临床使用过程中，译者发现中国的酷塑使用者在冷冻溶脂治疗后出现迟发性疼痛的比例远远高于上述文献报道的比例，临床上我们常建议出现迟发性疼痛的求美者术后口服普瑞巴林来缓解神经痛。

15.6　冷冻溶脂的其他并发症

还有其他与冷冻溶脂相关的孤立并发症。在这些情况下，使用的设备似乎是一个主要因素。据报道，冷冻溶脂使用不当会导致皮肤冻伤甚至坏死。Nseir等举例说明了1例在未使用所需凝胶垫的情况下进行冷冻溶脂后左大腿皮肤坏死的病例。也有报道称手臂冷冻溶脂后出现运动神经麻痹。Lee等报道了1例年轻女性使用MiCool冷冻溶脂（MiCool；设备厂商：Hironic韩国升南公司）对上臂远端进行冷冻溶脂。12天后，患者出现桡神经损伤，其特征是左手伸肌无力，举重困难。肌电图与桡神经远端分支轴突损伤一致。6个月后，左手运动神经病变完全恢复。Khan报道了1例大腿前下部冷冻溶脂导致外观轮廓不佳和轻度色素沉着，随后分别用脂肪移植和非剥脱性点阵激光进行矫正。

15.7　ATX-101 简介

除了冷冻溶脂，ATX-101注射剂是无创清除多余脂肪的有效治疗方法。ATX-101（Kybella，中文译名凯贝拉；供应厂商：艾尔建，值得注意的是这款产品尚未在中国上市）于2015年被FDA批准用于治疗中度至重度颏下脂肪。然而，在临床上它已被用于下颌、副乳和脂肪瘤等超适应证的治疗。该制剂内含有合成脱氧胆酸（一种胆汁酸），通过破坏脂肪细胞膜引起脂肪分解。推荐使用30G 0.5in针头，以每平方厘米0.1~0.2mL的推荐剂量进行颏下注射，注射点彼此间隔1cm。在临床实践中，医师也经常根据实际需要使用其他剂量。

15.8　ATX-101 的安全性概况

ATX-101最常见的不良反应是红斑、水肿、硬结、淤伤、疼痛和麻木。症状通常在1~2周内消失，但也有病例报道称需要3~4周甚至更长时间。疼痛和淤伤一般都呈轻度至中度，但患者通常有明显的肿胀。注射的不适归因于药物本身的pH。肿胀的程度取决于注射的药物量。注射相关不良反应的发生概率在随后的治疗过程中趋于逐渐减少。与冷冻溶脂一样，治疗一段时间后，血脂水平未观测到明显变化。较严重的副作用包括肿胀引起的吞咽困难、下颌缘神经损伤、多汗、感觉异常和结节形成。也有报道称出现了注射部位暂时性的脱发。

15.9　ATX-101 致下颌缘神经损伤

MMN（Marginal Mandibular Nerve）损伤（下颌缘神经损伤）是与ATX-101注射相关的一种令人担忧的不良事件。损伤可能是由于针直接刺伤神经，或是由于神经周围或压迫神经引起水肿和炎症。下颌骨下缘以下1~2cm处可见MMN分支，面动静脉在前角切迹处穿过咬肌前方的下颌缘。因此，建议避免在下颌下缘以下1.5cm范围内注射。在FDA临床试验中，使用ATX-101治疗的受试者中有4.3%出现暂时性MMN轻瘫，而使用安慰剂治疗的患者中有0.4%出现暂时性MMN轻瘫。在ATX-101组和安慰剂组中，所有MMN轻瘫患者分别在中位数42天和85天后痊愈。

15.10　ATX-101 的血管并发症

有一些关于将ATX-101注射到动脉的报道。Sachdev等报道了1例ATX-101注射到面部动脉引起皮肤坏死的病例，尽管用面动脉和周围组织大量注射生理盐水以稀释脱氧胆酸，并嘱患者每日服用阿司匹林，坏死还是不可避免地发生了。Lindgren和Welsh报道了1例ATX-101注射到颏下动脉（面部动脉的一个分支）的病例。注射导致皮肤出现斑驳外观，此外还有明显的下牙和牙龈疼痛、下腭疼痛和头痛。患者接受了透明质酸酶注射、口服泼尼松、阿司匹林、热敷，并转移到高压氧中心。疼痛和斑驳外观有所改善，但患者注射部位出现结痂。

15.11　结论

通过谨慎的临床使用和对潜在并发症的认识，可以安全有效地进行脱氧胆酸注射和冷冻溶脂这样的无创脂肪清除治疗。随着身体塑形和非侵入性脂肪清除疗法的继续普及，警惕和预防这些常见或不常见的不良反应对于医务工作者和求美者来说都非常重要。

参考文献

[1] American Society for Dermatologic Surgery (ASDS). 2019 Consumer Survey on Cosmetic Dermatologic Procedures. Data were collected from 3645 consumers through a blind online survey in 2019. https://www.asds.net/skin-experts/ news-room/press-releases/asds-survey-dermatologists-anddigital-resources-influence-cosmetic-procedures-and-skincare-decisions. Accessed August, 2020.

[2] Rao RB, Ely SF, Hoffman RS. Deaths related to liposuction. N Engl J Med. 1999; 340(19):1471–1475.

[3] Ingargiola MJ, Motakef S, Chung MT, Vasconez HC, Sasaki GH. Cryolipolysis for fat reduction and body contouring: safety and efficacy of current treatment paradigms. Plast Reconstr Surg. 2015; 135(6):1581–1590.

[4] Liu M, Chesnut C, Lask G. Overview of Kybella (deoxycholic acid injection) as a fat resorption product for submental fat. Facial Plast Surg. 2019; 35(3):274–277.

[5] Kilmer SL, Burns AJ, Zelickson BD. Safety and efficacy of cryolipolysis for non-invasive reduction of submental fat. Lasers Surg Med. 2016; 48(1):3–13.

[6] Avram MM, Harry RS. Cryolipolysis for subcutaneous fat layer reduction. Lasers Surg Med. 2009; 41(10):703–708. Review. Erratum in: Lasers Surg Med. 2012 Jul;44(5):436.

[7] Klein KB, Bachelor EP, Becker EV, Bowes LE. Multiple same day cryolipolysis treatments for the reduction of subcutaneous fat are safe and do not affect serum lipid levels or liver function tests. Lasers Surg Med. 2017; 49(7):640–644.

[8] Khan M. Complications of cryolipolysis: paradoxical adipose hyperplasia (PAH) and beyond. Aesthet Surg J. 2019; 39(8): NP334–NP342.

[9] Ho D, Jagdeo J. A systematic review of paradoxical adipose hyperplasia (PAH) post-cryolipolysis. J Drugs Dermatol. 2017; 16(1):62–67.

[10] Seaman SA, Tannan SC, Cao Y, Peirce SM, Gampper TJ. Paradoxical adipose hyperplasia and cellular effects after cryolipolysis: a case report. Aesthet Surg J. 2016; 36(1): NP6–NP13.

[11] Keaney TC, Gudas AT, Alster TS. Delayed onset pain associated with cryolipolysis treatment: a retrospective study with treatment recommendations. Dermatol Surg. 2015; 41(11):1296–1299.

[12] Lee SJ, Kim YJ, Park JB, Suh DH, Kwon DY, Ryu HJ. A case of motor neuropathy after cryolipolysis of the arm. J Cosmet Laser Ther. 2016; 18(7):403–404.

[13] Nseir I, Lievain L, Benazech D, Carricaburu A, Rossi B, Auquit-Aukbur I. Skin necrosis of the thigh after a cryolipolysis session: a case report. Aesthet Surg J. 2018; 38(4): NP73–NP75.

[14] Coleman SR, Sachdeva K, Egbert BM, Preciado J, Allison J. Clinical efficacy of noninvasive cryolipolysis and its effects on peripheral nerves. Aesthetic Plast Surg. 2009; 33(4):482–488.

[15] Vanaman M, Fabi SG, Carruthers J. Complications in the cosmetic dermatology patient: a review and our experience (Part 2). Dermatol Surg. 2016; 42(1):12–20.

[16] Stevens WG, Pietrzak LK, Spring MA. Broad overview of a clinical and commercial experience with CoolSculpting. Aesthet Surg J. 2013; 33(6):835–846.

[17] Tremaine AM, Avram MM. FDA MAUDE data on complications with lasers, light sources, and energy-based devices. Lasers Surg Med. 2015; 47(2):133–140.

[18] Lee NY, Ibrahim O, Arndt KA, Dover JS. Marginal mandibular injury after treatment with cryolipolysis. Dermatol Surg. 2018; 44(10):1353–1355.

[19] Gregory A, Humphrey S, Varas G, Zachary C, Carruthers J. Atypical pain developing subsequent to cryolipolysis for noninvasive reduction of submental fat. Dermatol Surg. 2019; 45(3):487–489.

[20] Keaney TC, Naga LI. Men at risk for paradoxical adipose hyperplasia after cryolipolysis. J Cosmet Dermatol. 2016; 15 (4):575–577.

[21] Karcher C, Katz B, Sadick N. Paradoxical hyperplasia post cryolipolysis and management. Dermatol Surg. 2017; 43(3): 467–470.

[22] Jalian HR, Avram MM, Garibyan L, Mihm MC, Anderson RR. Paradoxical adipose hyperplasia after cryolipolysis. JAMA Dermatol. 2014; 150(3):317–319.

[23] Coolsculpting corporate website: "Coolsculpting business update." http://pro.coolsculpting.com/l/70932/2017–11–20/ 5nnm1p.

[24] Singh SM, Geddes ER, Boutrous SG, Galiano RD, Friedman PM. Paradoxical adipose hyperplasia secondary to cryolipolysis: an underreported entity? Lasers Surg Med. 2015; 47(6):476–478.

[25] Kelly ME, Rodríguez-Feliz J, Torres C, Kelly E. Treatment of paradoxical adipose hyperplasia following cryolipolysis: a single-center experience. Plast Reconstr Surg. 2018; 142 (1):17e–22e.

[26] Stefani WA. Adipose hypertrophy following cryolipolysis. Aesthet Surg J. 2015; 35(7):NP218–NP220.

[27] Khouri RK, Schlenz I, Murphy BJ, Baker TJ. Nonsurgical breast enlargement using an external soft-tissue expansion system. Plast Reconstr Surg. 2000; 105(7):2500–2512, discussion 2513–2514.

[28] Ward CE, Li JY, Friedman PM. ATX-101 (deoxycholic acid injection) for paradoxical adipose hyperplasia secondary to cryolipolysis. Dermatol Surg. 2018; 44(5):752–754.

[29] Behr K, Kavali CM, Munavalli G, et al. ATX-101 (deoxycholic acid injection) leads to clinically meaningful improvement in submental fat: final data from Contour. Dermatol Surg. 2019.

[30] Sung CT, Lee A, Choi F, Juhasz M, Mesinkovska NA. Nonsubmental applications of injectable deoxycholic acid: a systematic review. J Drugs Dermatol. 2019; 18(7): 675–680.

[31] Thomas WW, Bloom JD. Neck contouring and treatment of submental adiposity. J Drugs Dermatol. 2017; 16(1):54–57.

[32] Dayan SH, Humphrey S, Jones DH, et al. Overview of ATX-101 (deoxycholic acid injection): a nonsurgical approach for reduction of submental fat. Dermatol Surg. 2016; 42 Suppl 1: S263–S270.

[33] Dayan SH, Schlessinger J, Beer K, et al. Efficacy and safety of ATX-101 by treatment session: pooled analysis of data from the Phase 3 REFINE trials. Aesthet Surg J. 2018; 38(9): 998–1010.

[34] Souyoul S, Gioe O, Emerson A, Hooper DO. Alopecia after injection of ATX-101 for reduction of submental fat. JAAD Case Rep. 2017; 3(3):250–252.

[35] Sachdev D, Mohammadi T, Fabi SG. Deoxycholic acid-induced skin necrosis: prevention and management. Dermatol Surg. 2018; 44(7):1037–1039.

[36] Lindgren AL, Welsh KM. Inadvertent intra-arterial injection of deoxycholic acid: a case report and proposed protocol for treatment. J Cosmet Dermatol. 2019

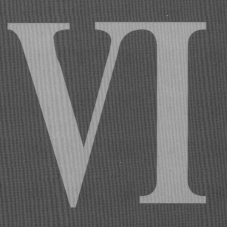

第五部分
微创手术：并发症的预防与
处理

VI

16 线性提升

Kian Karimi

摘要

自2002年起，锯齿线悬吊提升就开始应用于临床了。产生手术相关并发症的主要原因是使用了不可吸收的缝合线。最近使用了可吸收缝合线后并发症的发生率降低了很多。最常见的并发症是淤青和不平整。轻度到中度的不平整通常是自愈性的，严重的不平整主要是由技术问题引起的。严重的不平整需要通过部分或完全去除锯齿线。虽然不常见，但也发生过术后感染。

关键词： 锯齿线悬吊提升；聚对二甲基羟已酮（PDO）；可吸收缝合线；微小异物反应；并发症

16.1 简介

锯齿线悬吊提升或缝合线悬吊术已经成为较为常用、经济划算、无恢复期的微创面部年轻化的选择。尽管肉毒毒素、可注射填充剂、激光设备等其他方式仍然很受欢迎，但它们可能无法提升或重新固定更深层的松弛组织。锯齿线悬吊提升可用于复位松垂组织，恢复时间通常很短，切口小，而且不需要进行全身麻醉。

传统锯齿线悬吊提升是在皮下埋置线来提起组织。线沿着计划好的轨迹埋置，向上拉动组织后在入针处固定并修剪。2002年Sulamanidze和他的同事报道了面部年轻化的埋线提升术。这些医师使用双向的、不可吸收的带刺缝线（APTOS）来提升下垂的面部组织。APTOS锯齿线是用不可吸收的聚丙烯制造的，无须在组织内固定。这些锯齿的倒钩也被切成一定的角度，并被设计成双向面向中线（▶图16.1）。

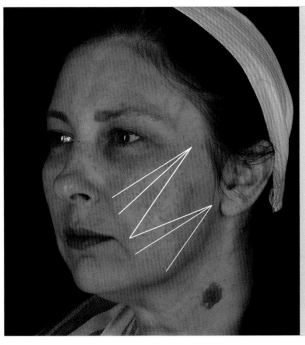

图16.1 皮下埋置18号倒刺聚对二甲基羟已酮（PDO）锯齿线。将锯齿线沿计划好的轨迹放置，拉起皮肤组织，并在入口点固定和修整

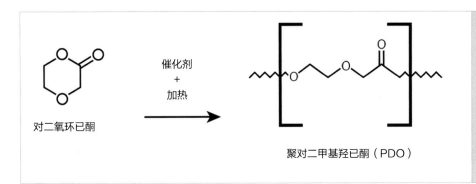

图16.2 聚对二甲基羟已酮（PDO）的化学结构。PDO是一种合成的脂肪族聚酯醚，是可以刺激皮肤和胶原再生

对二氧环已酮　催化剂＋加热　聚对二甲基羟已酮（PDO）

最早应用的外科缝合线都已经得到不断的改进并形成不同的性状和埋置技术。回形长锯齿线比APTOS锯齿线更长，由不可吸收的聚丙烯制成，带有凹槽，以形成倾斜的边缘和锋利的末端，可以更牢固地固定组织。Contour threads（Surgical Specialties, Corp., Reading, PA）是不可吸收的聚丙烯单向线，带有类似DNA的螺旋设计的锯齿。Contour threads可以固定在颞深筋膜的近端或其他不可移动的组织中。这些线材在2005年9月获得了FDA的许可，用于中面部悬吊。

Silhouette Soft（Sinclair Pharma, London, United Kingdom）由聚左旋乳酸（PLLA）组成，这是一种生物相容性佳和可生物降解的聚合物，常用于生物医学和制药。这种可吸收缝线有双向锥形固定器，作用是提升眉毛和重新定位脸颊、下颌和颈部。锥形固定器由可吸收的聚乳酸-羟基乙酸共聚物（PLGA）制成。Silhouette Soft是一种可吸收的悬吊缝线，其锥形固定器沿缝合线双向分布，缝合线和锥形固定器分别由PLLA和PLGA制成。Happy Lift™（Promoitalia Internati Onal S.r.l, Naples, Italy）是一种可吸收线，由己内酯和聚乳酸制成。

随着可吸收材料的引入，锯齿线的材料也发生很大的变化，可以在6～24个月内完全吸收。全世界用于这些锯齿线的材料包括聚对二甲基羟已酮（PDO）、聚己内酯（PCL）和聚乳酸-羟基乙酸共聚物（PLLA/PLGA）。目前在美国，仅有两种被批准应用的可吸收锯齿线类型是PDO和PLLA/PLGA，预计PCL将在不久的将来进入市场。

在美国和世界范围内使用的最流行的线材类型是PDO，因此本文的后续将重点讨论这种类型的线材。PDO是一种合成的高分子聚合物，可作为提升缝线来悬挂面部或身体的下垂组织（▶图16.2）。PDO缝合线比聚丙烯缝合线更柔韧，比其他可吸收缝合线更有强度。PDO锯齿线用倒刺、齿轮或模具将组织提起，当缝线插入时，倒刺、齿轮或模具会黏附在组织上形成对组织的提拉力。随着时间的推移，胶原蛋白在线、齿和刺周围形成沉积，增加其效果。

PDO锯齿线（Nova Threads Inc., Miami, FL）有一个报道：患者在口周区注射填充剂后出现下巴下垂，使用PDO提升改善。因为提升过程可能显示体积缺损，因此同时将填充剂用于体积和骨缺损的区域，以增强锯齿线的效果。患者对PDO治疗耐受性良好，仅在进针点处有短暂的轻度肿胀（▶图16.3）。

PDO锯齿线在韩国广泛用于医学美容领域。这种锯齿类似于V形，一半的锯齿线位于套管针外，另一半位于套管针内。套管针被插入组织后取出，使线固定在皮下组织内，不需要锚定或打结。PDO锯齿线在插入后的8个月内完全被吸收，异物反应极小。据报道，PDO锯齿线的新用途包括刺激毛发生长和治疗肌张力过高。

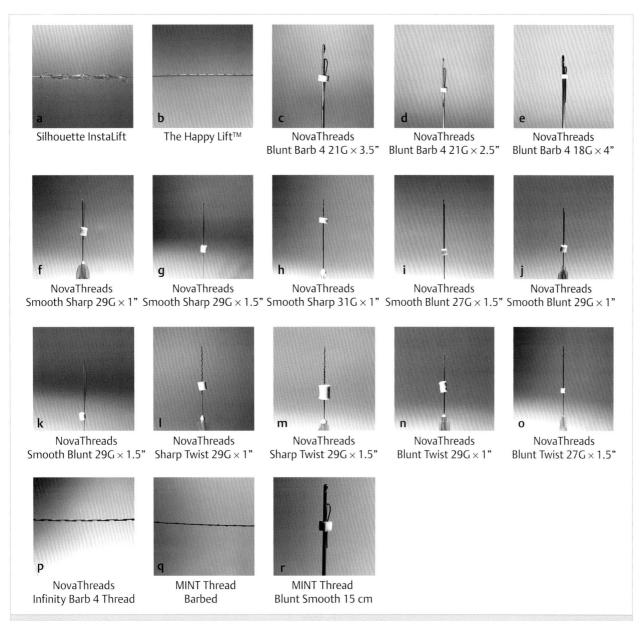

图16.3 不同品牌与参数的聚对二甲基羟已酮（PDO）锯齿线。无结PDO锯齿线用倒刺、齿轮或模具将组织提起，当锯齿线插入组织时，倒刺、齿轮或模具会黏附在组织上

16.2 并发症

在讨论锯齿线悬吊提升的复杂性时，区分可吸收线和不可吸收线是很重要的。一般来说，不可吸收线相关的并发症的发生率和种类要比可吸收线多得多。但作为更先进和更高技术的可吸收线的前身，了解和认识不可吸收线的并发症也是很重要的。

不可吸收线的并发症包括：

- 感染、不平整、不对称、肉芽肿形成、线脱落和线断裂。
- 神经损伤和血肿。
- 慢性疼痛、过敏、可触摸到线和局部感觉障碍。
- 红斑、淤青、面部不对称、线移位、皮肤凹陷、瘢痕形成。

Wu和同事们用APTOS线治疗双侧颊部下垂，报道了线材移位（7.8%）、感染和肉芽肿（4.9%）、可触及线材末端并疼痛（10.8%）和由于线材埋置过浅引起凹陷与不平整（4.9%）等并发症。发生这些并发症的患者必须取出埋置的线材。Wu和他的同事们还对中面部和下颌区进行了WOFFLES线提升术，其结果和传统面部锯齿线提升术类似。报道的并发症包括头皮上的结可触及或结暴露，进针点有小肉芽肿和凹陷。处理办法是将暴露的结去除，并将线与皮肤分离实现二次皮肤释放来解决"人工酒窝"问题。

Contour threads在4项研究报告中作为主要治疗手段与其他治疗方式联合进行评估。疗效程度的预测率不确定，而报道的并发症包括：

- 淤伤、肿胀和疼痛。
- 人工酒窝和瘢痕。
- 肿胀、淤青、感染、可触及的锯齿线、面部轮廓不规则、提升效果不明显。
- 顽固性疼痛和酒窝、皮肤可见线体轨迹、感觉异常、异物反应。

由于大量的术后并发症，Contour threads失去了FDA的批准。

De Benito和他的同事在18个月的平均随访时间内研究了Silhouette Soft thread结果，报道为"良好，患者满意度高"。报道的并发症为颞区中度疼痛、皮肤可见线体轨迹、颞区血肿、不对称和锯齿线可触及。

Lorenc和他的同事详细描述了如何预防和治疗与Silhouette Insta Lift相关的并发症。注射利多卡因可引起的肿胀，一般几天内就会消失。在手术前，建议患者停止服用可能增加淤青的保健品或者不必要的药品（如维生素E、大蒜、生姜、银杏）。罕见的过敏症状可以用类固醇治疗。作者最近观察并治疗了埋置Silhouette Insta Lift锯齿线后发生面部组织不对称和蜂窝织炎的情况。

本章详细讨论与PDO锯齿线提升相关的并发症，以及如何预防和治疗。

16.3 PDO 锯齿线

PDO锯齿线并发症的报道详见表16.1。

一项早期研究（▶表16.1）显示，29例患者使用锯齿线提升，69%的患者出现并发症，45%的患者出现早期复发松弛。Suh及其同事在其31例患者的研究中报道，27例（87%）患者对PDO结果满意，而4例（13%）患者不满意。并发症包括淤青（93.5%）、轻度术后肿胀（90.3%）和轻度不对称（6.5%）。这些并发症在不治疗的情况下在2周内消失。

Shin和同事报道了1例PDO锯齿线埋置后发生分枝杆菌感染的病例，手术是在一家非医疗美容院进行的，患者6周后因双颊红斑斑块发痒而就诊。当时患者已接受抗生素治疗1周且无改善。许多用于鉴定感染生物的培养和染色均为阴性，直到使用逆转录聚合酶链式反应显示非结核分枝杆菌感染，并使用erm基因聚合酶链式反应限制性片段长度多态性试剂盒，发现了块状分枝杆菌的存在。经克拉霉素和阿米卡星治疗2个月后皮肤症状明显改善。患者每次复诊时在病灶内注射曲安奈德，有助于减小病灶大小。

Kang和他的同事在治疗韩国患者的眉间和前额皱纹时报道了2种并发症：患者皮肤溃疡和皮肤可见线体轨迹。这2种并发症都归因于锯齿线埋置位置过浅。术后通过移除埋置线来治疗情况有所好转。

Karimi和Reivitis报道下面部轻度肿胀，7天后在没有干预的情况下消退。

Yeo和同事报道了144例患者在PDO锯齿线面部年轻化治疗后可吸收线的早期并发症。平均随访时间为11.1周（0~52周）。11.1%的患者出现并发症。这些事件包括线材暴露、酒窝、毛发脱落、矫正不足、不对称和腮腺损伤。5例患者出现线材暴露。在2例病例中，由于在线材松解后1个月仍可触摸到线材，故将线材取出。其他3例患者在2个月时取出线材。线材暴露归因于线迁移到浅表层，随后发生炎症反应。3例出现了人工酒窝，1例在5天后出现，通过轻轻按摩整个区域解决。在另一个病例中，凹陷在3周时出现，在局部剥离后3个月消失。3例患者出现脱发，5个月后消退。这种并发症通过扩大锚定间隙可以避免。脱发是由于锚定过程中的张力引起的缺血所致。2例在1个月时出现矫正不足，1例在6个月时出现矫正不足，1例患者4个月时出现不对称。作者建议在第一次治疗完全消肿后可以追加一次PDO锯齿线埋置。

1例腮腺损伤。用抗生素治疗只是暂时缓解症状，3个月的超声检查显示埋置线穿过腮腺。5个月后，经过观察和保守治疗，病情缓解。Lawson和同事建议，为了避免发生这种危险的并发症，PDO锯齿线埋置时应在腮腺下侧和咬肌后侧至下颌角处小心进行，因为这个位置与面部浅筋膜和腮腺后筋膜紧密相连。

Kim和他的同事在他们为期7个月的22例患者的随访中，报道了短暂的水肿和红斑。Yarak和他的同事对6例患者的中、下面部轻度至中度下垂进行了PDO锯齿线提升治疗，所有患者在手术后进针点立即出现中度疼痛，2例患者有淤青。

Lee和他的同事在他们的35例患者的研究中报道了PDO锯齿线提升后出现轻度肿胀、淤青和皮肤凹陷，所有这些并发症在无须手术干预的情况下自愈。1例患者术后面部不对称，经重复手术得到矫正。

Ali随访了使用PDO锯齿线进行面部年轻化治疗2年的患者的满意率。在21例单独使用PDO治疗的患者中，有1例患者发生了PDO锯齿线断裂，作者将其归因于手术过程中的技术问题。具体地说，PDO锯齿线埋置末端穿透了皮下组织进入真皮层后试图回拉重新固定于皮下，但是这根线断了，不得不拔掉。

Unal和他的同事报道了38例使用双向带刺PDO锯齿线（DongWon Medical Co. Ltd, Bucheon, Korea）治疗面部年轻化的患者。在埋置PDO锯齿线后，在入针点打结相互固定线材并把线结埋入皮下组织防止其移动。术后患者分别给予外用和口服抗生素5天。尽管随访结果显示绝大多数患者都是良好或极好的，但2例患者出现了感染，另外2例患者出现了肉芽肿，所有这些都是在手术后1个月内发生的。这些感染使用环丙沙星治疗。对于肉芽肿可以在病灶内注射曲安奈德10mg/mL。

Ahn和他的同事报道了1例蜂窝织炎，患者为一名女性，双颊出现持续3个月的多发性可触及炎症肿块。患者在过去的2年中接受了3个疗程的PDO锯齿线埋置治疗。在联合抗生素治疗后未能减轻炎症，切除活检显示存在PDO线后进行手术切除。2周后双颊肿痛消退。

Bertossi和他的同事们对160例患者进行了重度鼻唇沟治疗，这些患者的软组织厚度足以掩盖埋置的PDO锯齿线。报道的并发症包括线表面移位到真皮层、红斑、皮肤凹陷、感染和暂时性面部僵硬，总体并发症发生率为34%。术后1个月，有PDO线向表面移位进入真皮层，需要拆除锯齿线。指导患者每天按摩治疗区域3次，持续6天，然后以与放置方向相反的方向手术取出埋置线。作者认为这种并发症可能是由于他们的埋置技术所致。未经治疗，红斑术后1个月消失。患者每天轻轻按摩治疗部位，坚持几天或几

表16.1 聚对二甲基羟已酮（PDO）锯齿线提升的并发症

参考文献	统计的患者数量	治疗区域	并发症	发生率（%）	治疗	备注
Suh 等	31	面部	淤青	93.5	—	2 周自愈
			肿胀	90.3	—	
			不对称	6.5	—	
Shin 等	1	面颊	结核杆菌感染，红斑斑块	—	抗生素，类固醇	—
Kang 等	33	眉间、额头	皮肤溃疡	6.1	移除埋置线	归因于埋置位置过浅
			皮肤可见线体轨迹	3.0		
Karimi 和 Reivitis	1	下面部	埋置部位轻度肿胀	—	—	1 周内自愈
Yeo 等	144	面部（面颊）	埋置线暴露	3.5	移除埋置线	线材移位和炎症反应
			人工酒窝	2.1	剥离牵拉的真皮皮肤	—
			毛发脱落	2.1	—	固定组织时张力过大引起局部缺血所致
			效果不佳	2.1	重新埋置	术后 1~6 个月
			不对称	0.7	—	术后 4 个月缓解
			腮腺损伤	0.7	观察并对症治疗	治疗时避开腮腺区域或者用膨胀液安全剥离该区域组织
Kim 等 (Euro)	22	鼻唇沟、面颊	水肿、红斑	—	—	短暂
Yarakand Ribeiro de Carvalho	6	中、下面部	进针点疼痛（中度）	100	冷敷	—
			淤青	33	—	
Lee 等	35	面部	轻微肿胀	45.7	—	—
			淤青	31.4		—
			皮肤不平整	8.5		持续 1 个月
			不对称	8.5		—
Ali	21	面部	埋置线断裂	4.8	取出断裂的埋置线并重新埋置	埋置层次错误 译者按：线材的保存也十分重要，如果保存不当会造成线材脆性增加，容易断裂
Unal 等	38	面部	感染	5.2	抗生素	持续 1 个月
			肉芽肿	5.2	糖皮质激素	
Ahnand Choi	1	面颊	有明显的肿块，蜂窝织炎	—	切除肿块并活检；取出埋置线	—

（续表）

参考文献	统计的患者数量	治疗区域	并发症	发生率（%）	治疗	备注
Bertossi 等	160	鼻唇沟、下颌缘	线材移位进入真皮层	11.2	按摩，1个月后取出埋置线	—
			暂时性红斑	9.4	—	1个月内缓解
			感染	6.2	取出埋置线	—
			皮肤凹陷	6.2	局部按摩；取出埋置线	—
			面部表情不自然	1.2	7~15周自行缓解	7~15周自行缓解
Kang 等	39	颧部、颊部	人工酒窝	5.1	—	—
			淤青	2.6		
			不对称	2.6		
			皮肤可见线体轨迹	2.6		
			颧骨变宽	2.6		

周，即可解决皮肤凹陷问题。感染需要移除移位PDO线。2例患者的面部僵硬在7~15周内自行消退。

Kang和他的同事报道了使用V形PDO锯齿线治疗33例重度静态眉间纹和前额纹的韩国患者。3例患者（9.1%）产生了由于PDO锯齿线埋置太过表浅引起的手术并发症。2例患者出现皮肤溃疡，1例患者出现皮肤可见线体轨迹，这2种并发症均归因于PDO锯齿线的埋置过度表浅。所有病例的并发症均通过取出埋置线得到解决。

16.4 PDO 锯齿线并发症的预防

作者（KK）使用PDO锯齿线（Nova threads Inc., Miami, FL）近5年了，在这段时间内完成超过2000次手术。预防并发症可考虑以下因素：

- 选择合适的患者。
- 适当的知情同意。
- 合理的治疗方案。
- 妥善的术后管理。

16.4.1 选择合适的患者

患者的选择对于锯齿线提升的积极结果至关重要。"理想"的患者有足够的皮肤厚度和皮下脂肪能完全覆盖住线材，骨骼强健，皮肤有足够的柔韧性和灵活性。选择尽量年轻的患者，没有很多皱纹或多余的皮肤或术后要求不是非常高的患者（▶图16.4）。

作者发现皮下脂肪在埋线提升手术前是最重要的考虑因素。当使用较小的线用于生物刺激效果时，这变得不那么重要，因为这些类型的线非常细（6-0和7-0缝线），可以直接放置在真皮下。

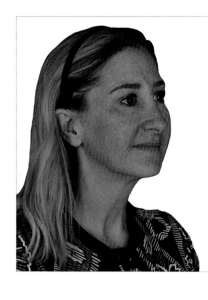

理想人选

（1）足够的皮肤厚度和皮下脂肪

（2）强健的骨骼

（3）皮肤具有足够的柔韧性和灵活性

图16.4 PDO锯齿线提升术的理想患者选择

16.4.2　适当的知情告知

　　与考虑使用PDO锯齿线进行面部年轻化和/或提升的患者进行坦率的交谈是很重要的。在知情同意过程中与患者明确讨论的不良反应风险详见表16.2。

　　幸运的是，在执行PDO锯齿线手术时没有血管损害、缺血、失明或脑血管事故的发生。在作者的实践中，与患者进行对话讨论"最可能的"风险包括淤青、轻度疼痛和长达5天的不适，以及更罕见的暂时性酒窝、不平整或不对称，95%的病例在1~2周内自愈。

16.4.3　合理的治疗方案

　　获得患者知情同意后，按照以下治疗方案进行线材埋置生物刺激治疗或线材埋置提升治疗。操作禁忌如表16.3所示。

表16.2　聚对二甲基羟已酮（PDO）锯齿线的潜在副作用

感染

淤青

线材移位

皮肤可见线体轨迹

血肿

蜂窝织炎

肉芽肿

需要取出 PDO 埋置线

深层组织受损

神经损伤性脱发（线材埋置在有毛发分布的区域 [a]）

疼痛（静态和动态）

美容效果不满意或毁容（不规则、凹陷、褶皱）

a. 如果线材被埋置在有毛发分布的区域

表16.3 聚对二甲基羟己酮（PDO）锯齿线提升的禁忌证

免疫系统疾病

妊娠

皮肤神经纤维瘤

突发疾病

部分精神疾病

治疗区域皮肤有炎症

PDO 线材埋置区有不可吸收植入物（比如硅胶）

肿瘤治疗（比如化疗）

瘢痕体质

凝血功能障碍

期待值过高

线材埋置生物刺激治疗

患者的面部皮肤用氯己定（洗必泰）、酒精或次氯酸（0.01%~0.03%）溶液进行消毒处理。如果治疗区域有毛发的分布也可以使用碘伏。虽然表面麻醉不是绝对必要的，但它有助于减轻与手术相关的疼痛，可以在术前使用10~30min。然后去除表麻再次准备皮肤并让其干燥。作者更喜欢使用29G、1.5in、"平滑"Nova Threads（Nova Threads Inc., Miami, FL），根据被处理的区域，以纵横交错的方式或辐轮式的方式埋置。埋置线以30°角刺入皮肤，然后立即放下缝线的中心将针尖推进真皮下。把线依次埋置在需要治疗的区域后，只需把针和轮拔出来，然后对可能出血的部位施加压力。按压2~3min，然后立即进行冷敷。锯齿线放置后，可局部应用富血小板血浆、富血小板纤维蛋白和/或山金车凝胶（视频16.1、视频16.2）。PDO线的放置已经被证实可产生明显的胶原蛋白刺激效应，在1个月时达到峰值，然后在至少7个月的过程中缓慢减弱。这种治疗可以在6~8周内重复进行，以进一步改善被治疗的皮肤区域。

线材埋置提升治疗

对于线材埋置提升治疗，作者在实践中采用了以下方案。面部皮肤用氯己定（洗必泰）、酒精或次氯酸进行消毒处理。注意不要在眼睛周围使用氯己定（洗必泰）。口服抗生素既不是常规用药，也不是手术前必要的。作者对他的大多数患者的治疗方案无固定模式。根据患者的意愿、商定的计划和期望的效果制订手术方案，以提升以下任何区域：眉毛、中面部、下面部和颏下颈部（▶图16.5）。作者为了尽量减少并发症，倾向于使用已经加了锯齿线的钝性套管。作者通常在眉毛和颏下颈部使用Nova threads 21号Barb4锯齿线，在中面部、下巴和下颌线使用18号Barb4锯齿线或Infinity锯齿线（Nova Threads Inc., Miami, FL）。在计划的进针点注射1%或2%利多卡因和1∶10万肾上腺素形成皮丘。7~10min的时间可以使注射部位的血管达到最大可能收缩。随后重新消毒皮肤和周围区域，如果使用21号Barb4锯齿线，则使用20号破皮针穿刺皮肤；如果使用18号或Infinity锯齿线，则使用18号破皮针穿刺皮肤。通过使用Derma Sculpt 22号口径2~3 / 4" 钝针沿着每个计划埋置线材的通道注射0.3mL 1%利多卡因与碳酸氢钠缓冲液（2.5mL 1%或2%利多卡因与0.5mL碳酸氢钠）进行通道麻醉。然后取出钝针，将含有锯齿线的套管通过皮肤沿设计走向穿刺埋置。推进套管时，要特别注意保持适当的皮下平面，避免放置在浅层或接触真皮

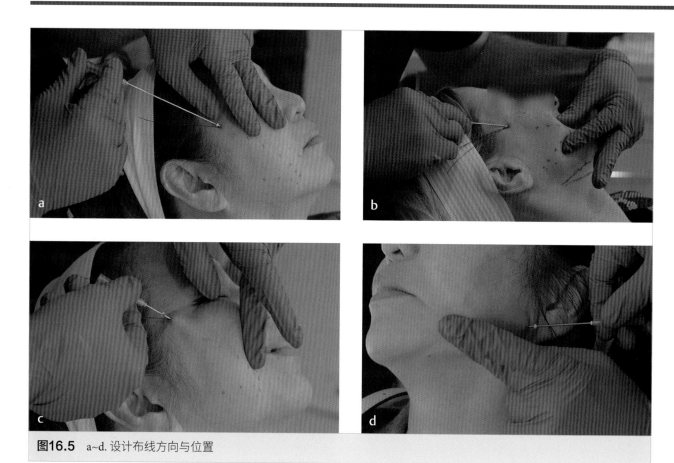

图16.5 a~d. 设计布线方向与位置

层。此外，同样重要的是要避免埋置过深，这可能会损伤深部组织或导致长时间的疼痛和不适。当锯齿线向前推进时，作者通常会让套管的尖端稍微靠近浅层脂肪垫，以增强表面脂肪隔室重新定位的效果。然后取出套管，并要求患者做动态表情，以确定锯齿线不可见或触摸不到。同样重要的是，轻轻触摸线材被放置通道，以确保线材没有被触摸（视频16.3、视频16.4）。如果有明显的褶皱、不平整或可触摸到的锯齿线，可以通过反向提拉皮肤组织使组织重新覆盖（视频16.5）。如果这一措施不能解决问题，则应完全取出这条锯齿线，并重新放置一根锯齿线。剪线也是很重要的，正确的做法是将剪刀压在线上，在插入点造成褶皱，只有在线材固定组织完成提升后才能剪线，以避免线的末端太接近皮肤（视频16.6、视频16.7）。一旦所有的缝线都埋置完成，穿刺点上要么涂bacitracin软膏，要么涂上一小片切好的Steri-strip，第二天患者可以取下。

16.4.4 妥善的术后管理

向患者告知术后需要注意的事项：

- 24h内不化妆。
- 1周内面部清洁时轻轻沿布线曲线向上擦拭。
- 72h内避免剧烈运动和面部运动。
- 1个月内避免面部按摩。
- 6周内治疗区域避免光电治疗。
- 24h内水袋冷敷10min。

16.5　并发症的处理

作者在实践中遇到的最常见并发症（▶表16.4）是淤青和不平整/褶皱。作者是Nova Threads, Inc.的医疗顾问，将分享他在管理并发症和不良事件方面的经验，这些都是由全国各地的从业者报道的。

16.5.1　淤青

术前使用山金车凝胶帮助减少淤青。手术前1周应避免使用抗凝血剂。如果遇到淤青，可以使用山金车凝胶和热敷。

译者按：马应龙麝香痔疮膏对于散淤来说是安安的"东方神药"，我们在与外国医师的交流中常称之为"神奇的东方力量"。

16.5.2　轻度到中度不平整 / 褶皱

轻度到中度不平整/褶皱是埋置PDO锯齿线提升后最常见的并发症。这些通常可以自愈；然而如果患者非常担心，可以约患者回来复诊。如果褶皱是由于锯齿线的过度矫正或部分锯齿线的位置过浅造成的，可以向相反的方向按摩组织，有时可以从引起并发症的锯齿线区域"松解"。不平整/褶皱的情况总是会得到解决的，但如果不进行干预，可能需要几个月的时间才能消失。理论上可使用加热物理疗法，如局部射频可以加快线的吸收，尽管这从未得到科学证明。

16.5.3　严重不平整 / 褶皱

严重的不平整/褶皱、凹陷都是由部分螺纹的埋置过浅造成的，一般可以通过适当的技术和预防措施避免。如果可以摸到线材，可能需要把它取出来。如果通过接触皮肤不能完全感觉到线材，则不建议尝试取出线材。不平整的形态可以呈现为"圈"，也可以呈现为突出的皮丘（▶图16.6、图16.7）。取出锯齿线的方法如下：在线太浅和太明显的地方做标记后注射1%利多卡因和1∶10万肾上腺素，停留7~10min后用穿刺用的20G或18G破皮针破皮。将无齿细钳或超细钳的齿尖穿过皮肤并进行扫描探寻，找到锯齿线后将其整个取出或者对在看不到或触摸不到的锯齿线进行简单的修整（视频16.8）。作者发现，要成功完成这一操作需要耐心——一个技巧是，当镊子接触到线时，会发出非常独特的沙砾声和触感。在罕见的情况下，作者不得不使用18G针扩大穿刺，以成功地取出线材。

表16.4　并发症的处理

并发症	治疗	备注
淤青	山金车凝胶（术前和术后），热敷	术前1周内避免使用抗凝血剂
轻度到中度不平整 / 褶皱	按摩、方向提拉	通常无须干预就能解决
重度不平整 / 褶皱	只在触摸到的情况下取出锯齿线；操作需要细心和耐心	可能需要更粗的破皮针穿刺和取线
感染	口服抗生素	如果情况严重，静脉注射治疗革兰阳性菌的抗生素

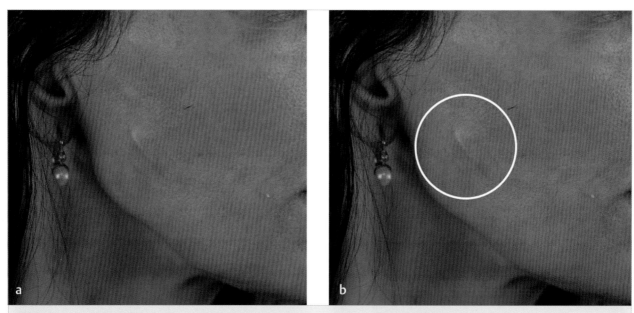

图16.6 a、b.锯齿线褶皱"圈"。表面放置的线在皮肤下呈"圈"状的不规则现象

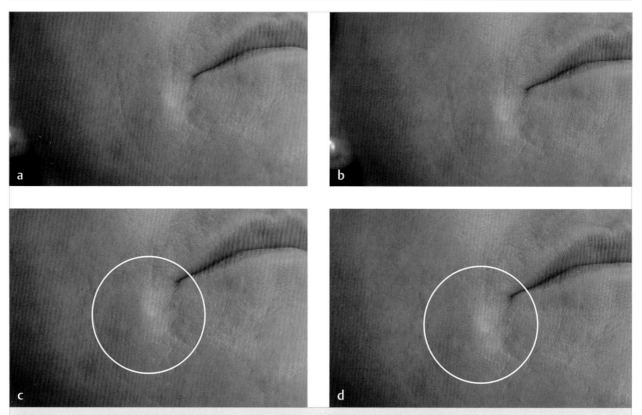

图16.7 a~d.锯齿线表面严重不平整/褶皱。表面放置的线不平整，在皮肤下出现皮丘

16.5.4 感染

感染是非常罕见的并发症，估计发生率不到0.1%。放置PDO锯齿线后如果出现感染，通常给予口服抗生素（多西环素100mg，2次/d，10~14天；或阿莫西林/克拉维酸850mg，2次/d，10~14天）。如果出现严重感染，则应入院静脉注射治疗革兰阳性菌的抗生素。作者确实处理了1例在另一家医院接受治疗的患者发生的感染，该患者的1根线无意中穿透了口腔。医师只是简单地"修剪"了线，而不是从口腔中取出

线，患者出现了严重的蜂窝织炎反应，入院进行影像学检查和静脉注射抗生素（►图16.8）。患者的感染在无须进一步治疗的情况下得到解决，在事件发生1年后也没有进一步的后遗症。

16.6 结论

可吸收锯齿线已进入美容市场，是医疗美容中一种用于重新定位和提升组织的新工具。当与肉毒毒素、可注射填充剂或血浆等其他方式结合使用时，它们似乎是最有效的。可吸收锯齿线的并发症是常见的，但这些并发症大多是轻微的、可控的、暂时的。可吸收锯齿线被认为是一种对于需要皮肤年轻化和治疗软组织下垂患者来说安全有效的新工具。

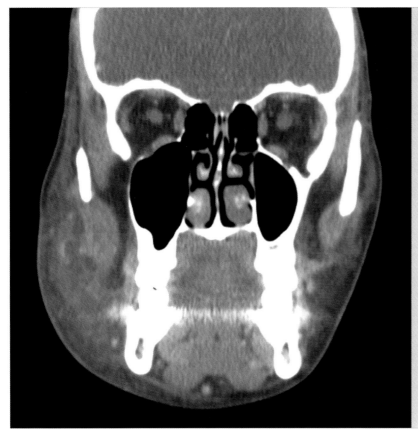

图16.8 锯齿线并发症CT扫描。因锯齿线并发症而发生严重蜂窝织炎的患者

参考文献

[1] Rachel JD, Lack EB, Larson B. Incidence of complications and early recurrence in 29 patients after facial rejuvenation with barbed suture lifting. Dermatol Surg. 2010; 36(3):348–354.
[2] Kalra R. Use of barbed threads in facial rejuvenation. Indian J Plast Surg. 2008; 41 Suppl:S93–S100.
[3] Sulamanidze MA, Paikidze TG, Sulamanidze GM, Neigel JM. Facial lifting with "APTOS" threads: featherlift. OtolaryngolClin North Am. 2005; 38(5):1109–1117.
[4] Tong LX, Rieder EA. Thread-lifts: a double-edged suture? A comprehensive review of the literature. DermatolSurg. 2019; 45(7):931–940.
[5] Tavares JP, Oliveira CACP, Torres RP, Bahmad F, Jr. Facial thread lifting with suture suspension. Rev Bras Otorrinolaringol (Engl Ed). 2017; 83(6):712–719.
[6] Abraham RF, DeFatta RJ, Williams EF, III. Thread-lift for facial rejuvenation: assessment of long-term results. Arch Facial Plast Surg. 2009; 11(3):178–183.
[7] Tonks S. Understanding thread lifting. https://aestheticsjournal. com/feature/understanding-thread-lifting. Accessed 1 October, 2019.
[8] Sulamanidze MA, Fournier PF, Paikidze TG, Sulamanidze GM. Removal of facial soft tissue ptosis with special threads. Dermatol Surg. 2002; 28(5):367–371.

[9]   Paul MD. Barbed sutures in aesthetic plastic surgery: evolution of thought and process. AesthetSurg J. 2013; 33(3) Suppl:17S–31S.

[10] Gülbitti HA, Colebunders B, Pirayesh A, Bertossi D, van der Lei B. Thread-lift sutures: still in the lift? A systematic review of the literature. Plast Reconstr Surg. 2018; 141(3):341e–347e.

[11] Bertossi D, Botti G, Gualdi A, et al. Effectiveness, longevity, and complications of facelift by barbed suture insertion. Aesthet Surg J. 2019; 39(3):241–247.

[12] Wu WT. Barbed sutures in facial rejuvenation. AesthetSurg J. 2004; 24(6):582–587.

[13] SarigulGuduk S, Karaca N. Safety and complications of absorbable threads made of poly-L-lactic acid and poly lactide/glycolide: experience with 148 consecutive patients. J CosmetDermatol. 2018; 17(6):1189–1193.

[14] Lorenc ZP, Ablon G, Few J, et al. Expert consensus on achieving optimal outcomes with absorbable suspension suture technology for tissue repositioning and facial recontouring. J Drugs Dermatol. 2018; 17(6):647–655.

[15] De Masi EC, De Masi FD, De Masi RD. Suspension threads. Facial PlastSurg. 2016; 32(6):662–663.

[16] Ray JA, Doddi N, Regula D, Williams JA, Melveger A. Polydioxanone (PDS): a novel monofilament synthetic absorbable suture. SurgGynecolObstet. 1981; 153(4):497–507.

[17] Karimi K, Reivitis A. Lifting the lower face with an absorbable polydioxanone (PDO) thread. J Drugs Dermatol. 2017; 16(9): 932–934.

[18] Suh DH, Jang HW, Lee SJ, Lee WS, Ryu HJ. Outcomes of polydioxanone knotless thread lifting for facial rejuvenation. Dermatol Surg. 2015; 41(6):720–725.

[19] Kang SH, Moon SH, Rho BI, Youn SJ, Kim HS. Wedge-shaped polydioxanone threads in a folded configuration ("solid fillers"): a treatment option for deep static wrinkles on the upper face. J Cosmet Dermatol. 2019; 18(1):65–70.

[20] Bharti J, Patil P. Polydioxanone threads in androgenetic alopecia: a novel innovation. 12th InternatiOnal Conference and Exhibition on Cosmetic Dermatology and Hair Care, Fig. 16.8 CT scan of thread complication. Patient suffering severe cellulitis reaction from complication of thread placement. References 179 © 2021. Thieme. All rights reserved.| 28.09.20 - 15:49 Nov. 28–30, 2016, San Antonia,TX, USA. J Cosmo Trichol. 2016; 2:(3 Suppl):44.

[21] Della Torre F, Della Torre E, Di Berardino F. Side effects from polydioxanone. Eur Ann Allergy ClinImmunol. 2005; 37(2): 47–48.

[22] Kang SH, Byun EJ, Kim HS. Vertical lifting: a new optimal thread lifting technique for Asians. DermatolSurg. 2017; 43 (10):1263–1270.

[23] Unal M, İslamoğlu GK, ÜrünUnal G, Köylü N. Experiences of barbed polydioxanone (PDO) cog thread for facial rejuvenation and our technique to prevent thread migration. J Dermatol Treat. 2019; 15:1–4.

[24] Kaminer MS, Bogart M, Choi C, Wee SA. Long-term efficacy of anchored barbed sutures in the face and neck. Dermatol Surg. 2008; 34(8):1041–1047.

[25] Garvey PB, Ricciardelli EJ, Gampper T. Outcomes in threadlift for facial rejuvenation. Ann PlastSurg. 2009; 62(5):482–485.

[26] de Benito J, Pizzamiglio R, Theodorou D, Arvas L. Facial rejuvenation and improvement of malar projection using sutures with absorbable cones: surgical technique and case series. Aesthetic PlastSurg. 2011; 35(2):248–253.

[27] Shin JJ, Park JH, Lee JM, Ryu HJ. Mycobacterium massiliense infection after thread-lift insertion. DermatolSurg. 2016; 42 (10):1219–1222.

[28] Yeo SH, Lee YB, Han DG. Early complications from absorbable anchoring suture following thread-lift for facial rejuvenation. Arch Aesthetic Plast Surg. 2017; 23:11–16.

[29] Kim J, Kim HS, Seo JM, Nam KA, Chung KY. Evaluation of a novel thread-lift for the improvement of nasolabial folds and cheek laxity. J EurAcadDermatolVenereol. 2017; 31(3):e136–e179.

[30] Yarak S, Ribeiro de Carvalho JA. Facial rejuvenation with absorbable and barbed thread lift: case series with Mint Lift™. J Clin Exp Dermatol Res. 2017; 8:415–417.

[31] Lee H, Yoon K, Lee M. Outcome of facial rejuvenation with polydioxanone thread for Asians. J Cosmet Laser Ther. 2018; 20(3):189–192.

[32] Ali YH. Two years' outcome of thread lifting with absorbable barbed PDO threads: innovative score for objective and subjective assessment. J Cosmet Laser Ther. 2018; 20(1):41–49.

[33] Ahn SK, Choi HJ. Complication after PDO threads lift. J Craniofac Surg. 2019; 30(5):e467–e469.

[34] Lawson GA, III, Kreymerman P, Nahai F. An unusual complication following rhytidectomy: iatrogenic parotid injury resulting in parotid fistula/sialocele. Aesthet Surg J. 2012; 32(7):814–821.

[35] Han HH, Kim JM, Kim NH, et al. Combined, minimally invasive, thread-based facelift. Arch Aesthetic Plast Surg. 2014; 20:160–164.

[36] Lycka B, Bazan C, Poletti E, Treen B. The emerging technique of the antiptosis subdermal suspension thread. DermatolSurg. 2004; 30(1):41–44, discussion 44.

[37] Kim J, Zheng Z, Kim H, Nam KA, Chung KY. Investigation on the cutaneous change induced by face-lifting monodirectiOnal barbed polydioxanone thread. Dermatol Surg. 2017; 43(1): 74–80.

17　表浅肌肉腱膜系统（SMAS）提升术

Phillip R. Langsdon and Ronald J. Schroeder II

摘要

SMAS提升术的概念涉及一系列发生在表浅肌肉腱膜系统这样的深平面的折叠等多种手术技术的操作。我们将SMAS提升术定义为一种不广泛破坏SMAS（深平面）的情况下进行上提、固定与折叠而起到提升效果的手术。这种手术非常适合面部皮肤和软组织轻度或中度下垂的患者，或者对于可能存在伤口愈合不良风险、需要限制手术创伤的患者。本章详细介绍了该手术，以及如何改善术后效果和尽量减少并发症。

关键词：面部提升；面部提升术；SMAS；除皱术；并发症

17.1　简介

自1901年Hollander首次提出以来，面部提升术在过去的1个世纪中经历了多次改进。在切口的长度和位置，潜行分离的程度，以及对表浅肌肉腱膜系统（SMAS）的处理方面，各种手术方式都有所不同。方法包括简单皮肤剥离、SMAS折叠、深平面提升、复合式、高位SMAS、延伸SMAS、骨膜下操作、SMAS切除术和其他方法。

在本章中，定义"SMAS除皱术"是非常重要的。从技术上讲SMAS提升术涉及一系列SMAS操作，范围从折叠到深平面解剖（▶图17.1）。我们将"SMAS除皱术"定义为一个不会对SMAS造成任何较大创口（>3cm）的术式，然后通过短缩折叠或切开折叠重新悬吊并固定表浅肌肉腱膜系统。

17.2　适应证和患者选择

尽管面部提升术有许多不同的术式，但目标仍然是一样的。其中包括去除多余脂肪和重新固定下垂的组织，以实现更年轻、更自然的提升。作者的技术包括去除任何多余的颈部脂肪，重新定位SMAS和颈阔肌，去除多余的颈部和面部皮肤。理想的患者是那些身体健康、血管丰富、皮肤弹性减弱、脸颊组织下垂、颈部脂肪过多的人。体重平均、面部骨骼轮廓美观、舌骨后部位置较高的患者通常比组织较薄、超重或舌骨前部位置较低的患者更适合进行手术。

患者应保持稳定心态，期望值适中，能够理解接受面部提升操作的局限性。在作者的实践中，通常在手术前进行3次细节讨论：初次面诊、术前2~3周的术前访视和手术当天。患者还必须了解，任何外科年轻化手术都不能消除面部不对称、改善因衰老而出现的面部整体凹陷、阻止衰老、消除皱纹或面部表情纹，或阻止皮肤状况恶化。可能会考虑或需要使用其他不包括在面部整容过程中的技术来解决面部萎缩、皱纹、皮肤退化、不对称和/或未来的老化问题。

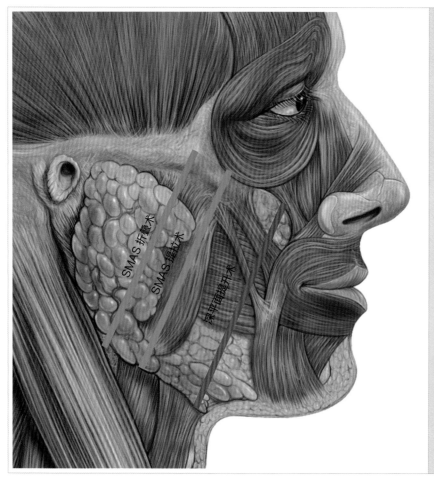

图17.1 表浅肌肉腱膜系统（SMAS）的面部提升层次（Adapted and used with permission from Patrick J. Lynch; illustrator; C. Carl Jaffe; MD; cardiologist Yale University Center for Advanced Instructional Media; Medical Illustrations by Patrick Lynch.）

在作者的实践中，常规遇见的大部分乐于接受医疗手段的求美者，通常会在必要的时候接受深层平面手术。我们的SMAS整容手术为那些需要最小组织复位或血管供应可能受损的患者提供了选择。当然，轻度至中度皮肤下垂的患者不需要进行广泛的皮肤剥离或广泛的SMAS破坏。有过度吸烟史或红斑狼疮、类风湿性关节炎或硬皮病等疾病的患者，由于血供欠佳，通常不适合进行整容手术。

然而，一些有吸烟史的患者（目前吸烟量最少为3~4根/天）或那些极轻微胶原血管疾病的患者可能会适合进行皮肤破坏程度最小的整容手术者。SMAS除皱术可以通过SMAS重构实现最低程度的皮肤破坏和最佳的组织移动度。

17.3 手术技巧

17.3.1 具体步骤

我们发现，静脉镇静剂可提供出色和安全的麻醉，为面部提升患者提供更快、更温和的效果。虽然全身麻醉在整个美国应用普遍，但我们发现这是不必要的。我们的镇静剂必须在国家许可的符合安全准则的设施下使用。所有应急设备、适当的人员，以及提供适当的紧急药物都是必要的。在我们的常规手术流程中，患者给予地西泮20mg口服，茶苯海明200mg口服，泼尼松龙40mg手术前1h口服。患者还需给予口服抗生素。可能需要1h或稍长的时间地西泮才能完全起效。在此期间，需在患者标记的切口注射局部麻醉（▶图17.2、图17.3）。

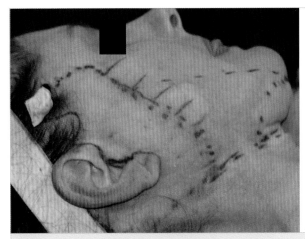
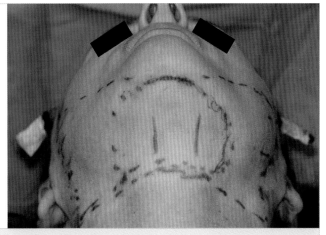

图17.2 女性术前标记，包括耳屏后标记和颞鬓的保留。切口标记做到耳后沟，延伸到后发际线，沿着发际线形成一条短而柔和的曲线

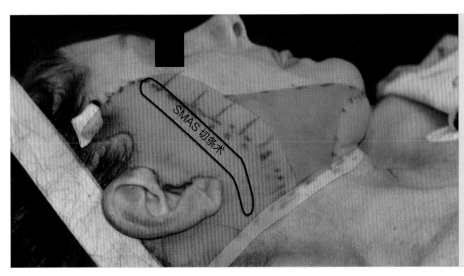

图17.3 红色区域显示皮下分离区域延伸至超出SMAS切除术范围约2cm的地方。蓝色区域显示颏下皮下分离区域。黄色区域为引流管放置位置。紫色区域为严重皮肤松弛患者选择的皮下分离区域

作者这样资深、经验丰富的医师认为，应保留耳朵上半部分水平上的颞区鬓角。因此，水平标记通常是放置在此位置，以防止重新定位时头发到高于耳朵头部的点。然后，由此产生的切口可以在将来面部年轻化手术中重复使用，无须使鬓角区域抬高和颞叶区缺发。不用剃掉患者的头发，而是分别扎起切口两侧的颞区头发。标记线继续延伸至耳前凹槽，止于耳屏的前面。在女性患者中，耳屏后标记（耳屏后1~2mm）用以隐藏瘢痕。在男性患者中，切口标记通常做在耳前褶皱处的耳屏前。作者通常选择在男性患者的耳屏和鬓角间空白区域，并沿耳垂做曲线标记。耳后切口标记略微向上抬在耳朵后部表面，平行于耳后沟。一些外科医师将切口止于耳后沟的低处。然而，由此产生的紧束感（甚至只是暂时的），在术后早期可能会使患者不安。作者这样的切口设计，沿后发际线可去除多余的皮肤并减少束缚感。皮肤分离范围应标记距切口位置约5cm，环绕耳朵周围。

用1%利多卡因和0.25%丁哌卡因加1∶15万肾上腺素，沿切口线和需分离区域边界进行局部麻醉。将0.3%利多卡因与1∶60万肾上腺素的肿胀麻药混合物注射到需分离的区域。在注射局部麻醉期间，静脉注射镇静剂也可能非常有帮助。其效果通常延迟至口服地西泮被完全吸收。麻醉医师的静脉镇静剂通常使患者完全不知道局部麻醉的使用。

局部麻醉后，大约需10min肾上腺素会被吸收，其止血效果才能完全起作用。皮肤应该明显变白，这可以让你确定其他局部区域是否还需要麻醉，然而皮肤厚的患者可能皮肤褪色没有那么明显。

如上所示，颏下区域可用颈面部吸脂术和颈阔肌成形术最先解决。颈部角度明显钝化的患者可能受益于SMMS（颏下肌悬吊术），以获得更显著的结果。SMMS是通过切除覆盖在下颌舌骨肌筋膜上的脂肪，然后将二腹肌前缘与舌骨肌筋膜的中线进行缝合，以防止出现眼镜蛇样畸形，之后把颈阔肌缝合到二腹肌的中线（▶图17.4）。然后，将注意力转移至实施SMAS面部提升术。用#15刀片在术前耳周标记处做一个切口。切开真皮层，并斜向通过颞水平毛发区域切口和后发际线皮肤。此操作允许头发跨过切口线生长。

然后使用整容剪从耳廓开始游离皮肤，尽可能多地留下附着在深处的皮下组织（▶图17.5）。一个薄薄的耳屏皮瓣可以最大限度地减轻术后愈合阶段的耳屏挛缩。然后，按术前设计线距切口5cm处将其余部分的上面部皮肤在SMAS层（皮下）完全游离（▶图17.6）。注意避免损坏皮下血管丛。由助理提供对抗牵拉。止血是通过双极电凝直视下灼烧完成的。皮肤游离的范围通常限制在4~5cm。这保留了大多数患者的血供。

随着皮瓣充分提升，SMAS切除术就完成了（▶图17.7）。从耳前区域向下到耳下筋膜切除1cm宽的条状SMAS筋膜组织。然后可以抓住和拉动SMAS筋膜，以确保足够的组织移动性和重新固定。游离约2cm的SMAS筋膜将允许进一步调整和重新定位，以达到SMAS筋膜提升的最佳效果（▶图17.8）。固定缝合线使用2-0慕斯线，将SMAS筋膜在两个位置上固定。第一条固定缝合线将较厚的耳前筋膜直接固定于耳垂的连接点上（▶图17.9）。第二条固定缝合线在颧弓骨膜后固定（▶图17.10）。然后用2-0 PDS或2-0

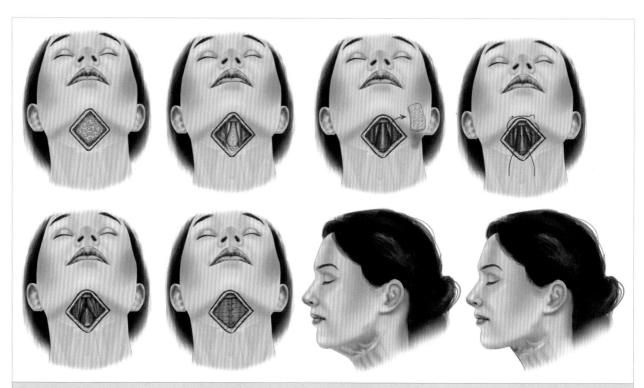

图17.4 颏下肌悬吊术（SMMS）（从左到右，从上到下）。暴露颈阔肌前脂肪；切除颈阔肌脂肪；暴露颈阔肌下脂肪，二腹肌和下颌舌骨肌筋膜；缝合二腹肌悬吊至舌骨肌筋膜上；缝合颈阔肌内缘；SMMS术前；SMMS术后

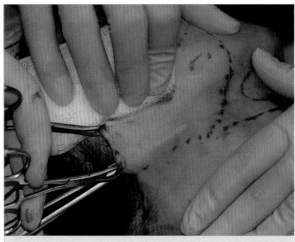
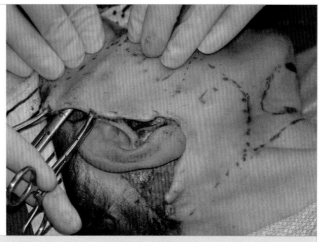

图17.5 从外侧到内侧对面部皮肤的皮下平面进行分离。显示助手提供一个反向作用力

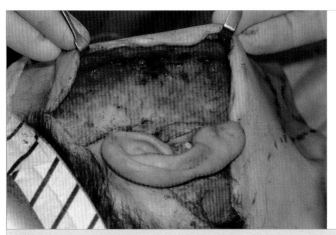
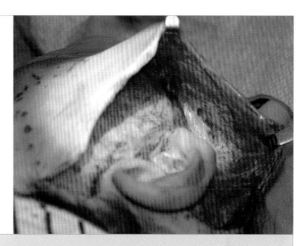

图17.6 皮下层的皮瓣提升

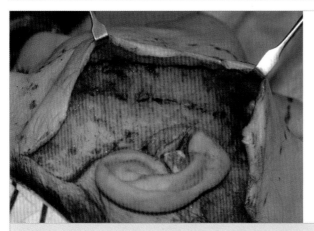
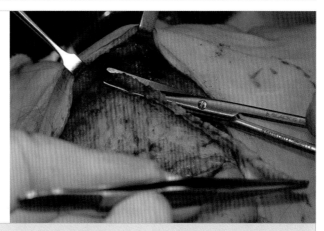

图17.7 SMAS切除术显示去除的条状表浅肌肉腱膜系统（SMAS）下至腮腺筋膜，并从下颌骨角延伸到外眦角

Vicryl的缝合线覆盖在该区域上，并在2根慕斯缝合线之间固定。如果颈部的SMAS筋膜活动度可以的话，这些固定缝合线的位置可以低至乳突区域。SMAS悬吊可提升下颌、颈部和鼻唇沟的褶皱。鼻唇沟褶皱和中面部的改善程度取决于在SMAS层游离的程度。

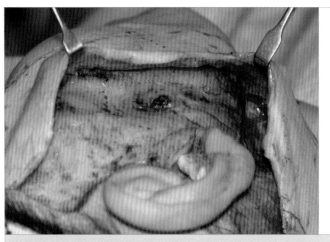
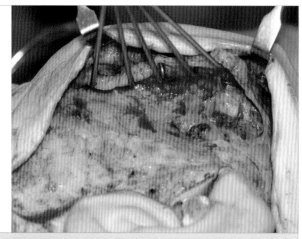

图17.8 左图：SMAS切除术后即刻。右图：SMAS（表浅肌肉腱膜系统）下游离1~2cm

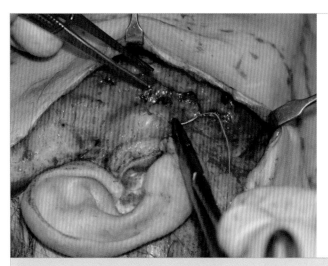
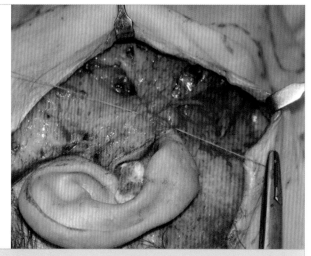

图17.9 用2-0慕斯线固定在邻近耳垂的耳前筋膜上

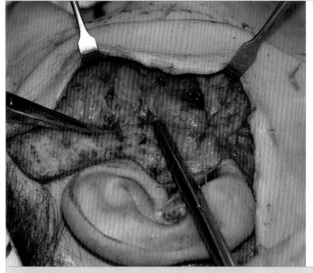
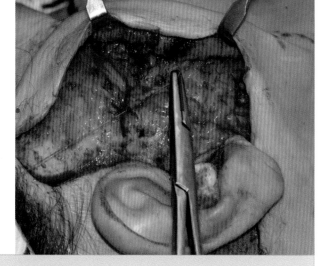

图17.10 第二条固定缝合线固定到颧弓骨膜上

皮肤向后上方牵拉并用2-0尼龙线或手术钉锁边固定在耳后的最高点（▶图17.11）。接下来是第二处缝合线或手术钉固定，在颞部水平的耳前切口上边界。然后，以产生最小皮肤张力的方式切除多余的皮肤（▶图17.12）。如果观察到任何凹陷或成束的皮肤，可以进行进一步皮下游离。新耳屏前皮肤应适当多留一些，以避免皮肤挛缩使耳廓向前移动。耳垂应放置在一个比原位未修复状态的位置高0.5~0.75cm的位置（▶图17.13）。这种过度矫正有助于防止耳垂在自然愈合过程中向下伸展过度，从而防止精灵耳垂畸形。沿着耳后枕部发际线的皮肤用手术钉重新收紧靠近。耳后非毛发性区域的皮肤边缘用5-0普通可吸收缝合线采用锁边缝合收紧，必要时使用5-0尼龙线行深部组织加固。在耳垂的后部以上和发际线水平以下的耳部切口闭合时，两缝合线之间留1cm的间隙，从而有助于任何液体的引流。7号圆形JP引流管放置在切口的后方，右侧在含发头皮内，并通向左侧颈下。使用5-0可吸收线锁边缝合耳前和耳屏前皮肤。颞区含发皮肤切口用手术钉闭合。颏下切口可以用5-0可吸收缝合线锁边缝合。

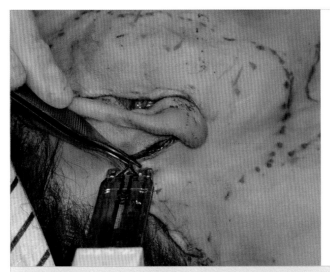
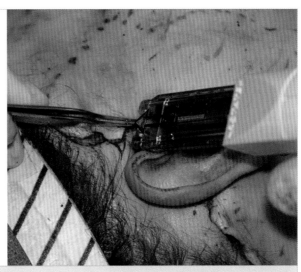

图17.11 向后上方推进皮瓣，手术钉固定在耳后最高点（左图），在颞水平切口和耳前切口上部的交界处吻合（右图）

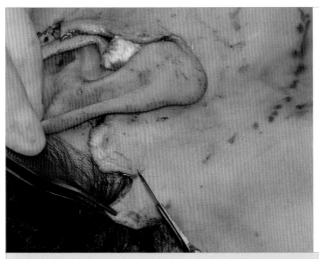
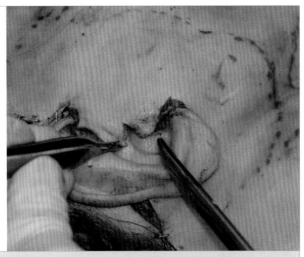

图17.12 去除多余的枕部和耳前皮肤（左图）。新耳屏前的皮肤应多留些，以避免因皮肤挛缩耳屏向前移位

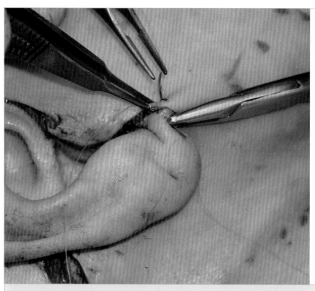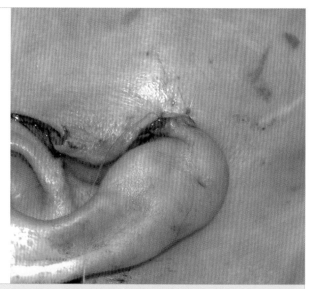

图17.13 耳垂放置在比其未修复的自然状态位置高出约0.5cm的位置。过度矫正可防止在自然愈合过程中耳垂向下伸展过度

皮瓣下所有积血都可以从耳后切口间隙引出。然后用4cm×4cm大小纱布垫和一个涂有Kerlix的纱布包裹在耳前区域，下面部和颈部稍加压力。最后，使用Coban自粘弹性胶带轻压包裹在敷料上。弹性包裹放置4h后取下。

患者在出院前和出院后几天需接受评估。剩下的敷料去除后，用过氧化氢清洁切口，并用凡士林®敷料包裹。如果引流量<30mL，则拔除引流管。叮嘱患者保持床头抬高30°，避免剧烈活动，不弯腰，不转头（▶图17.14）。

17.3.2 优化结果

切口位置的选择是获得最佳结果需考虑的最重要的要点之一。对于颞部切口线设计，须保持切口高于耳上水平，重要的是要保留颞区毛发。我们将垂直方向延伸到含发头皮中，以隐藏切口。

其余部分的切口。有时少量多余的含发头皮需要被切除，但这通常可以忽略不计，而且几乎对前发际线没有什么影响。在女性患者中，几乎总是采用耳屏后切口，除非患者安装助听器而被干扰。在男性患者中，通常采用耳屏前切口，以防止有毛发的皮肤被牵拉至耳屏处。耳后的切口沿着后发际线隐藏在耳后沟内。

充分考虑耳屏和耳垂的高度和位置。耳屏的皮肤提升是在非常浅的、几乎在真皮层上的升高，因此须留下尽可能多的深层组织，预防术后挛缩。在闭合切口皮肤时，新耳屏前的皮肤需多预留些，以避免皮肤挛缩导致耳屏向前移动。耳垂应放置在一个比原位未修复状态的位置高0.5~0.75cm的位置。这种过度矫正有助于防止耳垂在自然愈合过程中向下牵拉过度。在SMAS筋膜的移动和折叠时，有两个重要的固定线放置位置。第一根固定线放置在紧贴耳屏与耳垂连接处前缘的筋膜上。第二根固定线放置在切口线前方1cm的颧弓骨膜上。资深医师目前更喜欢用不可吸收的慕斯线作为固定线，用PDS线来做剩余SMAS筋膜的折叠。

在再次牵拉抬高皮瓣时，需放置两根重要的固定缝合线：一根在耳后最高点，另一根在耳前切口与颞水平交会处。这些缝合线固定后需进行修剪。颞部固定去除后，可用手术钉来关闭切口。

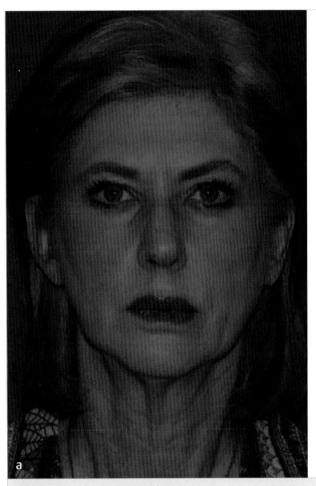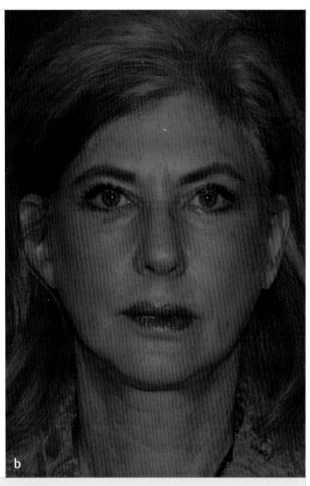

图17.14 a、b.表浅肌肉腱膜系统（SMAS）提升术之前和之后的图片

17.4 并发症

17.4.1 并发症及风险最小化

  并发症在任何外科手术中都会发生，对于面部提升术也不例外。血肿形成是可能出现的，但可以通过细致的手术止血，适当的患者选择，以及术前2周停用所有药物、草药、维生素和红酒，将其最小化。Jackson Pratt（JP）引流管将有助于降低术后早期血肿的形成风险。有时，术中出血多或高危的患者（男性患者，使用抗凝剂等）需使用两根引流管。在住院治疗期间，需保持引流管在术区采用壁面负压吸引直至出院，在家自行护理期间采用球式引流。术后再次向患者叮嘱避免头部移动、弯腰或任何剧烈活动是很重要的。

  皮瓣坏死可发生于皮瓣远端血液供应最稀少的地方。最常见的坏死发生在乳突区域，其次是耳屏区的皮肤，因为这些地方的皮瓣是最薄的，离血供最远，这在吸烟者中通常发生率更高。我们不能够接受每天吸烟超过3根的吸烟者作为患者。应注意吸烟、糖尿病、胶原血管性疾病或雷诺病的情况在患者中是否存在。

  但是，作者不认为这些情况或条件是面部提升术的绝对禁忌证。吸烟者应被建议至少在手术前2周减少或停止吸烟。我们不接受每天吸烟超过半包的待手术患者。在那些患有胶原血管性疾病及相关疾病的患者中，评估血清抗核抗体是有帮助的。如果该指标很高，我们通常会推迟手术，直到它们下降到1∶60以下。对于轻度吸烟者、糖尿病患者或血管性疾病患者，皮下游离范围应有限制。

深部感染是罕见的，蜂窝织炎也是如此。常规预防性使用抗生素，应覆盖葡萄球菌和链球菌。

17.4.2　并发症的早期鉴别

出院前，在患者完全清醒时对手术区域进行评估。早期血肿形成因敷料在位有时很难检测到，但面部可能会出现不对称性肿胀伴有皮肤或颊黏膜淤紫。运动功能也在这个时候进行评估，因为局部麻醉区域可能会有一些暂时性的麻木。鉴于SMAS面部提升术中对于SMAS筋膜下的游离有限，因此产生的神经损伤极为罕见。而作者在30多年的实践中没有看到任何永久性瘫痪。暂时性的麻木可能会出现。面部提升术中最常受损的面神经分支是额叶分支，它穿行于SMAS层下面的皮下组织，并在颧弓处浅行。该神经在耳廓前方1.5~2cm走行，中段在眶缘和颞区发际线之间。在手术后立即出现的绝大多数面部神经麻木是由于局部麻醉或受压引起的。这些神经损伤通常会随着时间的推移而好转。

出院后，与患者保持沟通是很重要的。患者需每天随诊，直到引流管可以被移除，并且患者在术后第一周（包括手术当天）内需每晚电话随访。患者可能意识不到什么是异常的，而识别和治疗早期的并发症对于最终结果会产生重大的影响。此外，定期沟通有助于消除患者的担忧。它还有助于识别可能发生的任何问题。

17.4.3　并发症的处理

血肿是与面部提升相关的最常见的并发症。在术后早期，小血肿往往可通过耳后间隙表现出来。大血肿虽然罕见，但可能需要清除血块和术中止血。迟发性血肿可发生在术后2周，可通过针吸术进行治疗。同样重要的是审查患者的药物，以确保他们不服用任何可能干扰凝血的东西。

皮瓣坏死时通常可早期发现远端皮瓣发黑或淤斑。一旦检测到这种情况，马上外用硝酸甘油软膏，每天4~6次，可能会有所帮助。我们经常指导患者采取每个措施之前都应确保皮肤清洁。重要的是要告诉患者，与其余部分的皮瓣相比，这些区域可能会延迟愈合。任何焦痂的形成都可以通过在家中使用过氧化氢处理和可能的保守性措施及时清创。一些外科医师更愿意延迟清创，直到焦痂开始分离。

神经损伤可能是感觉损伤或运动损伤。感觉损伤很常见，不被认为是并发症，而是手术后的正常反应，这是患者无须忧虑的。面部运动神经损伤极不常见，但在术后即刻阶段显而易见。重要的是要向患者保证这可能是由于局部麻醉或牵拉损伤造成的，应在几小时到几天内缓解。面神经颊支麻木可能是由广泛的SMAS层深层剥离引起的，这通常会随着时间的推移而缓解，但可能需要几个月的时间。如果存在显著的额支麻木，就会限制眼的闭合，用滴眼液和/或润滑剂保湿，以及在睡眠期间闭上眼睛，对于保护角膜很重要。额神经因烧灼或拉伸造成的损伤可能需要数月到一整年的时间恢复。术后使用肉毒毒素行对侧额肌的神经调节可以改善额部平衡。

感染是非常罕见的。如果早期蜂窝织炎迅速进展，应高度怀疑是耐甲氧西林金黄色葡萄球菌感染，需予以能够覆盖该菌群的抗生素治疗。若脓肿形成，应尽可能及早治疗，做一个小切口引流，以防止感染沿皮下间隙播散。这些感染通常可以被不留永久性后遗症地治愈。

尽量减少并发症始于患者术前筛查和术前宣教。小心、细致的手术技术将有助于尽量减少术中和术后早期并发症。早期诊断和治疗并发症可以最大限度地减少长期并发症发生的可能性。

参考文献

[1] Hollander E. Plastiche (kosmetische) Operation: Kristische Darstellung ihres gegenwartigen Standes. In: Klemperer F, eds. Neue Deutsche Klinik. Berlin: Urban and Schwartzenberg; 1932.

[2] Hamra ST. The deep-plane rhytidectomy. Plast Reconstr Surg. 1990; 86(1):53–61, discussion 62–63.

[3] Ramirez OM, Mallard GF, Musolas A. The extended subperiosteal facelift: a definitive soft tissue remodeling for facial rejuvenation. 1991; 88(2):227–236.

[4] Hamra ST. Composite rhytidectomy. Plast Reconstr Surg. 1992; 90(1):1–13 SMAS Lift 190 -28.09.20 - 15:49.

[5] Barton FE, Jr. The "high SMAS" facelift technique. Aesthet Surg J. 2002; 22(5):481–486.

[6] Stuzin JM, Baker TJ, Gordon HL, Baker TM. Extended SMAS dissection as an approach to midface rejuvenation. Clin Plast Surg. 1995; 22(2):295–311.

[7] Baker DC. Lateral SMASectomy. Plast Reconstr Surg. 1997; 100(2):509–513.

[8] Saylan Z. The S-lift: less is more. Aesthetic Surg J. 1999; 19: 406–409.

[9] Tonnard PL, Verpaele A, Gaia S. Optimising results from minimal access cranial suspension lifting (MACS-lift). Aesthetic Plast Surg. 2005; 29(4):213–220, discussion 221.

[10] Langsdon P, Shires C, Gerth D. Lower face-lift with extensive neck recontouring. Facial Plast Surg. 2012; 28(1):89–101.

[11] Langsdon PR. Management of the lower third of the face and neck. Facial Plast Surg. 2012; 28(1):1–2.

[12] Langsdon PR, Velargo PA, Rodwell DW, III, Denys D. Submental muscular medialization and suspension. Aesthet Surg J. 2013; 33(7):953–966.

[13] Langsdon PR, Moak S. Use of "submental muscular medialization and suspension" to improve the cervicomental angle. Facial Plast Surg. 2016; 32(6):625–630.

[14] Langsdon PR, Renukuntl S, Obeid AA, Smith AM, Karter NS. Analysis of Cervical Angle in the Submental Muscular Medialization and Suspension Procedure. JAMA Facial Plast Surg. 2019; 21(1):56–60.

[15] Gillman GS. Facelift (rhytidectomy). In: Myers EN, ed. Operative Otolaryngology: Head and Neck Surgery. Philadelphia: Saunders; 2003: 845–855.

[16] Perkins S, Dayan S. Rhytidectomy. In: Papel ID, ed. Facial plastic and reconstructive surgery. New York: Thieme; 2002: 153–170.

18 植发

Alfonso Barrera and Christian Arroyo

摘要

在本章中，我们将介绍如何安全地进行头发移植和如何预防并发症，以及如何治疗最常见的并发症。有2种主要供体毛发采集技术：①毛囊单位移植（FUT），指椭圆形采集同一层次的供体，随后小心地分离单个毛囊单位，然后移植它们。②毛囊单位提取（FUE），是使用0.8~1.0mm的钻头逐个提取每个单独的毛囊单位，通过手动、电动或机器人装置。实际移植时采用相同的方式进行逐个移植，无论使用哪一种方法。我们偏好的是FUT，即同一层次供体的椭圆形剥离。我们已经一步一步地描述了如何安全地去做。不良的结果通常是由于设计不佳和操作不当导致的。最常见的原因是：设计的前发际线太低或太直，移植物太大而外观看似成簇，瘢痕性脱发，这些是由于供体椭圆形区闭合过紧或用FUE法过度采集，以及头发生长不良所致。这些都可以通过适当的设计和技术来避免。我们已经给出了关于如何持久性地获得自然的外观效果，避免并发症，以及如何治疗它们的建议。

关键词： 毛囊单位移植（FUT）；毛囊单位提取（FUE）；毛发移植；毛囊单位；瘢痕性脱发；植发

18.1 引言

无论对于男性还是女性，头发都是面部美学的重要组成部分。发际线有助于装饰和勾勒脸部，并协助建立面部比例。拥有良好的头发密度可提供年轻的外观，而头发缺乏让我们看起来更老。我们将在这里描述我们首选的头发移植技术，以及如何预防和治疗大多数并发症。

我们必须感谢Norman Orentreich，因为我们从他身上学到了很多东西。在20世纪50年代后期，他引进并推广了钻孔移植物（头发塞子），并描述了我们所知道的供体"优势概念"，这是头发移植的关键：头发的遗传学是在于每个单独毛囊的根部，从供体区域（枕部和颞部）采集发根并移植到秃发头区域，它将继续生长头发，就如同在供体区域一样。作为供体区域的头发，应该是我们拥有的活性最好、最耐用的，这一点也是非常关键和重要的。

男性型秃发和女性型脱发是一种遗传性状，因此通常由每个人的基因决定。这决定了发根对脱氢睾酮（DHT）的敏感性，当这种激素存在时会导致脱发。在男性中，它通常始于青春期并随着年龄的增长而进展。在女性中，它因人而异，倾向于更渐进式变化，通常始于30岁或40岁左右。

大多数脱发的男性，起初的脱发都在头顶上，而不是在颞叶区和枕部区域。在女性中，它往往范围更广泛，下枕部和颞区头发丢失较少。到目前为止，我们还没有可以创造新头发的方法，当前所有头发修复技术都涉及重新分配患者现有的头发。因此，准备行头发移植的人仅限于那些供体区域相对于要移植区域头发密度比例更好的人。全球多个中心的组织工程学研究，试图克隆毛囊或培养物，以及在实验室环境中繁殖毛囊。当这项研究成功时，我们将能够治疗毛发供体有限的患者，只需要采集他们一个简单的毛囊样本。

男性型脱发是一种进行性疾病。脱发的速度可能会在一个人40~50岁时减慢，但它永远不会完全停止。因此，术前设计必须确保短期和长期的自然效果。

与其他任何选择性手术一样，应确保患者在计划手术时风险较低。如果对他们的健康有任何怀疑的话，应从他们的初级保健医师那里获得更详尽的信息。确保患者不是在服用抗凝剂，如果在服用，请确保可以安全地停用它们。在任何选择性的头发手术前，任何医疗问题的治疗均应考量在内，并优化其情况。例如，如果有高血压，应该得到控制；如果有糖尿病，确保它得到很好的控制等。

18.2　目前的植发技术

首先我们应该知道，目前主要有2种头发供体采集技术：

（1）供体条带：这在毛发移植文献中常被称为毛囊单位移植（FUT）。椭圆形供体取自枕部头皮，有时也会用一部分颞部头皮。然后关闭这些供体产生的创口或创面。之后在获得的供体椭圆中，在放大镜下仔细解剖，以分离单个毛囊，随后将其单独移植。

（2）毛囊单位提取（FUE）：要求大面积或整个头皮被剃光，并使用直径0.8~1.0mm的钻头，逐一获取毛囊单位。可以使用手动、电动设备，或由机器人完成。随后，将毛囊单位移植。

在这里，我们将与您分享我们基于超过30年的个人技术经验，其中采集供体组织带（FUT）几乎总是被使用。我们还将展示如何最大限度地减少相关并发症，以及如何纠正它们。

此外，我们将与您分享我们关于FUE，以及做FUE技术如何预防并发症的观点。

在进行头发移植时，我们必须思考和长期规划。即使在年轻患者身上，伴随着额颞区毛发衰退，我们也应该进行一个成熟的发际线设计。在测量眉毛到发际线的距离时不存在很好的测量工具，可以根据颅面比例变化而变化。有时5~6cm就好，有时需8~10cm。主要目的是模仿自然、成熟的发际线。

发际线也应该略微不规则，不能横行或直线，我们想要一个不是直线的发际线。此外，在发际线处应该每个毛囊内只有单根毛发。

通过在3.5倍放大镜下进行供体剥离技术，与毛囊平行切割，减张闭合切口，我们是能够拥有可检测到的几乎无明显变化的最小瘢痕。一旦我们采集到供体组织条，通过背景照明和放大镜的使用，我们可以很好地从上到下看到每根头发，因此我们能够在解剖时保持至少95%的完整性，通过这种方式增加了头发移植物的生存能力和生长能力。一些患者的头发供体有限，所以我们不想浪费任何一根头发。

我们更喜欢让患者处于仰卧位，在咪达唑仑（Versed, Dormicum）芬太尼（Sublimaze）静脉镇静下，予以0.5%丁哌卡因（Marcaine）与肾上腺素1∶20万行枕部和眶上神经阻滞。别的外科医师会使用局部麻醉和口服轻度镇静剂，而不是静脉镇静剂。如果患者是小孩子，当然全身麻醉可能会更好。我们通常会在AAAASF设施下做这些案例（视频18.1）。

一旦该区域局部麻醉良好，我们沿供体椭圆区使用肿胀液浸润。这不但提供止血效果，我们也觉得它有助于移植物分离。

我们的肿胀液配方包括120mL生理盐水，20mL 2%纯的木洛卡因加1mL肾上腺素1∶1000加40mg曲安奈龙（Kenalog）。使用相同的配方渗透到供体和受体区域。通过添加Kenalog，我们发现可以明显减轻术后疼痛，术后水肿也明显减少。

枕部/颞区的头发通常是最厚和最持久的（▶图18.1~图18.8）。

最好在初始位置将移植物相隔5mm放置，从前发际线开始并逐渐向后进行。

当纤维蛋白原变成纤维蛋白时（15~20min），移植物在原位变得更加安全。然后我们回到先前插入的移植物之间，使它们相距约2.5mm再次插入移植物。如果你试图过早地将它们密集种植，它们经常会"弹出来"，这是非常令人沮丧和耗时的，因为你必须重新插入它们。

同样，当纤维蛋白原变成纤维蛋白时，我们会一次又一次地回到两束移植物之间放置更多的头发移植物，让它们越来越接近彼此，直到移植物之间的距离为1~1.5mm（▶图18.9~图18.12）。术后第10天拆除供体部位缝合线（3-0 Prolene）。

头发在3~4个月时开始生长，并且6个月时看起来有初步改善。需要12个月的时间才能达到完全效果。以下是我们通过当今的技术可预测得到的结果示例。头发移植手术每一次都有效。通过轻柔和无创伤地处理移植物，高达90%的移植物应该能长成好的、健康的头发。此外，植发数量的完成将影响结果。如果患者想要尽可能大的植发密度，只要他们有足够的供体头发，我们就可以重复几次手术。我

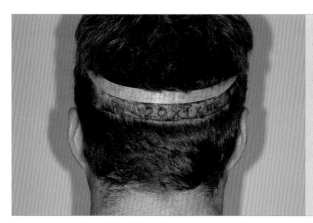

图18.1 毛囊单位移植（FUT）供体部位（Source: Chapter 6 Correction of Male Pattern Baldness. In : Barrera A, Uebel C, ed. Hair Transplantation: The Art of Follicular Unit Micrografting and Minigrafting . 2nd Edition. Thieme;2013. ）

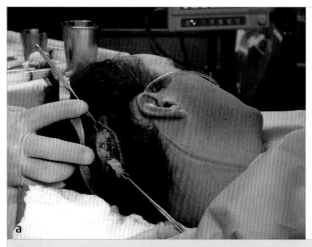
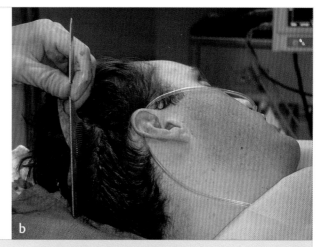

图18.2 a. 与毛囊平行切割采集右半部分的供体椭圆区组织。b. 供体区域用3-0 Prolene线简单闭合（Source: Chapter 6 Correction of Male Pattern Baldness. In : Barrera A, Uebel C, ed. Hair Transplantation: The Art of Follicular Unit Micrografting and Minigrafting . 2nd Edition. Thieme;2013. ）

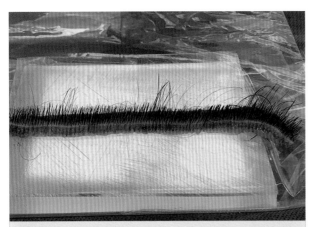

图18.3 供体椭圆区的切割应注意准确性，因为切口与毛囊有关

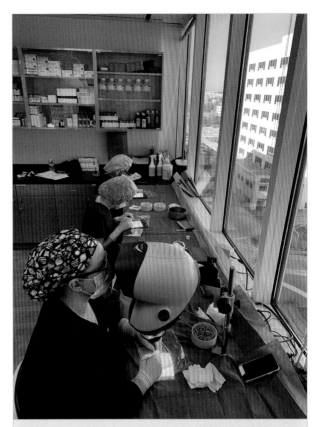

图18.4 我们的手术团队成员将供体椭圆区解剖分离成毛囊单位移植物

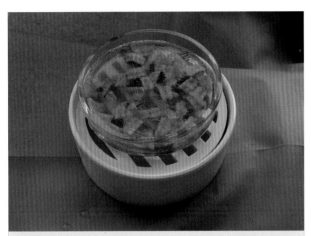

图18.5 1~2mm的头皮片浸没在冷却的生理盐水溶液中（Source: Chapter 6 Correction of Male Pattern Baldness. In : Barrera A, Uebel C, ed. Hair Transplantation: The Art of Follicular Unit Micrografting and Minigrafting . 2nd Edition. Thieme; 2013.）

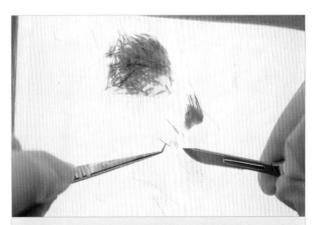

图18.6 将切片分解成毛囊单位移植物（Source: Chapter 6 Correction of Male Pattern Baldness. In : Barrera A, Uebel C, ed. Hair Transplantation: The Art of Follicular Unit Micrografting and Minigrafting . 2nd Edition. Thieme; 2013.）

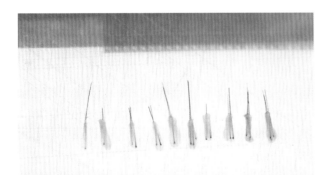

图18.7 1~2个和3个毛囊单位的移植物特写（Source: Chapter 6 Correction of Male Pattern Baldness. In : Barrera A, Uebel C, ed. Hair Transplantation: The Art of Follicular Unit Micrografting and Minigrafting . 2nd Edition. Thieme; 2013.）

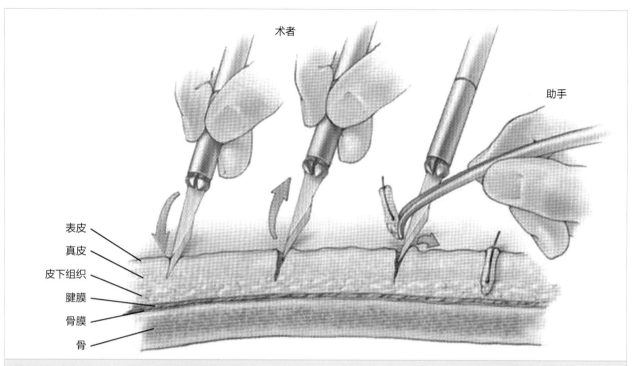

表皮
真皮
皮下组织
腱膜
骨膜
骨

术者
助手

图18.8 在Stick-and-Place技术的插图中，做一个小切口，并立即插入移植物（Source: Chapter 6 Correction of Male Pattern Baldness. In : Barrera A, Uebel C, ed. Hair Transplantation: The Art of Follicular Unit Micrografting and Minigrafting . 2nd Edition. Thieme; 2013.）

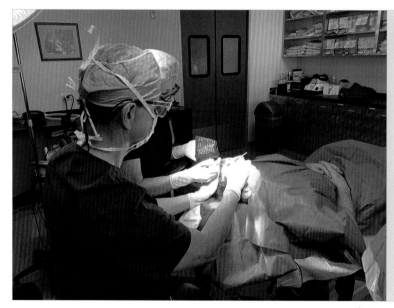

图18.9 所有移植物均由外科医师亲自种植，我们在实践中对所有患者都是这样做的

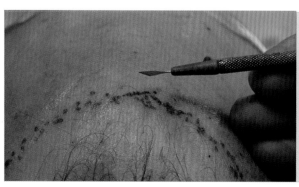

图18.10 在头皮毛发移植中，22.5°锐角刀片是我们最喜欢选择的刀

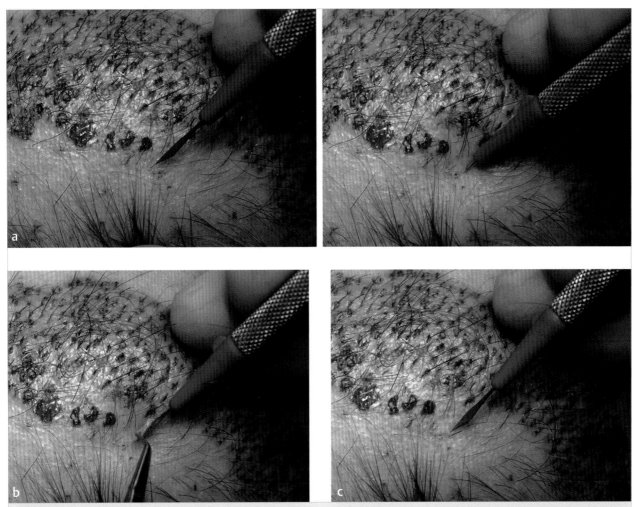

图18.11　a. 创建受区点位。b. 助理将移植物带到点位。c. 置入移植物（Source: Chapter 6 Correction of Male Pattern Baldness. In : Barrera A, Uebel C, ed. Hair Transplantation: The Art of Follicular Unit Micrografting and Minigrafting . 2nd Edition. Thieme;2013. ）

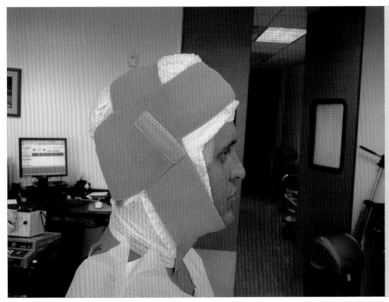

图18.12　使用抗生素软膏（即多黏菌素，Kirlex）浸渍的敷料加3英寸长的Ace绷带，佩戴2天

们更倾向于2次手术间隔1年，这样就可以看到我们第一次手术的完成情况，并让头皮完全恢复。1年后或此后任何时候，我们可以再次覆盖该种植区并在先前的2根移植物之间，进一步增加头发密度（▶图18.13a~k）。

18.3 头发移植的不良反馈

现在，我们将重点关注"头发移植的不良反馈"，如何预防它们，以及如何矫正。其中大多数与计划不周和手术操作不当有关。

18.3.1 发际线太低和/或太直

成熟男性的发际线通常距脸中部区域不小于8.0cm，对称，并表现出双侧颞部退缩。与发际线设计相关的最常见问题是钝化的额颞角或发际线在额头上位置太低。通常需进行的矫正包括手术切除、重新设计和抬高或重新定位发际线。在大多数情况下，发际线可以在一次手术操作中重新设计，头发移植也可以同时纳入手术计划，作为全面矫正方法的一部分。

通常，线性切除可以作为直接消除令人反感的大塞子状外观的好方法，也可与一个塞子的发际线外观共存。进行发际线本身的一个简单线性切除就可以完成这个目标。应注意避免切除太宽。额头头皮通常比术前评估的更难推进，前部发际线切口张力大会导致一个较宽的瘢痕。如上所述，关于塞子状发际线的矫正，第二次或可能的第三次植发手术操作来减少塞子状改变而获得最佳的植发效果是非常有必要的（▶图18.14a~j）。

18.3.2 花簇状（大塞子）外观

该头发移植物不正常外观的本质问题是移植物过大使得外观上出现"簇状"。因此，解决这个问题的最直接方法是减小移植物。仅前移簇状发际线来改善的观念无法奏效，也无法解决根本的密集植入问题。目前的技术是使用一个钻头，比外观难看的塞子状移植物尺寸估计还小0.5~0.75mm。例如，如果一个4mm的簇状移植物需被减少，那么通常选择削减至一簇3.25~3.5mm的移植物并随后回收削减毛发（PR&R）。目的在于去除大量的簇状毛发并留下一些看起来自然柔软的毛发。

实际上去簇状技术是非常简单的。簇状移植物中的头发要修剪至约3mm的长度，并且钻头移除时会操作偏向而留下只剩3~4根头发的新月形或薄片的原始簇状移植物。钻头切除术应足够深，包括1~2mm的皮下脂肪。这样移除的簇状移植物可被回收变成毛囊单位移植物。回收的毛囊单位移植物的产量为50%~70%。

从移除的簇状物中回收的头发，以及同时额外采集的枕部区域毛发，可密集地移植到前部、后部，以及最重要的邻近于簇状移植物被削减区域。在大多数情况下，簇状移植物削减区无须缝合关闭。簇状移植物削减后愈合形成的瘢痕最终外观基本上是很难分辨的，到底是该部位被缝合或是通过继发性愈合留下的，取决于去除钻头的尺寸，如果尺寸过大，缝合线闭合可能也是合适的。

而每个患者的簇状分布是独一无二的，最终的手术计划始终是要在前额处造就一个有自然外观的头发区域，无论前部还是后部，都要凸显中央位置的簇状优势，该区域具有更高的头发密度。在某些情况

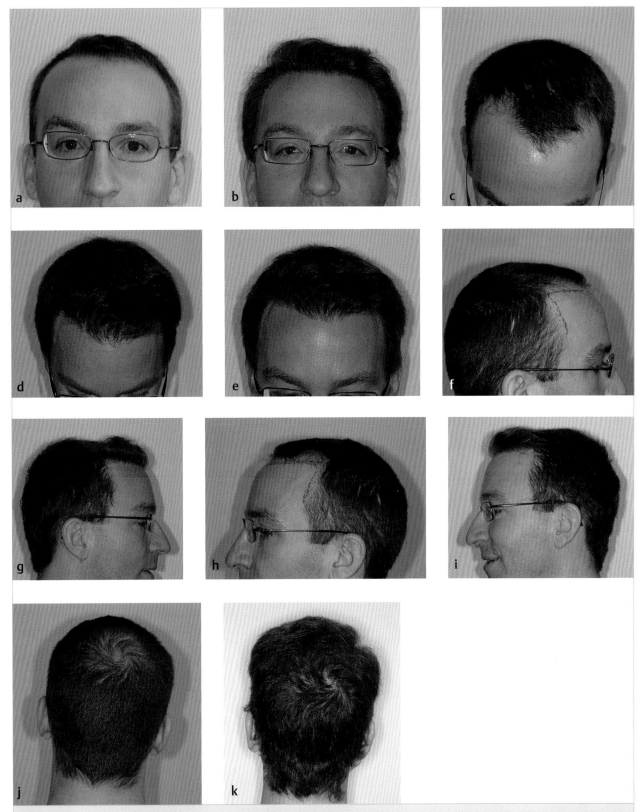

图18.13　a~k. 39岁的男性患者，在头发移植之前和2次植发后1年的图片。总计移植5300根毛发（The images are provided courtesy of Alfonso Barrera.）

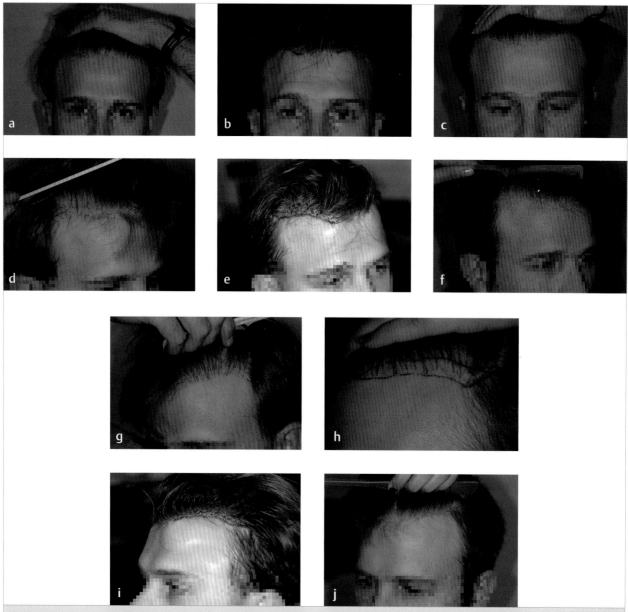

图18.14 a~j. 这是先前做的一个头发移植的案例，前发际线太低并且移植物过大，导致外观不自然，外观成簇状。照片显示了切除的顺序和前额皮肤的前移来重建轻微的额颞皮肤衰退。此外，添加单个毛囊单位移植物（Source: Chapter 6 Correction of Male Pattern Baldness. In : Barrera A, Uebel C, ed. Hair Transplantation: The Art of Follicular Unit Micrografting and Minigrafting . 2nd Edition. Thieme;2013.）

下，患者可能更喜欢软化所有先前植入的发束，或者直接将它们完全清除。

尽管单次的手术可以提供明显的改善，但是2次或者3次手术对簇状移植物的削减可能也是需要的，将不自然的头发移植充分转化为不会引起好奇注意的效果。一般而言，第二次手术需在第一次手术后6~8个月进行。偶尔可以采用"快速追踪"的方法，簇状移植物再次削减和植发可以在初始矫正手术后的2个月内进行（►图18.15、图18.16）。

18.3.3 供体区域的瘢痕性脱发

这主要是由于供体区域（枕部和颞部区域）切口闭合张力大，导致不同程度的瘢痕变宽，可能发生

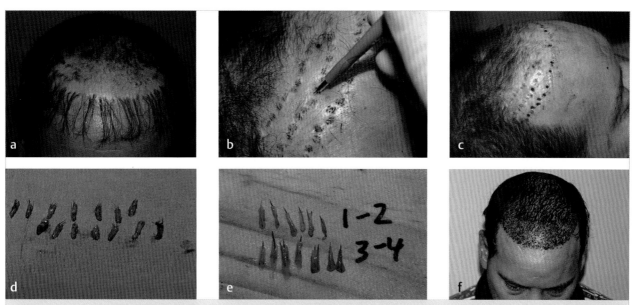

图18.15 a~f. 该案例使用2.5mm钻头进行簇状移植物削减和回收（PR&R），可移除大部分来自先前的簇状移植物的头发，并回收头发，加上额外的头发移植物来进一步掩盖缺陷（Source: Chapter 6 Correction of Male Pattern Baldness. In : Barrera A, Uebel C, ed. Hair Transplantation: The Art of Follicular Unit Micrografting and Minigrafting . 2nd Edition. Thieme; 2013.）

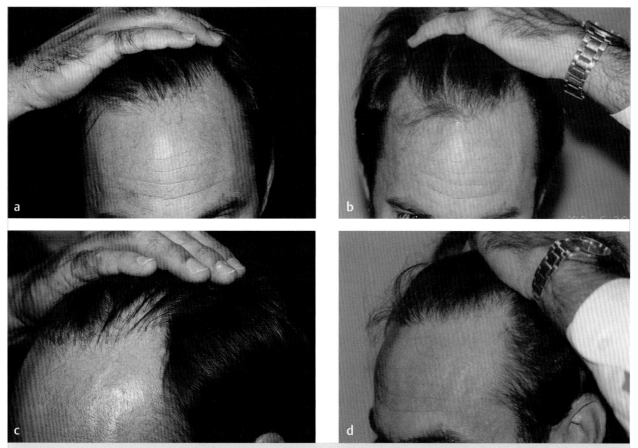

图18.16 a~d. 簇状移植物削减和回收的真实案例（Source: Chapter 6 Correction of Male Pattern Baldness. In : Barrera A, Uebel C, ed. Hair Transplantation: The Art of Follicular Unit Micrografting and Minigrafting . 2nd Edition. Thieme;2013.）

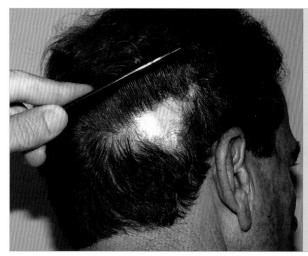

图18.17 由于供体部位关闭时切口过度紧张，导致供体部位瘢痕性脱发（Source: Chapter 6 Correction of Male Pattern Baldness. In : Barrera A, Uebel C, ed. Hair Transplantation: The Art of Follicular Unit Micrografting and Minigrafting . 2nd Edition. Thieme;2013.）

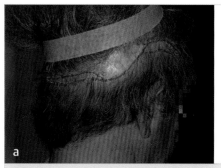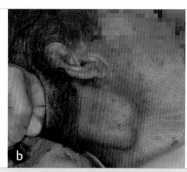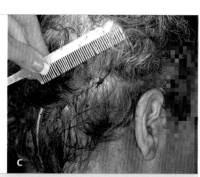

图18.18 a~c. 既往头发移植后瘢痕性脱发矫正的病例，由切口张力过大导致皮肤坏死和脱发。它可以通过植发重建，也可以通过进行扩大切除并闭合（Source: Chapter 6 Correction of Male Pattern Baldness. In : Barrera A, Uebel C, ed. Hair Transplantation: The Art of Follicular Unit Micrografting and Minigrafting . 2nd Edition. Thieme;2013.）

坏死（▶图18.17）。

防止产生这种情况的方法是通过采集长而窄的供体组织条，而不是短而宽的组织条。

我们认为长是15~20cm，甚至长度可达30cm，取决于某个病例需被移植的移植物数量。

窄的意思是宽度为1cm，在此宽度我们通常可以无损关闭供体部位切口。在选定的比较松弛的病例中，你当然可以采集更加宽的组织，但始终牢记此应保持在安全区内。

在2次或3次头发移植手术中，当存在瘢痕和供体区域皮肤弹性较低（松弛）时，您甚至可能需要将宽度缩小到1cm以下。此外，如果你发现切口太紧而不能关闭供体区域切口时，最好的解决方案是在切口尾部方向皮下广泛减张分离。在这种情况下，您必须在低于耳后发际线到颈中部之间操作，以便能够获得足够的皮肤移动度来解决问题（▶图18.18）。

FUE可以手动、电动或使用机器人完成。无论采用哪种方式，我们都必须最大限度减小瘢痕，最好使用直径不大于0.8mm的钻头打孔。采集必须在一个更大的"安全区域"中完成，要避免采集过于密集。

FUE技术的支持者声称并宣传"使用他们的技术，没有瘢痕，当然也没有线性瘢痕"。让我告诉你，即便很好地使用FUE和FUT这2种技术，供体部位也会存在瘢痕。请参阅这2种技术的案例（▶图18.19、图18.20）。

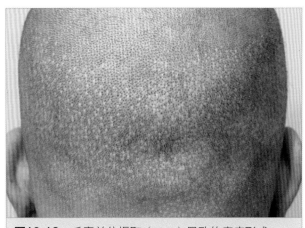

图18.19　毛囊单位提取（FUE）导致的瘢痕形成

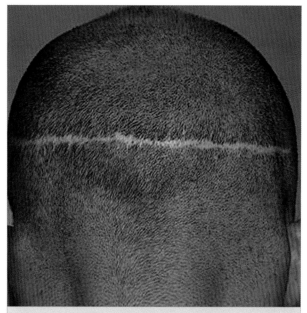

图18.20　毛囊单位移植（FUT）造成的瘢痕

18.3.4　头发移植后头发生长不良

自然头发的类型和质量因患者的不同而各不相同，有些患者的头发比其他患者更浓密。质地、颜色、发干直径、卷曲程度（遗传决定）将产生更厚或更薄的外观。当然，完成的移植物数量和移植物存活的百分比是很重要的。

头发生长不良的最常见原因是毛囊植发分离解剖不准确。当然，植入过程必须轻柔并进行创伤性的处理。将它们保存在冷却的盐水溶液中也很重要。不要让它们干燥。在4~5h内尽快理想地完成所有的移植。

一次手术中过密地植入（超过50/cm²）会减少毛囊单位移植占最终头发存活生长的百分比。它们需要一个合适空间（在1~1.5mm），才可以茁壮生长。1年之后，你可以在它们之间进行加密种植。

18.4　结论

本章代表了作者目前的头发移植技术的观点和关于如何预防和纠正不良结果的建议。

当外科医师面临矫正这些类型的问题时，如上所述的创造力和各种技术都可以提供帮助。在个体患者中使用的确切技术将随呈现问题本身的不同而各不相同。只要有剩余的供体毛发，大多数患者难看的头发移植结果都可以得到改善。无论使用FUT还是FUE，都不应该在计划供体区域覆盖非常短的头发。综上所述，这2种技术均可导致可见的瘢痕。

参考文献

[1]　Orentreich N. Autografts in alopecias and other selected dermatological conditions. Ann N Y AcadSci. 1959; 83:463–479.
[2]　Barrera A. Micrograft and minigraftmega session hair transplantation results after a single session. Plast Reconstr Surg. 1997; 100(6):1524–

1530.

[3] Barrera A. Refinements in hair transplantation: micro and minigraftmega session. Perspect Plast Surg. 1998; 11(1):53–70.

[4] Barrera A. Hair transplantation: the art of micrografting and minigrafting. St Louis, MO: Quality Medical Publishing, Inc.; 2002.

[5] Barrera A. Hair grafting tips and techniques. Perspect Plast Surg. 2001; 15(2):147–158.

[6] Barrera A. Advances in hair restoration. AesthSurg J. 2003; 23 (4):259–264.

[7] Barrera, A. Clinical decision-making in hair transplantation. In: Nahii F, ed. The Art of Aesthetic Surgery: Principles and Technique, Vol. II. Quality Medical Publishing; 2005: 1691–1724.

[8] Barrera A. Applied anatomy in hair transplantation. In: Nahii F, ed. The Art of Aesthetic Surgery: Principles and Technique. Quality Medical Publishing; 2005:1679–1689.

[9] Barrera A. Clinical decision making in hair transplantation. In: Nahii F, ed. The Art of Aesthetic Surgery: Principles and Technique, Vol. I, 2nd ed. Quality Medical Publishing; 2011:604–633.

[10] Vogel JE, Jimenez F, Cole J, et al. Hair restoration surgery: the state of the art. AesthetSurg J. 2013; 33(1):128–151.

[11] Barrera A, Uebel C. Hair transplantation: the art of follicular unit micrografting and minigrafting. 2nd ed. St Louis, MO: Quality Medical Publishing Inc.; 2014.

[12] Vogel JE. Correction of cosmetic problems secondary to hair transplantation. In: Unger W, Shapiro R, Unger R, Unger M, eds. Hair Transplantation. 5th ed. London: Informa Healthcare; 2010:291–296.

[13] Vogel JE. Hair restoration complications: an approach to the unnatural-appearing hair transplant. Facial PlastSurg. 2008; 24(4):453–461.

[14] Vogel JE. Correcting problems in hair restoration surgery: an update. Facial Plast Surg C lin North Am. 2004; 12(2): 263–278.

[15] Vogel JE. Correction of the cornrow hair transplant and other common problems in surgical hair restoration. Plast Reconstr Surg. 2000; 105(4):1528–1536, discussion 1537–1541.

[16] Brandy DA. Corrective hair restoration techniques for the aesthetic problems of temporoparietalflaps. DermatolSurg. 2003; 29(3):230–234, discussion 234.

[17] Bernstein RM. The art of repair in surgical hair restoration— part II: the tactics of repair. DermatolSurg. 2002; 28:10.

[18] Epstein JS. Revision surgical hair restoration: repair of undesirable results. PlastReconstrSurg. 1999; 104(1):222–232, discussion 233–236.

[19] Lucas MWG. Partial retransplantation: a new approach in hair transplantation. J Dermatol Surg Oncol. 1994; 20(8): 511–514.

19 **眼睑成形术**

Fred G. Fedok and Sunny S. Park

摘要

眼睑成形是当下最受欢迎和最安全的整形手术。眼睑成形术应用于各年龄段的美容及功能修复需要。尽管并发症的发生率很低，但也会有并发症发生。为了更好地降低并发症的发生率，需基于患者眼部解剖基础予以术前评估，并选择恰当的手术方法及辅助手段。

关键词：眼睑成形术；并发症；眼睑回缩；睑外翻；球结膜水肿

19.1 **引言**

眼睑成形术在美国是最常见的美容手术。虽然它可能被认为是一个最微创的整形手术，但它并非没有并发症。这些并发症包括从自我修复的轻微问题到对相关结构的永久性损伤。在这一章，作者将阐述眼睑成形术并发症的识别与处理措施。此外，为了把并发症的发生率降到最低，也将讨论预防措施。

19.2 **患者评估**

一个全面的术前患者评估是控制术后并发症发生风险最重要的第一步。例如系统疾病，如甲状腺疾病应该被排查，因为它会影响眼睑位置和眼睑水肿。此外，眼部、面部及皮肤的不正常状态，如干眼症、前房角狭窄、面部神经功能障碍、睑缘炎、湿疹、酒渣鼻、睑痉挛和视力/视野障碍都是应该被记录的问题。识别患者的异常和不良眼周围解剖特征，从而选择适当的手术技术。当你在准备一台上睑成形术时，应评估各种解剖条件，例如，皮肤的量、眼睑折痕对称性、突出的脂肪量和位置、轮廓凹陷、眼睑下垂、眼睑位置、泪腺位置和眉毛都需要注意。这些都应该与患者进行术前交流、沟通，并提供必要的辅助措施。如果这些不良的眶周解剖特征漏诊了，那就不能达到最佳的手术效果。检测下睑时需注意眶隔脂肪的数量和位置、多余的皮肤、泪沟畸形的存在、中面部凹陷和颧骨隆起的存在。这些结果可能帮助影响手术方式。中面部凹陷的患者需被告知手术效果有限，结果由他们的局限性解剖特点决定。下睑的支撑性应该被评估。如果发现是松弛的，在行眼睑成形术时应行水平缩短或其他可能的紧缩措施来预防术后眼睑错位与眼睑退缩。

19.3 **常见术后问题的预防与处理**

19.3.1 **上睑成形术并发症**

眉毛下垂

术前识别眉毛下垂对于得到一个令人满意的上睑成形术结果是很有必要的。患者有可能需要施行提眉而不是上睑成形术。可以观察到去除上睑皮肤后，眉毛和眼睑缘的距离缩短了。结果术后出现的眉下垂非但没有得到矫正反而更加明显了，这是由无效的眼睑成形术导致的。因此，当眉毛下垂明显存在时，应该建议患者进行有效的提眉操作或同时行上睑成形术（▶图19.1）。

上睑下垂

如上睑下垂在术前被发现，应予以特定的评估和记录，这包括评估睑裂高度、上睑边缘与角膜光反射的距离（MRD1）和提肌的功能。这些结果需要与患者沟通，如果临床意义重大，那么行上睑成形术的

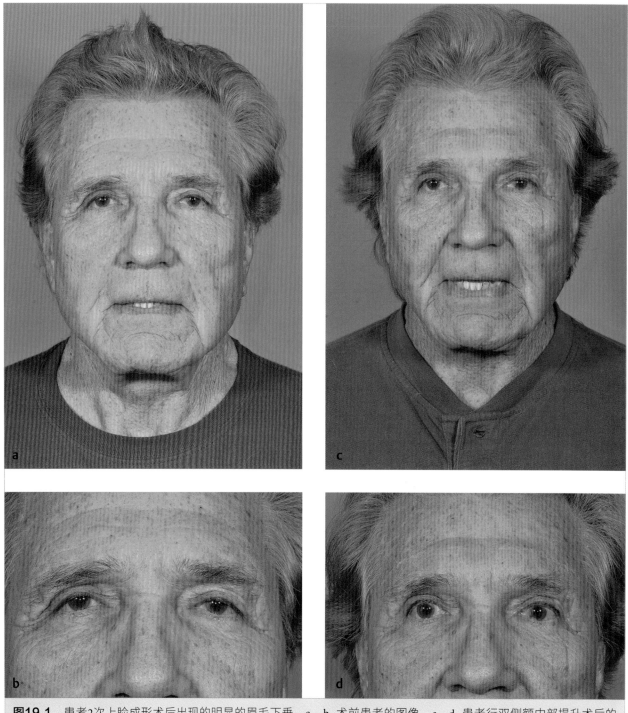

图19.1 患者2次上睑成形术后出现的明显的眉毛下垂。a、b. 术前患者的图像。c、d. 患者行双侧额中部提升术后的图像

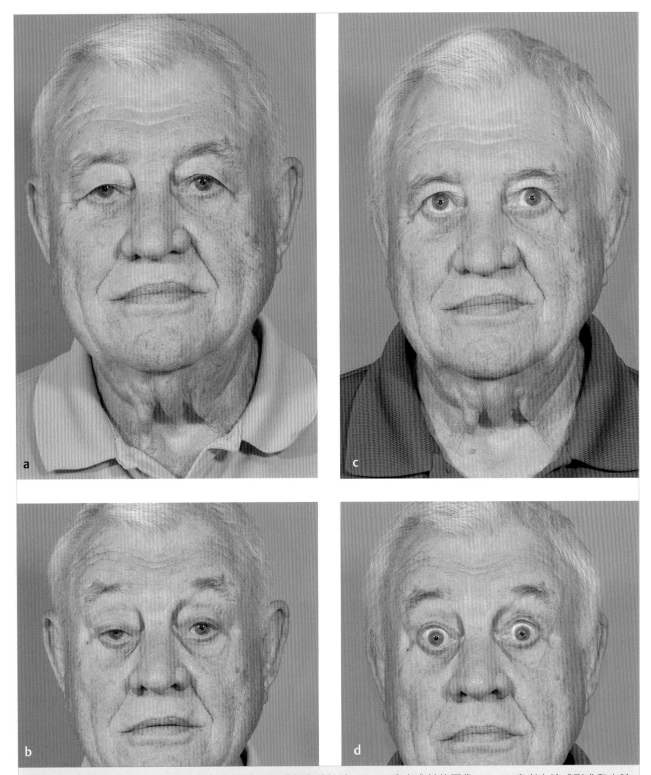

图19.2 患者表现出的上睑问题为明显的眼睑下垂和皮肤松弛。a、b. 患者术前的图像。c、d. 患者上睑成形术和上睑下垂修复术后的图像。可以注意到术后上睑打开度有所提高

同时需行上睑下垂修复术。记录的结果也有助于稳定确保该操作的覆盖范围（▶图19.2，图19.3）。短暂的术后眼睑下垂也可以出现于眼睑成形术后，它被认为与术后水肿，减弱的提上睑肌和米勒氏肌功能，以及血肿形成有关。这种短暂的现象通常被认为可以自行消退。另外，如果术后上睑下垂持续超过3个月，那么有可能是术中去除眼轮匝肌和腱膜前脂肪时误断提上睑肌腱膜引起的。为了避免发生这个特殊

Fred G.Fedok，医学博士 美国外科医师学会会员 上睑下垂评估量表

患者姓名 _____

评估细则

眼裂高度（上睑缘至下睑缘）（正常范围：8~10mm）

左眼 _____ 右眼_____

提肌功能：＞11mm（稳定眉毛）

左眼 _____ 右眼_____

重睑折痕高度（向下看）（正常范围：男性7~8mm，女性9~10mm）

左眼 _____ 右眼_____

MRDI（4.0~4.5mm）

左眼 _____ 右眼_____

2.5% 新肾素试验 — 1滴 — 5min — 2~3mm — Müller 或计划过度矫正

左眼 _____ 右眼_____

检验者 _____ 日期_____

图19.3 记录上睑下垂评估情况的简单表格

的并发症，在上睑成形术中，对于识别中央脂肪垫后的提上睑肌腱膜是非常重要的，需要谨慎分离。

持久性皮肤松垂

上睑多余皮肤去除不足导致持久的皮肤松垂。虽然这可能被认为是一个不太理想的结果，但是外科医师在行上睑成形术去除多余的上睑皮肤时应当做一个保守的操作，因为过多地切除皮肤而导致的兔眼更难矫正。因此，最好向患者宣教保守性皮肤切除的重要性，在这种情况下切得越少越好。患者应该被告知最终的整容效果不符合预期的时候，后期的皮肤切除也是一种可能的备选方案。在上睑成形术中评估可以安全切除的皮肤量时，在术前评估记录中"掐捏"技术可能被认为是一个安全的和有效的方法。首先，让患者取直立位，用手术记号笔标记预切除范围。先标记出需切除眼睑皮肤的下边界。在中央部分的眼睑预切除区，应标记在睑板上褶皱位置或紧贴其下方，或者是距睫毛缘8~10mm的位置。一般，这个切口可以达到泪点水平，但不能再靠内，以避免切口呈条带状。侧面来说，女性患者切口通常在距眼眶约1cm处，并止于外侧眼睑褶皱处。对男性来说，外侧切口的长度被设计止于外侧眼眶缘的最低交叉处。在标记皮肤时，必须确认切除多余皮肤后不影响闭眼，因此，在设计皮肤切除标记线时应该有一定的保守范围（▶图19.4）。用无齿镊夹住多余的眼睑皮肤，用有齿镊来调整大约要去除的皮肤，保持于切口线以下，轻轻捏起计划切除的皮肤。这需要反复在沿眼睑的几个位置来调整确定眼睑切口的点位。当夹住两镊子间多余的皮肤时，可以观察到眼睑仍然能够关闭。切口应设计限制在较薄的上睑皮肤上而不能延伸到较厚的额下皮肤。通常可以被去除的较薄眼睑皮肤与周围皮肤的颜色和纹理不同。眉毛的位置也应该注意，不能被该操作影响。切口上下界需去除的皮肤量存在患者之间的差异，即使是同一个患者，左右眼睛之间也有差异。避免切除过多皮肤尤为重要，因为这可能导致兔眼和干眼问题。应注意当闭眼时，眼睑应该完全闭合。外侧切口应沿对角线（平行于鱼尾纹）切开，以减少切除多余皮肤时的外侧印迹。

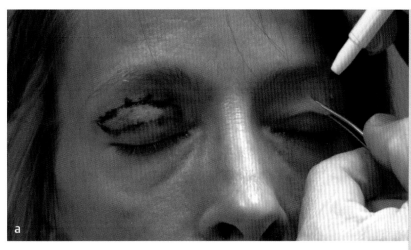

图19.4 a、b.上睑成形术手术标记线

瘢痕

眼睑成形术后上睑部皮肤出现明显瘢痕是不常见的，因为眼睑皮肤与身体其他部位皮肤相比，非常薄，愈合非常快。然而，外科手术后色素沉着的皮肤类型更容易出现色素改变和增生。因此，使用CO_2激光技术来做皮肤切口应避免应用在较深色素沉着的皮肤上，如亚裔和非裔患者。此外，将切口横向延伸至眼眶边缘时，应尽量减少使这些患者产生明显的瘢痕。一旦做了一个切口，严密的闭合是关键。同样，去除组织后的及时愈合，通常需3~7天，并使用非反应性缝合线，如聚丙烯，可以最大限度地减少瘢痕和肉芽肿形成。

兔眼

上睑成形术后兔眼的发生原因有很多种。它最常见发生于去除过多的上睑皮肤。作为一般准则，眼睑成形术去皮后剩余的完整皮肤量应与预期手术标记的一致。建议至少保留眉毛的下侧和眼睑边缘之间20mm的皮肤，以防止眼球突出。如果在手术时发现切除了过多的皮肤，应像皮肤移植一样将皮肤立即缝合回位。或者，在手术过程中如果过度切除得不明显，切除皮肤可以储存在盐水纱布中并冷藏。如果考虑到这一点，相关的一些风险应仔细考虑（考虑到风险的第一步是尽量不使用该技术）。这可以保存至术后1~2周，在需要时使用。

在不过度去除皮肤的情况下也可以出现兔眼。由术后中层瘢痕形成包括提肌腱膜粘连、眼睑折痕形成或伤口闭合所致。这种类型兔眼的解决方案可能是需要手术松解眼轮匝肌、隔膜和提肌腱鞘膜的粘连。

轻微的眼裂闭合不全通常随着水肿的消退和眼轮匝肌功能的恢复而缓解。与此同时，建议使用润滑剂和软膏来保护眼睛，同时密切监控患者。夜晚用胶带贴眼睑也可能有助于防止与兔眼相关的过度干燥。如果这无效，可能需要咨询眼科医师。如果兔眼没有随着时间的推移而改善，那么包括皮肤移植或其他操作的再次手术可能是需要的。

干眼症

短暂性视力变化经常发生在眼睑成形术后，通常由眼球暴露导致的眼睛干燥引起。随着时间的推移和治疗的帮助，这些干眼症状通常在4~6周时改善。患者先前已经存在干眼症，如眨眼反射减少，上睑或下睑错位，兔眼经历的最不适感和视物模糊等症状。因此，应对患者进行这些方面的术前宣教，以建立其术后期望。虽然大多数干眼症是短暂的，并能够自行缓解，但是进行眼科评估可能加速解决这些术后并发症，并可以用绷带辅助眼球与泪点的接触。

折痕不对称 / 切口错位

确认上睑自然折痕和正确标记切口对于防止术后眼睑折痕不对称是很重要的。一个低位置折痕可以通过在所需区域的切口来提高，并消除不需要的眼睑折痕。皮肤的闭合要带上睑板上缘的提肌腱鞘膜。降低过高的折痕会更难，可能涉及异体移植物，腱膜前脂肪提升，或放置游离脂肪团，以防止高位的重新粘连。如果手术后存在不对称，透明质酸填充剂可能是一种安全的、非手术的替代修复。

术后折痕不对称是进行亚洲眼睑成形术后最常见的并发症。因此，与患者一起深入讨论很重要，包括所需的位置和折痕的形状。在该人群中，上睑切口位置的仔细选择也尤其重要。即使是轻度的1~2mm

上睑下垂也应在计划行双眼皮折痕之前被纠正。

19.3.2 下睑成形术并发症

眼睑回缩／睑外翻

下睑的回缩和睑外翻在眼睑成形术后发生的并发症中是最重要、最常见和最困难的。因此,最好的解决方案是避免发生。避免首先通过充分评估患者发生这些并发症的风险来实现。下睑的紧实度和支撑应该通过干扰试验和张口试验来进行评估。其他重要因素包括眼球的位置和中面部的结构。如果患者的解剖结构不佳,则进行眼睑成形术的方式是否需结合眦固定术、眦成形术,或其他提紧眼睑的操作应进行仔细考虑。

睑外翻可能是由于去除过量的下睑皮肤或者是未经治疗的先前存在的下睑松弛导致的结果。对于皮肤明显过多的患者,应考虑行经皮下睑成形术,进行仅切除几毫米的保守性切除皮肤。皮肤切除的量,应在患者张口向上看时确定。提紧皮肤切除术联合经结膜眼睑成形术是降低眼睑回缩和睑外翻风险的另一个选择(▶图19.5)。

眼睑回缩和睑外翻是难以管理和治疗的并发症,因为它们会影响下睑的功能和美观。眼睑回缩通常是由皮下间隙的瘢痕短缩牵拉睑板下缘引起的。保守治疗包括按摩和/或给予类固醇注射回缩的区域。如

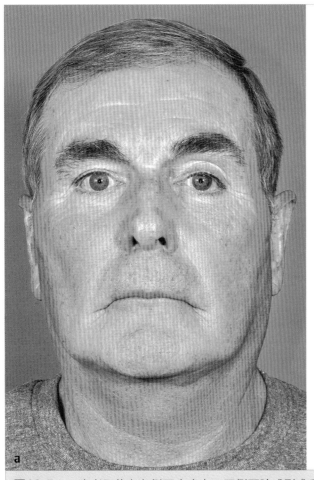
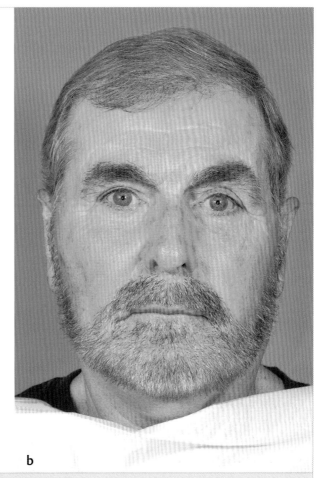

图19.5 a. 患者既往有左侧面瘫病史,双侧下睑成形术后发生持久性左下睑外侧睑缘回缩和眼球暴露症状的图像。b. 患者行左外侧睑板悬吊手术纠正该问题术后4个月的图像

果这些不能改善回缩，可能需要进行额外的手术。

这种额外的手术包括松解皮下间隙的瘢痕，并将自体组织或无细胞真皮作为垫片植入其中。在严重的情况下，可能需要皮肤移植。同样，作为手术干预的替代方案，透明质酸类的填充剂可以改善回缩。

兔眼

下睑成形术后可能因眼睑回缩和/或睑外翻导致兔眼。如上所述，与之前一样使用滴眼液和润滑剂对于预防角膜炎至关重要。如果保守方法并不能缓解症状，那么再次手术可能是有必要的。

球结膜水肿

球结膜水肿是由于眨眼不足和眼睑关闭不全导致的眶周组织和眼球暴露引起的。更常见于酒渣鼻和血管增多的患者，可引起明显的眼部不适。与治疗干眼症相似，推荐使用非保守的人工泪液和润滑软膏。症状通常在几天到几周内改善，如果不缓解，可以添加局部和口服类固醇。对于难治性术后球结膜水肿，多种手术技术可用于缓解症状，包括边缘球结膜囊成形术、暂时性睑缘缝合术、结膜切开引流术、结膜缘针刺处理和剪开结膜成形术。采取早期手术干预可能阻断导致慢性、难治性球结膜水肿的一系列情况。

19.3.3　罕见／严重的眼睑成形术并发症

眼球损伤

虽然罕见，但眼球损伤可能发生在眼睑成形术期间。眼球突出和青光眼手术后滤过泡的患者受损风险会增加。眼球损伤不仅限于任何特定的器械，眼球可能因激光、手术刀和用于局部麻醉的针头而受损。为了减少此类损伤的发生率，有时可使用角膜遮挡物。当怀疑眼球受损时，有必要请眼科医师紧急会诊。而对于轻微的擦伤，可以用润滑剂、抗生素滴剂和软膏进行治疗。

眶后血肿

眶后血肿可导致视力丧失。美容类眼睑成形术后眼眶出血的发生率为1∶2000（0.05%）。眼眶出血导致永久性视力损失的发病率为1∶10000（0.01%）。在手术后的前24h内发生最为常见，但也可以在手术后几天发生。血肿被认为最常发生于进入隔后处理眼眶脂肪时。导致的结果是出血可向后延伸，导致缺血性视神经病变。

急性眶后血肿是一种急症，因为如不及时治疗，可能会发生永久性视力丧失。患者会有剧烈的疼痛、水肿性深紫色眶周血肿和快速切口出血。眼压升高时，局部使用眼部降压药物，应请眼科急会诊，也可以静脉滴注药物。如果怀疑出现血肿，患者应立即前往手术室清理血肿。如果有眼球突出、视力改变和/或瞳孔反应性异常，应立即在床边进行外眦和下眦切开术，以缓解正在进展的眼眶骨筋膜室综合征。这减轻了对视神经的压迫和眼部血管的压力，可预防永久性缺氧性损伤。如果能在1~2h内进行适当的干预，可以避免永久性视神经和视网膜缺血性损伤。

血肿的预防是通过细致的术中止血来完成的。如果有任何眼眶脂肪的切除，脂肪可能向后缩回眶隔膜，为确保脂肪边缘没有出血，应予以烧灼。术中和术后的血压需要被控制。患者通常被建议在术前1~2

周停用所有血液稀释剂，无论是处方药还是非处方药。酒精摄入和剧烈活动应该受到限制。术后抬高头部并在前3~4天内使用冰袋冷敷手术区域，有助于降低血肿的发生风险。

19.4 结论

虽然眼睑成形术是一种流行且安全的手术，但并发症可能且确实会发生。患者的评估和危险因素的识别对于避免并发症的发生是很重要的。适当地结合辅助手术，例如患者存在不利的体检结果，如眼睑松弛时，眼睑提紧术是有必要的。对于眼睑成形术后许多常见的严重不良结果，已经阐述其病因和补救措施。较小的术后问题，如固定和动态褶皱、淤伤、水肿和结膜下出血，由于其低发病率和自限性而未被提及。视频19.1演示上睑成形术的操作。

参考文献

[1] AAFPRS Membership Survey 2019. Link: https://www. aafprs.org/Media/Press_Releases/New%20Stats%20AAFPRS% 20Annual%20Survey. aspx. Accessed July, 2020.
[2] Knopf H. Refractive distractions from drugs and disease. Ophthal Clin North Am. 1993; 6:599–605.
[3] Whipple KM, Korn BS, Kikkawa DO. Recognizing and managing complications in blepharoplasty. Facial Plast Surg Clin North Am. 2013; 21(4):625–637.
[4] Adams BJS, Feurstein SS. Complications of blepharoplasty. Ear Nose Throat J. 1986; 65(1):6–18.
[5] Baylis HI, Sutcliffe T, Fett DR. Levator injury during blepharoplasty. Arch Ophthalmol. 1984; 102(4):570–571.
[6] Rainin EA, Carlson BM. Postoperative diplopia and ptosis:a clinical hypothesis based on the myotoxicity of local anesthetics. Arch Ophthalmol. 1985; 103(9):1337–1339.
[7] Fedok FG, Carniol PJ. Upper blepharoplasty. In: Fedok FG, Carniol PJ, eds. Minimally Invasive and Office-Based Procedures in Facial Plastic Surgery.New York: Thieme;2013, Chapter 22.
[8] Oestreicher J, Mehta S. Complications of blepharoplasty: prevention and management. Plastic Surgery International;. 2012. DOI: 10.1155/2012/252368.
[9] Klapper SR, Patrinely JR. Management of cosmetic eyelid surgery complications. Semin Plast Surg. 2007; 21(1): 80–93.
[10] Mancini R, Khadavi NM, Goldberg RA. Nonsurgical management of upper eyelid margin asymmetry using hyaluronic acid gel filler. Ophthal PlastReconstrSurg. 2011; 27(1):1–3.
[11] Chen WPD. Techniques, principles and benchmarks in Asian blepharoplasty. Plast Reconstr Surg Glob Open. 2019; 7(5): e2271.
[12] Fedok FG, Perkins SW. Transconjunctival blepharoplasty. Facial Plast Surg. 1996; 12(2):185–195.
[13] Zamani M, Thyagarajan S, Olver JM. Functional use of hyaluronic acid gel in lower eyelid retraction. Arch Ophthalmol. 2008; 126(8):1157–1159.
[14] Jones YJ, Georgescu D, McCann JD, Anderson RL. Snip conjunctivoplasty for postoperative conjunctival chemosis. Arch Facial PlastSurg. 2010; 12(2):103–105.
[15] Hass AN, Penne RB, Stefanyszyn MA, Flanagan JC. Incidence of postblepharoplasty orbital hemorrhage and associated visual loss. Ophthal PlastReconstrSurg. 2004; 20(6):426–432.
[16] Anderson RL, Edwards JJ. Bilateral visual loss after blepharoplasty. Ann PlastSurg. 1980; 5(4):288–292.
[17] Goldberg RA, Marmor MF, Shorr N, Christenbury JD. Blindness following blepharoplasty: two case reports, and a discussion of management. Ophthalmic Surg. 1990; 21(2):85–89.
[18] Hayreh SS, Weingeist TA. Experimental occlusion of the central artery of the retina. I. Ophthalmoscopic and fluorescein fundus angiographic studies. Br J Ophthalmol. 1980; 64 (12):896–912.

索引

Note: Page numbers set bold or italic indicate headings or figures, respectively.